●保健と健康の心理学 標準テキスト

一般社団法人 日本健康心理学会 企画
島井哲志 監修

Psychology of Health and Well-being

1

保健と健康の心理学
ポジティブヘルスの実現

大竹恵子 編著
Otake Keiko

ナカニシヤ出版

発刊によせて

一般社団法人日本健康心理学会理事長
竹中晃二

　一般社団法人日本健康心理学会では，第1回の年次大会を1988年に開始し，時代の進行とともに発展を遂げながら，2017年には学会創設30年を迎えることとなりました。本会は，健康心理学に関する研究を推進し，その成果の普及に貢献すること，および会員相互の知識の交流と理解を深めることを目的として活動しています。今回の記念出版では，本会の目的を達成するために，また学会創設30周年に向けて全15巻を順次出版していきます。

　健康心理学は，さまざまな学問をもとに，その学際性を発揮して発展してきた学問ではありますが，近年，心理学の手法を用いた「健康」への研究および介入を行う学問として日増しに存在感を増しています。その背景には，国際的な高齢化があり，人々が病気にならない，またたとえ病気を患っているとしても，人生を充実して生きていくために必要なこころの有り様が求められていること，また現在のライフスタイルの乱れによって生活習慣病罹患者の数が増大し，その行動変容を促す必要性があります。さらには，ストレス社会，メンタルヘルスを脅かす現在社会の中で，こころの安寧をいかに保っていくかも重要な課題となっています。健康心理学は，これらのニーズに答えるべく，研究に求められる基本となる方法論を重要視しながら，時代に合わせてその方法を変えて発展を遂げてきました。全15巻はまさに，健康心理学の基本を重視しながら，時代にあった新しい研究方法や介入方法を示そうとしています。

　健康心理学は，健康というテーマで，単に議論することから実学として人々の心身の健康に貢献することが任務と捉えています。たとえば，すでに糖尿病や脳卒中の患者のように健康を害している人々がそれ以上悪化しないように生活の管理能力を高めること（疾病管理），また罹患の危険度が高い人々の行動変容を行わせること（疾病予防），さらに現在は健康，また半健康である人々に対してさらなる健康増進や将来の予防のために行える術を身につけさせること（ヘルスプロモーション）など，こころとからだの予防に向けて活動していくことが求められているのです。

　最後に，全巻の監修に労を執っていただいた記念出版委員会委員長の島井哲志氏に感謝します。読者のみなさんは，どうぞ，本書をお読みいただき，健康心理学を学ぶうえで必要な知識や技術を習得いただければ幸いです。

監修のことば

　日本で初めて大学での授業を前提とした健康心理学の教科書が出版されたのは1997年でした．しかし，いまでは，いろいろな特徴をもった健康心理学の教科書が数多く出版されています．このことは，この20年の間に，数多くの大学で健康心理学の授業が開講され，健康心理学を学ぶ学生さんが多くなってきたことに対応しています．

　これは，健康心理学の必要性が認められてきただけではなく，心理学という領域全体が，健康心理学がめざしてきた，より応用的な方向に，着実に発展してきたことと結びついています．心理学のさまざまな領域で多彩な応用研究が行われ，健康心理学は，社会心理学，認知心理学，感情心理学，生理心理学，そして，隣接する臨床心理学などのさまざまな心理学分野の研究とともに発展してきました．

　見方を変えれば，人々の幸福と健康との実現をめざして，心理学という学問全体がこの期間に大きく飛躍してきたということができるでしょう．いよいよスタートする，心理職の国家資格も，社会の変化とともに発展してきた心理学の専門家が，社会貢献することができるということへの国民の期待に支えられているといえます．

　つまり，社会に心理学の専門家が必要な理由は，ストレスや悩みをもつ人たちが多くなったことに対処するために専門職が求められるようになったからではなく，すべての人たちが幸福で健康に生活するために，心理学がこれまでよりも貢献できるようになってきたからなのです．

　この意味で，わたしたちは，20年前とは全く違う地点にいます．大学では，単に，新しい興味深い領域として健康心理学に触れるということだけではなく，この領域で専門家として活躍し，社会の期待に応える人材を育て，送り出す必要があるのです．

　このシリーズでは，大学で教科書として用いることを念頭に，やや幅の広い表現ですが，「保健と健康の心理学」のさまざまな専門的内容について，まさに現在，実践と研究とで活躍している先生方に編集・執筆していただいています．いま，このシリーズの各巻の内容を授業としている大学はあまりないでしょう．しかし，専門家を養成するために，このシリーズの教科書を用いてしっかりと教えるべき内容があることは確かです．

　そして，健康と保健の心理学を学ぶ課程で養成された専門家を社会は待ち望んでいます．それほど遠くない将来に，そういう方向性をもつ大学が現れてくるだろうと考えています．このシリーズは，その基礎となるものです．

島井哲志

はじめに

　健康心理学は，心理学の中では比較的新しい応用領域として成立し，この約20年の間に，めざましく発展してきたと言えます。感染症から慢性疾患へと疾病構造が変化し，心理社会的要因等が複合的に関与する健康問題が増加した社会の中で，心理学においても疾病の予防や健康増進に関連して充実した人生を探求する必要性が生じました。そして現在，超高齢社会を迎え，日本の将来のためにもポジティブヘルスを目指した医療システムの改善と確立は急務の課題となっています。心理職の国家資格が現実となり，ポジティブ心理学の動向を受けて，これまで以上に心身の健康や死生観をも含む幸福の実現にむけて，健康心理学への期待が高まっていると言えます。

　本書は，日本健康心理学会創設30周年の記念出版「保健と健康の心理学」の第1巻として，『ポジティブヘルスの実現』を目指した内容となっています。この副題は，これからの健康心理学の発展を期待して本書の企画段階から編者としてこだわりたかった部分でもあります。各章の先生方には，ポジティブヘルスに関する最新の知見を盛り込んで執筆くださるよう，様々なお願いをさせていただき，ご快諾いただきました。この場をお借りして，本書のためにお力をお貸しくださいました先生方にあらためて感謝申し上げます。

　第1巻は，4部構成となっており，第Ⅰ部「健康心理学の基礎」では，健康心理学という学問領域の特徴と役割について紹介し，健康を支える大きな要因として感情，認知，行動を取り上げ，それらのメカニズムについて解説しています。第Ⅱ部「健康と感情」では，ストレス，怒り・攻撃性，うつ・不安，羞恥や感謝等の社会的感情，心的外傷体験に伴う心身の健康を，第Ⅲ部「健康を取り巻く諸要因」では，生活習慣として喫煙，飲酒，食行動，睡眠，身体活動，女性の健康，医療・介護・福祉の中で生じる様々な健康問題，文化と精神的健康を取り上げ，心身の健康に関する興味深い知見を数多く紹介しています。最後の第Ⅳ部「健康への予防的アプローチ」では，最新の心理学の動向としてポジティブ心理学，ポジティブな特性に関する研究と，予防対策として重要な公

衆衛生からのアプローチについて紹介し，ポジティブヘルスを目指した健康づくりに関する健康心理学の発展という形でまとめています。

　本書は，学会記念出版シリーズの第1巻という位置づけも含めて，健康に関する代表的な要因を広く取り上げた健康心理学の概論書となっています。その意味で，本書では十分に盛り込むことができなかった内容も存在しており，とりわけポジティブヘルスに関する予防や介入研究については，今後さらに様々な知見が蓄積され，改訂されていくことが望まれます。本書が，本シリーズの各巻への興味・関心の高まりと，これからの健康心理学を支える読者の方々にとって少しでもお役に立てれば，編者として心からの喜びです。

　本書には，副題にもあるように編者の健康心理学への思いや期待も込められていますが，16章から構成される素晴らしい先生方のご尽力のおかげで，これからの健康心理学の発展と方向性を示唆する第1巻が仕上がったことを本当にうれしく感じております。あらためて各章の先生方の執筆のご快諾と温かいご支援に深く感謝いたしております。また，本シリーズの第1巻の編者という責務を与えてくださり，本書の完成を励まし導いてくださいました監修の島井哲志先生にも，この場をお借りして心より感謝申し上げます。最後に，本書の出版に際して，編集の実務に関わり，共に激走くださり，大変お世話になりましたナカニシヤ出版の山本あかね氏に深く御礼申し上げます。

2016 年 秋
大竹恵子

目　次

発刊によせて　*i*

監修のことば　*ii*

はじめに　*iii*

I　健康心理学の基礎

第1章　健康心理学の役割 ——————————————— 2
1. 健康心理学の立場　2
2. プライマリケアと心理学　7
3. 健康心理学の発展：ポジティブヘルスの実現に向けて　10

第2章　感情と健康のメカニズム ——————————— 18
1. 感情と健康との関連　18
2. 感情と健康との関連のメカニズム　22
3. ポジティブ感情と生体機能との関連　25
4. 感情と健康との関連のまとめ　31

第3章　認知と行動のメカニズム ——————————— 35
1. 認知と行動：健康との結びつき　35
2. 「思考・認識としての認知」から行動へ　38
3. 「情報処理としての認知」から行動へ　43

II　健康と感情

第4章　ストレス ————————————————————— 50
1. ストレス研究の始まり　50
2. トランスアクショナル・モデルの提唱と発展　52
3. 資源保護理論の提唱と発展　54
4. ストレス研究における近年のトピックスと今後の課題　56

第5章 怒り・攻撃性 ——————————————— 63
1. 怒り・攻撃性と健康　63
2. 怒り・攻撃性への対処　69
3. その他の心理社会的要因と虚血性心疾患　73

第6章 うつ・不安 ——————————————— 77
1. うつ・不安のもたらす健康リスク　77
2. エビデンスに基づくうつと不安の予防　80
3. 認知行動療法を用いたうつ・不安の予防　84

第7章 社会的感情と健康行動 ——————————— 94
1. 社会の中での感情の共有と健康　94
2. 恥ずかしさと健康　97
3. 社会的感情と健康増進　104

第8章 心的外傷体験と健康 ———————————— 110
1. 心的外傷性ストレス　110
2. 心的外傷体験後のアプローチ　115
3. 心的外傷体験からの回復　120

III 健康を取り巻く諸要因

第9章 生活習慣と社会的行動：喫煙・飲酒・食行動 ——— 128
1. 喫　煙　128
2. 飲　酒　131
3. 食 行 動　134

第10章 睡眠と身体活動 ——————————————— 143
1. 睡眠とは何か　143
2. 睡眠と健康　148
3. 身体活動の現状と目標　150
4. 身体活動の評価法　153
5. 身体活動量増加の必要性　155

第 11 章　女性の健康 ──────────────────── 161
 1.　女性の健康問題　161
 2.　女性に多い精神疾患や心身の不調　163
 3.　女性の疾病予防と健康増進　167
 4.　女性の健康と心理社会的要因　172

第 12 章　健康と医療 ──────────────────── 176
 1.　はじめに　176
 2.　健康寿命の延長に向けた予防的取り組み　177
 3.　患者・家族：医療者コミュニケーションの改善に向けた取り組み　180
 4.　退院後における患者や家族の心のケアへの取り組み　184

第 13 章　健康と文化 ──────────────────── 193
 1.　健康における文化の重要性　193
 2.　精神的健康と文化の研究　195
 3.　生物的要因と社会的要因　199
 4.　異文化適応と健康　202
 5.　まとめ：精神的健康と文化についての今後の展望　206

Ⅳ　健康への予防的アプローチ

第 14 章　健康心理学の応用とその可能性：ポジティブ心理学 ── 214
 1.　ポジティブ心理学の発展　214
 2.　ポジティブ心理学の 3 つの研究領域と日本の動向　216
 3.　ポジティブ心理学と健康心理学　224
 4.　ポジティブ心理学的介入　227
 5.　健康心理学の今後の可能性　229

第 15 章　ポジティブな特性と健康 ─────────────── 235
 1.　健康と個人的特性　235
 2.　楽 観 性　236
 3.　ポジティブ・イリュージョン　239
 4.　首尾一貫感覚　242

5. ポジティブな特性と健康を考えるうえでの留意点　244

第16章　公衆衛生から見た健康づくりとポジティブヘルス ──── 253
1. 公衆衛生学と健康　253
2. ヘルスケアシステムの現状と健康心理学の役割　256
3. ポジティブヘルスを目指した健康づくりと健康心理学の発展　261

索　引　270

ID

健康心理学の基礎

第1章

健康心理学の役割

大竹恵子

　この章では，健康心理学が何を目指し，どのような社会的要請を受けて発展した心理学なのかを解説する。健康の定義，疾病構造の変化と予防対策の必要性，健康と疾病の生物心理社会モデル，近年注目されているヘルスケアシステムとしてのプライマリケアについて紹介し，ポジティブ心理学の動向も含めたポジティブヘルスの実現に向けて，健康心理学が果たす役割について考える。

1. 健康心理学の立場

(1) 健康心理学とは

　日本は世界的に見ても長寿国であり，厚生労働省の2015年のデータによると，日本人の平均寿命は女性87.05歳（世界2位），男性80.79歳（世界4位）と世界1位を香港に譲ったものの，過去最高の値を記録している。一方，健康を考えるうえで重要な心理的側面の1つとも言える「幸せ」についての国際比較を見てみると，国連が発表した2016年の世界幸福度報告書では，日本は第53位であり，平均寿命の順位とは異なるようにも見える。

　健康であること，幸せだと感じることは，私たちが生きることを支える要素であり，健康心理学はどちらの側面も重要だと考えている。健康心理学とは，人間の健康に関連する様々な問題を心理学の観点から検討し，そこから得られた知見を社会に役立てることを目指した心理学の応用領域の1つである。健康心理学は，臨床心理学を基盤に発展したと言えるが，健康を研究対象とすることから，心身医学や行動医学も近接領域であり，保健医療に関わる知識は重要である。とりわけ公衆衛生や疫学の考え方は疾病予防やヘルスケアシステムを考えるうえでも欠かせない。また，近年のポジティブ心理学の動向を受けて，

人間のポジティブな感情や特性を健康との関連から研究するアプローチも増えている。

(2) 健康の考え方

　健康心理学が扱う「健康」とはどのような状態を意味するのだろうか。世界保健機関（World Health Organization: WHO）が1948年に発効したWHO憲章の序文では，健康とは，「単に病気でない，虚弱でないということではなく，身体的（physical），精神的（mental），そして社会的（social）にもすべてが良好で満たされた状態（ウェルビーイング：well-being）」と定義されている。1978年には，健康を基本的人権と位置づけ，プライマリヘルスケア（primary health care）の重要性を明確に示したアルマアタ宣言が出され，「すべての人々に健康を（health for all）」という目標が掲げられた。その後1986年にオタワ憲章の中で，ヘルスプロモーションの定義とそれを実現するための手段が提唱された。それによると，ヘルスプロモーションとは，「人々が自らの健康とその決定要因をコントロールし，改善することができるようにするプロセス」と定義され，健康の前提条件として，平和，住居，教育，食物，収入，安定したエコ・システム，持続可能な資源，社会的な正義・公正が挙げられている。オタワ憲章では，健康とは，生きるための目的ではなく，あくまで生きるための基礎であり，人生の手段や日々の生活のための資源の1つと位置づけている。また，健康の改善と促進には，健康のための政策や健康を支援する環境づくり，地域活動や個人スキルの向上，医療の再設置というヘルスプロモーション戦略が必要だと明示されており，これらは現在の様々な健康政策の基盤となっている。

　1998年にはWHO憲章の健康の定義に関して2点の改定案が出された。1点は健康と病気とを個別に固定した状態と捉えるのではなく，連続する動的な（dynamic）状態と位置づける文言の追加で，もう1点は宗教や死生観等を含む人間の尊厳やQOL（quality of life）に関連するスピリチュアル（spiritual）という文言の追加であった。これらの案はWHOの執行理事会で総会提案としては採択されたが，総会の最終決議では採択が見送られ，改正には至らなかった。しかし，このことは，健康と病気が連続性を持ち，健康を確保するうえで人生の満足感や幸福感，生きがい，人生の意義といったポジティブな心理的要

因が重要であることを示す動向として注目できる。

(3) 疾病構造の変化と予防対策の必要性

図1-1には，1930年から2015年までの日本における死因別の死亡率の年次推移を示している。これを見ると，全体のグラフの形状から疾病構造が大きく変化していることが分かる。1930-40年代は，結核や肺炎による死亡率が高いことからも分かるように，医療制度が十分に整備されておらず，衛生環境や栄養状態の悪さから急性の感染症対策が急務とされていた。この時代では，健康の目標を現在のウェルビーイングではなく，病気のない状態と位置づけていた。

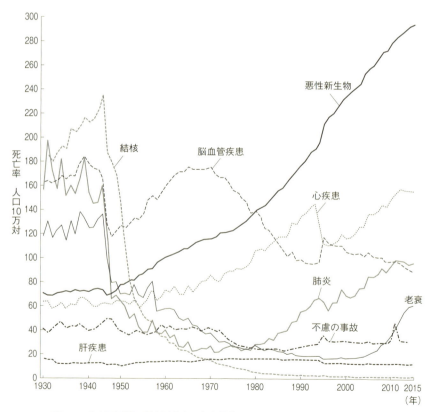

図1-1 主な死因別に見た死亡率の年次推移（厚生労働省人口動態統計より作成）

そして，病気の原因は病原菌やウィルス等の外部からの要因にあり，医学的処置の判断や責任は医学の専門家にあると考え，疾病の病理メカニズムの解明とその治療に焦点が当てられていた。このような昔の医学の考え方を生物医学モデルと呼ぶ。

1950年以降，栄養・衛生状態の改善と医療技術の進歩によって結核や肺炎に代表される感染症の治療が効果をあげ，感染症による死亡率も劇的に減少した。その一方で1960年代以降，三大死因と称される悪性新生物（がん），心疾患，脳血管疾患の死亡率が増加している。また，2011年以降，肺炎の死亡率が脳血管疾患を抜いて第3位と増加しているが，この背景には，1980年代以降の人口の高齢化率が関係している。高齢者にとって肺炎は重篤な疾患となる危険性が高く，実際，肺炎で死亡する人の97％以上が65歳以上である。

このように，近年の肺炎の増加傾向はあるものの，感染症から生活習慣病へと疾病構造が変化し，これに伴って健康対策の必要性も変化した。健康に関するリスク要因を解明し，その要因を病気に罹患する前に防ぐことができれば，これほどコストパフォーマンスの良い効果的なアプローチはない。それこそが，健康心理学が重視している予防（prevention）対策である。

予防とは，疾病にかからないようにするために，健康を脅かすリスク要因に対して働きかけることである。予防には，その対象と内容によって3つの段階があり，それらは，一次予防（primary prevention），二次予防（secondary prevention），三次予防（tertiary prevention）と呼ばれる（Caplan, 1964）。一次予防とは，不健康な状態すなわち疾病そのものにかからないように行動することである。健康な人が健康を維持するために行う健康増進活動・対策などがその代表例であり，喫煙や食行動，運動といった生活習慣の改善，職場や学校での健康教育，地域での健康づくり対策等は，健康心理学が特に重視しているアプローチである。二次予防とは，疾病を早期に発見し，疾病の進行を遅らせ，重症化を防ぐための措置を行うことである。三次予防とは，疾病に罹患した後の対応として，その疾病に関する機能回復や維持，再発防止を行うことである。三次予防では，リハビリテーションや職能訓練等，疾病によって損失した機能回復や維持だけではなく，残された機能を最大限に活用することも目指しているため，QOLや人生の意義，ウェルビーイングを含む心理的サポートを考える

ことは健康心理学においても重要である。

(4) 生物心理社会モデル

先に述べたように感染症から生活習慣病へと疾病構造が大きく変化した結果，生活習慣が発症の原因と考えられる疾患に対するアプローチが必要となった。このことは，生物医学モデルの考え方では行動変容を目指した治療対策や健康増進を含む予防対策等の現実的な対応ができないことを意味している。

そこで新しく提案されたモデルが，心身を統合的に考える生物心理社会モデルである（Engel, 1977）。このモデルでは，病気はウィルス等の外的な単一要因ではなく，生物的（身体的），行動的，心理的，社会的な様々な要因が相互に関連して生じると考えられている。これはまさにWHOの健康の定義と一致した，健康と病気とを連続するものと位置づける立場である。

図1-2は，病気・死という状態を－（マイナス），病気のない状態を±0，健康の目標であるウェルビーイングを＋（プラス）と考えて，生物医学モデルと生物心理社会モデルを比較説明したものである。現在の主要な死因を見ても私たちの日々の健康行動（生活習慣）に対するアプローチが健康対策として必要であり，ウェルビーイングを健康と定義する考え方では，自分の健康を自分で

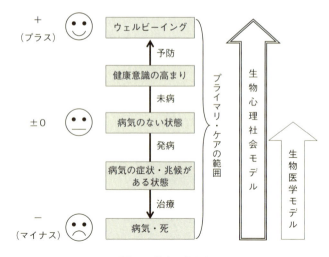

図1-2　健康の考え方

維持・促進・予防するセルフケア（self care）としての取り組みが重視されている。日本では，2000年に厚生省（当時）が健康日本21という国民健康づくり運動を施策し，2002年には健康日本21を中核とする国民の疾病予防を積極的に推進することを目指して健康増進法が制定された。このような健康づくり対策の背景には，すべての人は自分の健康や病気に責任があるということを意味している。

　生物心理社会モデルから健康を考えることによって，感染症から慢性疾患へと疾病構造が変化し，超高齢社会を迎えた現代社会において，予防対策をも実現可能になる。私たちが抱える健康問題には様々な心理社会的要因が複合的に関与するため，より包括的で質の高いヘルスケアシステムの構築が求められている。その1つとして，近年，プライマリケア（primary care: PC）という概念が注目されている。そこで次に，プライマリケアと心理学について考える。

2. プライマリケアと心理学

(1) プライマリケアとは

　プライマリケアは，米国科学アカデミー（National Academy of Sciences: NAS）の下部組織である米国医学研究所（Institute of Medicine: IOM）によると，「私たち人間が必要とするヘルスケアの大部分を取り扱い，患者と継続的なパートナーシップを築き，家族やコミュニティとの関係性の中で責任を持って診療する医療の専門家たちによって提供される，総合的で受診しやすいヘルスケアサービス」と定義されている（Institute of Medicine, 1994）。ここでのプライマリという言葉は，前述した一次予防やプライマリヘルスケアでの"初期の""初等の"という意味とは異なる。プライマリケアは，一言で表すと，"総合的に診る医療"と言えるだろう。

　IOMは1999年に『人は誰でも間違える（To err is human）』という報告書の中で，アメリカでの医療事故による死亡者は，交通事故や乳がんによる死亡者よりも多いという衝撃的な調査結果を発表し，あらためて医療の安全性の保証と向上の必要性を提言した（Institute of Medicine, 2000）。ここで強調されたことは，医療事故の多くは医療に携わる専門家個人の問題というよりはむし

ろ，医療システムとしての問題，すなわち，すべての医療従事者は医療事故を起こす可能性を秘めているということである。言い換えれば，患者の安全性を確保した医療を提供するためには，専門家個人の知識やスキルを高めるだけではなく，様々なレベルで安全に機能する医療システムを構築することが必要ということである。

(2) プライマリケアの原理と医療の質保証

プライマリケアの基本原理として，IOM は，ACCCA (accessibility：近接性，comprehensiveness：包括性，coordination：協調性，continuity：継続性，accountability：責任性) と呼ばれる5つの特徴を挙げている (Institute of Medicine, 1978)。スターフィールド (B. Starfield) は，プライマリケアの原理として，何らかのケアが最初に必要とされた際の近接性 (first contact)，患者や患者を取り巻くコミュニティに対する人間中心のケアの継続性 (longitudinality)，例外的な健康問題を除いてすべてのケアが行われる包括性 (comprehensiveness)，ケアのすべてが連携し，統合されるケアの協調性 (coordination) という4つの要素が保証されることが，ヘルスサービスシステムとして不可欠だと考えている (Starfield, 1998)。そして，プライマリケアの成功によって，ケアのためのコストの低減，より適切なサービスによる健康の改善，地域社会というコミュニティレベルでの健康に関する不公平さの軽減が期待できることを指摘している (Starfield, 2001; Starfield, Shi, Grover, & Macinko, 2005)。このほか，ACCCC (access to care：近接性，comprehensive care：包括性，coordination of care：協調性，continuity of care：継続性，contextual care：文脈性) と呼ばれる家庭医療 (family medicine) の原理も提唱されている (Saultz, 2001)。家庭医療は，プライマリケアの重要な構成要素の1つであり，包括的なケアを患者個人と家族に提供する。

プライマリケアでは，医療の質と，それをどのように保証するのかを重視している。先の IOM の提言を機に，世界中で医療の安全性と質の向上が叫ばれるようになり，IOM は 2001 年に医療の質保証の重要性を指摘し，①安全な医療，②有効な医療，③患者中心の医療，④適時・適切な医療，⑤効率的な医療，⑥公平な医療，という6つの医療の質向上に関する目標を提言

した（Institute of Medicine, 2001）。米国医療の質改善研究所（Institute for Healthcare Improvement: IHI）は，2007年に医療の質の向上を目指して"トリプル エイム（The IHI Triple Aim）"と呼ばれる3つの目標：①集団の健康の向上，②患者個人に対する質の高いヘルスケアの提供，③コストの削減を掲げている（Berwick et al., 2008）。ヘルスケアシステムとしての理想像こそ，質の高いプライマリケアが提供されること（Starfield, Shi, & Macinko, 2005）だと考えると，トリプルエイムの3要素は，プライマリケアが適切に機能しているかどうかを評価するうえでも重要な指標だと言える。これらの評価ツールとしてPrimary Care Assessment Tool（PCAT）が開発され，様々な言語に翻訳されている（Shi et al., 2001）。近年，日本でもこのPACTを基盤としたJPCAT（Japanese version of Primary Care Assessment Tool）というプライマリケアの質を総合的に評価する尺度（①近接性，②継続性，③協調性，④包括性：必要時に利用可能なサービス，⑤包括性：実際に受けたサービス，⑥地域志向性の6つのドメイン，計29項目の質問紙）が開発され（Aoki et al., 2016），今後の日本でのプライマリケアの質保証や改善策に関する知見や提案が期待される。

（3）プライマリケアの必要性と心理学への期待

　WHOは2008年の報告書の中で，プライマリケアは今後さらに必要になると指摘している（World Health Organization, 2008）。各国の経済的発展が同じ状態になると，同じ投資でどれだけ高いレベルのヘルスケアが提供されるかということ，つまりプライマリケアがどこまで実現できるかということが問われるようになる。いつでもどこでも誰もが統合的で質の高い医療を受けられることは，個人の健康を高めるというだけではなく，家族や医療従事者，コミュニティレベルでの良好な関係性や経済面においても，その意義と価値を保証する。

　プライマリケア心理学（primary care psychology）という言葉が2004年に提唱されている（McDaniel et al., 2004）。それによるとプライマリケア心理学とは，「身体的，精神的な健康問題が生じるメカニズムや行動原理といった心理学の知識やスキルを，患者や家族を取り巻く様々な健康問題に適用し，プライマリケアの中で提供すること」とされている。前述したように，プライマリケアの原理や要素，その評価には様々な提案があるが，いずれにおいても共通し

て強調されている点は，医学だけではなく行動科学や社会科学を統合して，身体的，心理的，社会的な健康問題に対して様々な専門家とともに包括的な医療サービスを提供する必要があるということである。

プライマリケアに関する新しい動きとして，2007年に提唱されたPCMH（patient-centered medical home）と呼ばれる患者を中心としたメディカルホームという概念がある（American Academy of Family Physicians et al., 2007）。これは，包括的，継続的で安心・安全な医療の提供を目的として家庭医療の重要性にも比重を置いたチーム医療の概念であり，コミュニティなどのヘルスケアシステム全体を通して患者に対するケアを考え，患者や家族と医療従事者との調整や様々な機関との連携を促進することを目指している。PCMHでは，プライマリケアに必要な様々な個人や機関等を上手に連携し，より統合したチームとしての組織体制を作り，治療から予防対策まで，新しい制度づくりを提案している（Peek, 2009）。

患者中心の医療こそ，医療の質を考えるうえで最も重要だと考えられている（Institute of Medicine, 2001）。このことは，患者自身が感じる様々な医療に関する評価を適切に行うことの必要性と重要性を意味している。そしてこの評価を得意とする分野こそ，心理学だと言える。患者の経験に関する客観的な指標から感情や認知，価値観といった様々な心理的側面を含む主観的な指標まで，妥当性と信頼性のある評価指標の作成について心理学には多くのスキルと知見がある。超高齢社会への対応が急務とされている日本の状況を考えると，今後，心理学の中でも，とりわけ健康心理学への期待はさらに大きくなるだろう。

3. 健康心理学の発展：ポジティブヘルスの実現に向けて

(1) 日本におけるプライマリケアと健康心理学の役割

高齢化が加速する日本において，プライマリケアはこれからの社会を支えるヘルスシステムとして期待されている。OECD（経済協力開発機構）の「医療の質レビュー：日本」という報告書（OECD, 2014）では，日本における最大の政策課題の1つとして超高齢社会でのより構造化された医療制度の転換の必要性が指摘されており，あらためて日本におけるプライマリケアの強化が提言さ

れている。OECD の Health care quality indicators（OECD HCQI）プロジェクトでは，プライマリケアの質保証として科学的根拠に基づく医療（エビデンスベーストメディシン：evidence based medicine: EBM）を重視しており，これは健康心理学においてもいわば常識的な科学理念である。

プライマリケアにおける心理学者の役割として，①患者に対する直接的な関わり，②患者についてのアセスメント（スクリーニングやモニタリングを含む），③患者のニーズに応じた健康プログラムの開発，④コンサルテーション，⑤実施したプログラムの機能評価と医療システムとしての組織運営，という5つが提案されている（Fisher & Dickinson, 2014）。これらはまさに健康心理学が目指している健康づくり対策とそのアプローチである。そして，その時の社会の要請に応じて新しいヘルスケアシステムを構築することも健康心理学に期待されている役割の1つと言えるだろう。今後，私たちの健康を支える医療の専門家として，これまでの伝統的な心理学者の役割が拡充され，心理学者の責任と貢献が社会からも大いに期待されている。とりわけその中心的な役割を果たす（べき）領域こそ，健康心理学なのではないだろうか。

(2) 健康心理学の強みと社会からの要請

プライマリケアを含む効果的な健康づくり対策を実現するためには，例えば，健康行動の変容やメンタルヘルスケア，心理社会的な要因を考慮した治療や予防対応等が必要である。とりわけ喫煙，飲酒，食行動，睡眠，運動等の生活習慣に代表される健康行動に対するアプローチは，予防から治療までまさに健康心理学が得意とする対象であり，集団を対象とした健康増進活動等の予防対策は，医療費の抑制という意味でも，その効果が大いに期待されている。

健康に影響を及ぼす要因やそのメカニズムは，実際には複雑で生理的な仕組みを含めて未解明な部分もあるが，これまでの健康心理学の研究から，（不）健康行動の形成や習慣化といった行動変容の過程に関連する要因が明らかにされている。例えば，本書でも扱っているストレスや攻撃性，うつや不安，羞恥や心的外傷体験による心理的変化といった感情的側面については，健康心理学だけではなく，臨床心理学，医学領域からも多くの知見が見出されている。また，パーソナリティやソーシャルサポートの知覚といった心理的傾向としての個人

差も健康を考えるうえで重要である。それは，パーソナリティに代表される時間や場所を超えて比較的安定してみとめられる個人特性は，個人の行動様式や価値観，他者や社会との関わりを規定するため，健康関連行動や病気／健康の引き起こしやすさ（健康阻害要因）や病気からの回復やウェルビーイングの向上（健康促進要因）に影響を与えると考えられるからである。

個人を取り巻く社会環境要因も健康を考えるうえで重要である。喫煙や食行動に代表される「健康に悪いとわかっていても，つい……」といった行動は日常的にもよく経験すると思われるが，そこには社会性や文化を含む環境要因も関係している。例えば，他者と一緒に食べるという共食は，摂食量やおいしさに影響を与えること（Pliner & Chaiken, 1990）や，肥満者の食行動の特徴と考えられている視覚的情報や場への依存等の外的刺激に対する反応性の高さ（外発反応性）は（Nisbett, 1968; Schachter & Gross, 1968），食行動が社会性の影響を強く受けることを示している。また，喫煙は社会性に加えて心理的薬理的な依存性も高い行動だと言えるが，禁煙指導や喫煙防止といった習慣化した不健康行動の修正や健康行動の維持を目指した予防対策には行動変容の過程を考えることが効果的であり（Otake & Shimai, 2001; Prochaska & DiClemente, 1983），個人の動機づけや認知，対人関係や社会環境要因等の影響を把握し，アプローチすることが重要とされている。この他，病気／健康という現象自体が，社会的要因によって決定されると主張する社会構成主義の考え方もある。このことは，健康の規定要因を検討する際に，個人が置かれている環境や文化といった広い意味での社会的要因を考慮する必要性を示唆している（第13章参照）。

(3) ポジティブ心理学の動向と健康心理学への期待

衛生栄養環境の改善と疾病構造の変化を受けて，心理学においても疾病の予防や健康増進に関連して充実した人生を探求する必要性が生じた。超高齢社会を迎え，また近年のポジティブ心理学（positive psychology）の動向を受けて（第14章参照），今まで以上に求められる健康心理学の役割として，QOLや満足度，幸福感，死生観といった人間の生き方の問題も含むヘルスケアサービスの提供があるだろう。つまり，将来のウェルビーイングを目指した予防を含むポジティブヘルスの実現に対して，多くの関心と期待が高まっている。

ポジティブな主観的経験に関する研究では，QOL（quality of life）や主観的ウェルビーイング（subjective well-being）に関する研究が盛んに行われ（Diener, 1984; Diener et al., 1999; Kahneman et al., 1999），そこでは個人が自分の人生をどのように評価し，満足しているのかという主観による判断が重視されてきた（Diener et al., 2003）。近年では，一時的な幸福感や満足感といった状態だけではなく，持続的な幸福感に関するアプローチも増えている（Diener, 2013）。フレドリクソンの拡張－形成理論に従えば，ポジティブ感情によって個人の様々な思考や行動のレパートリーが広がり，対処能力やレジリエンス等の様々な個人資源が獲得され，最終的に健康やウェルビーイングが促進する（Fredrickson & Joiner, 2002; Tugade et al., 2004）。また，主観的幸福感（subjective happiness）の規定要因のうち40％は自分で変容可能な意図的な活動要因という提唱（Lyubomirsky et al., 2005）や，主観的ウェルビーイングの指標として「*flourish*（活性状態）」という新しい概念の提案など（Seligman, 2011），ポジティブヘルスを支える要因が注目されている。

ポジティブな個人特性，とりわけ健康との関連については，これまでも様々な研究が行われ，多くの知見が見出されている。例えば，自己効力感（Bandura, 1986）や3つのC（コントロール：control，コミットメント：commitment，チャレンジ：challenge）から構成されるハーディネス（Kosaba, 1979），逆境やストレスフルな状況から立ち直る復元力と呼ばれるレジリエンス（Jew et al., 1999; Masten et al., 1990; Wagnild & Young, 1993）など，ストレス研究を代表として心身の健康との関連で注目されてきた。また，物事がうまくいくという信念を持っている楽観性（Scheier & Carver, 1992; Seligman, 1991）やポジティブ・イリュージョン（positive illusion）と呼ばれる自己高揚的動機に基づく認知バイアス（Taylor & Brown, 1988），SOC（sense of coherence）と呼ばれ，積極的な適応を考える健康生成論の中核概念である首尾一貫感覚（Antonovsky, 1979, 1987）など（第15章参照），ポジティブな自己認知や個人特性が健康の促進要因になることが実証されてきた。

ポジティブ心理学には，反響と同時に様々な誤解や批判，警告を含んだ懸念も存在している。例えば，ストレス研究で著名なラザルスは，ポジティブな感情や特性だけで人間の健康や幸せは導かれないのではないかと疑問を投げかけ，

基礎研究に支えられていない知見が流布しないよう，実証研究の重要性を指摘している（Lazarus, 2003）。セリグマンらは，人間にとってネガティブな側面が重要であることは言うまでもなく，ポジティブ心理学はそれを否定するものではないことを強調したうえで，幸せや個人の強みに関する科学的知見を社会や制度づくりにも応用すべきだと述べている（Seligman & Pawelski, 2003）。重要なことは，科学的な方法論に基づいた実証研究を行うことであり，その意味で人間のポジティブな経験や感情，特性を研究することは，ネガティブな側面を含む健康全体を考える研究としても効果を発揮すると期待できる。自分の健康をコントロールし，改善・維持するヘルスプロモーションを効果的に実現するためにも，人間のポジティブな特性は活用できると考えられており，とりわけ予防的アプローチへの期待は大きい。

　日本の将来のためにもポジティブヘルスを目指した医療システムの改善と確立は急務の課題であり，今こそ（健康）心理学が様々な知見を提供し，貢献すべき時なのではないだろうか。そして医療の質保証の実現のためには，医療に関わる専門家を養成する教育プログラム等も含めた医療システムの再検討が必要になるだろう。日本では心理学初の国家資格が現実となり，これは心理学者が待ち望んだ新しい制度改革であると同時に，心理学者は本当に社会に役に立つ専門家なのかということが問われることでもある。プライマリケアを含む健康づくり対策において，今後ますますポジティブヘルスの実現が求められることになるだろう。そしてその中で健康心理学がどれだけの役割を果たすことができるかが，期待を含めたこれからの課題だと言える。

引用文献

American Academy of Family Physicians, American Academy of Pediatrics, American College of Physicians, & American Osteopathic Association. (2007). *Joint principles of the patient-centered medical home*. March 2007. Retrieved from https://www.acponline.org/practice-resources/business-resources/payment/models/pcmh/demos（October 3, 2016.）

Antonovsky, A. (1979). *Health, stress and coping: New perspective on mental and physical well-being.* San Francisco, CA: Jossey-Bass Publishers.

Antonovsky, A. (1987). *Unraveling the mystery of health: How people manage stress and stay well*. San Francisco, CA: Jossey-Bass Publishers.

Aoki, T., Inoue, M., & Nakayama, T. (2016). Development and validation of the Japanese version of Primary Care Assessment Tool. *Family Practice, 33*, 112-117.

Bandura, A. (1986). *Social foundations of thought and action: A social cognitive theory*. Englewood Cliffs, NJ: Prentice Hall.

Berwick, D. M., Nolan, T. W., & Whittington, J. (2008). The triple aim: Care, health, and cost. *Health Affairs, 27*, 759-769.

Caplan, G. (1964). *Principles of prevention psychiatry*. Oxford: Basic Books.

Diener, E. (1984). Subjective well-being. *Psychological Bulletin, 95*, 542-575.

Diener, E. (2013). The remarkable changes in the science of subjective well-being. *Perspectives on Psychological Science, 8*, 663-666.

Diener, E., Oishi, S., & Lucas, R. E. (2003). Personality, culture, and subjective well-being: Emotional and cognitive evaluations of life. *Annual Review of Psychology, 54*, 403-425.

Diener, E., Suh, E. M., Lucas, R. E., & Smith, H. E. (1999). Subjective well-being: Three decades of progress. *Psychological Bulletin, 125*, 276-302.

Engel, G. L. (1977). The need for a new medical model: A challenge for biomedical. *Science, 196*, 129-136.

Fisher, L., & Dickinson, W. P. (2014). Psychology and primary care: New collaborations for providing effective care for adults with chronic health conditions. *American Psychologist, 69*, 355-363.

Fredrickson, B. L., & Joiner, T. (2002). Positive emotions trigger upward spirals toward emotional well-being. *Psychological Sciences, 13*, 172-175.

Institute of Medicine. (1978). *A manpower policy for primary health care: Report of a study*. Washington, DC: The National Academies Press.

Institute of Medicine. (1994). *Defining primary care: An interim report*. Washington, DC: National Academy Press.

Institute of Medicine. (2000). *To err is human: Building a safer health system*. Washington, DC: National Academy Press.

Institute of Medicine. (2001). *Crossing the quality chasm: A new health system for the 21st century*. Washington, DC: National Academies Press.

Jew, C. L., Green, K. E., & Kroger, J. (1999). Development and validation of a measure of resiliency. *Measurement and Evaluation in Counseling and Development, 32*, 75-89.

Kahneman, D., Diener, E., & Schwarz, N. (Eds.) (1999). *Well-being: The foundations of hedonic psychology*. New York: Russell Sage Foundation.

Kobasa, S. C. (1979). Stressful life events, personality, and health: An inquiry into hardiness. *Journal of Personality and Social Psychology, 37*, 1-11.

Lazarus, L. R. (2003). Dose the positive psychology movement have legs? *Psychological Inquiry, 14*, 93-109.

Lyubomirsky, S., Sheldon, K. M., & Schkade, D. (2005). Pursuing happiness: The architecture of sustainable change. *Review of General Psychology, 9*, 111-131.

Masten, A. S., Best, K., & Garmezy, N. (1990). Resilience and development: Contributions from the study of children who overcame adversity. *Development and Psychopathology, 2*, 425-444.

McDaniel, S. H., Hargrove, D. S., Belar, C. D., Schroeder, C. S., & Freeman, E. L. (2004). Recommendations for education and training in primary care psychology. In R. G. Frank, S. H. McDaniel, J. H. Bray, & M. Heldring (Eds.), *Primary care psychology* (pp. 63-92). Washington, DC: American Psychological Association.

Nisbett, R. E. (1968). Taste, deprivation, and weight determinants of eating behavior. *Journal of Personality and Social Psychology, 10*, 107-116.

OECD (2014). OECD Reviews of Health Care Quality: Japan-Assessment and Recommendations. Directorate for Employment, Labour and Social Affairs. Retrieved from http://www.oecd.org/health/qualityreviews (October 3, 2016.)

Otake, K., & Shimai, S. (2001). Adopting the stage model for smoking acquisition in Japanese adolescents. *Journal of Health Psychology, 6*, 629-643.

Peek, C. J. (2009). Integrating care for persons, not only diseases. *Journal of Clinical Psychology in Medical Settings, 16*, 13-20.

Pliner, P., & Chaiken, S. (1990). Eating, social motives, and self-presentation in women and men. *Journal of Experimental Social Psychology, 26*, 240-254.

Prochaska, J. O., & DiClemente, C. C. (1983). Stage and processes of self-change of smoking: Toward an integrative model of change. *Journal of Consulting and Clinical Psychology, 51*, 390-395.

Saultz, J. W. (Ed.). (2000). *Textbook of family medicine: Defining and examining the discipline.* New York: McGraw-Hill.

Schachter, S., & Gross, L. P. (1968). Manipulated time and eating behavior. *Journal of Personality and Social Psychology, 10*, 98-106.

Scheier, M. F., & Carver, C. S. (1992). Effects of optimism on psychological and physical well-being: Theoretical overview and empirical update. *Cognitive Therapy and Research, 16*, 201-228.

Seligman, M. E. P. (1991). *Learned optimism.* New York: Knopf.

Seligman, M. E. P. (2011). *Flourish: A visionary new understanding of happiness and well-being.* New York: Free Press.

Seligman, M. E. P., & Pawelski, J. O. (2003). Positive psychology: FAQs. *Psychological Inquiry, 14*, 159-163.

Shi, L., Starfield, B., & Xu, J. (2001). Validating the adult primary care assessment tool. *Journal of Family Practice, 50*, 161-175.

Starfield, B. (1998). *Primary care: Balancing health needs, services, and technology.* New York: Oxford University Press.

Starfield, B. (2001). Basic concepts in population health and health care. *Journal of Epidemiology and Community Health, 55*, 452-454.

Starfield, B., Shi, L., Grover, A., & Macinko, J. (2005). The effects of specialist supply on populations' health: Assessing the evidence. *Health Affairs, 24*, W5, 97-107.

Starfield, B., Shi, L., & Macinko, J. (2005). Contribution of primary care to health systems and health. *Milbank Quarterly, 83*, 457-502.

Taylor, S. E., & Brown, J. D. (1988). Illusion and well-being: A social psychological perspective on mental health. *Psychological Bulletin, 103*, 193-210.

Tugade, M. M., Fredrickson, B. L., & Barrett, L. F. (2004). Psychological resilience and positive emotional granularity: Examining the benefits of positive emotions on coping and health. *Journal of Personality, 72*, 1161-1190.

Wagnild, G. M., & Young, H. M. (1993). Development and psychometric evaluation of the resilience scale. *Journal of Nursing Measurement, 1*, 165-178.

World Health Organization. (2008). The world health report 2008: Primary health care now more than ever. Retrieved from http://www.who.int/whr/2008/en/ (October 3, 2016.)

第2章
感情と健康のメカニズム

松永昌宏

　感情と健康は密接な関わりがあり，はるか昔から，嬉しい，幸せなどといったポジティブ感情は健康に良い影響を及ぼし，不安，悲しみなどといったネガティブ感情は健康を害すると考えられてきた。この章では，こうした感情と健康との関連について生理学的なメカニズムを踏まえながら解説し，健康を考えるうえで，感情を考えることがいかに重要かを学ぶ。

1. 感情と健康との関連

(1) 医学や心理学における心身相関

　旧約聖書における箴言において，「A cheerful heart is good medicine, but a crushed spirit dries up the bone（陽気な心は健康を良くし，陰気な心は骨を枯らす，箴言 17:22）」という諺（格言）が記載されているように，感情と健康との関連は古くから注目されてきた現象である。この現象は我々の日常生活においても馴染み深いものであり，例えば定期試験前などで大きな不安を感じている時，食欲がなくなったり，体調を崩しやすくなったりすることは多くの人が経験していることであろう。持続的に不安を感じていると，一日中気分が落ち込む，眠れない，何をしても楽しめない，などといった症状を経験する人もいるかもしれない。また，不安とは逆に，例えば部活の大会の前などで熱中している時は，これまでにないくらいにからだの調子がいいと感じることもあるかもしれない（気が抜けると，急にガタンと体調を崩してしまうこともあるだろう）。このように，健康を考えるうえで，感情を考えることは非常に重要であるということは多くの人が容易に実感できることだと思われる。

　医学においては，失意や絶望の中で病に倒れる患者が多いことは昔から注目

されており（古くはローマ帝国時代のギリシアの医学者であるガレノスまでもが注目していたとされる），最近では「心身相関（心の状態と身体の状態が相互に関連すること）」を基本的概念とした心身医学（Psychosomatic Medicine）という医学の一分野が発展し，心身症（身体症状・身体疾患において，その発症や経過に心理社会的因子が密接に関与し，器質的・機能的障害が認められる病態）という病態も広く認知されている。また，医学だけではなく心理学においても感情と健康との関連は注目されている。平成20年度版国民生活白書によると，現代では日本国民の半数以上が家庭の悩み，仕事の悩みなどの社会心理的ストレスを感じていることが報告されている。そして国民のストレスの増加に伴い，気分障害の推計患者数，児童相談所における児童虐待相談への対応件数，配偶者からの暴力が関係する相談件数などが年々増加しており，過剰なストレスと気分障害，いじめ，家庭内暴力，児童虐待などといった現代的病理との関連が社会問題となっている。こうした時代背景から，ストレスに関連しての不安，悲しみ，怒りなどのネガティブ感情が心身の健康に及ぼす影響に関する心理学的な研究数が増えている（Bale & Epperson, 2015; Cohen et al., 2007）（ストレスに関しては第4章参照）。

　このように，医学・心理学研究においては古くからネガティブ感情と疾患・健康との関連が着目されてきた。しかしながら，第1章においても取り上げられているように，近年では医学・心理学の分野においてもポジティブ心理学の動向が取り入れられ，嬉しい，幸せなどといったポジティブ感情が心身の健康に与える良い影響についての生理学的知見が徐々に蓄えられつつある（Dockray & Steptoe, 2010）。ネガティブ感情と疾患・健康との関連に比べれば研究が進んでおらずまだ分かっていないことも多いが，ポジティブ感情と健康との関連を見ていくことは，疾病予防，健康増進，ウェルビーイングの向上などを目指す健康心理学的な視点からすると非常に有益であると思われる。そこで本章では，ポジティブ感情と健康との関連に焦点を当てつつ，感情と健康に関するこれまでの研究成果を具体的に紹介する。

（2） 感情と病気との関連

　まず，我々が日常的によく経験する病気である，風邪についての知見を紹介

する。風邪は，ウイルスや細菌などの病原体が病因物質であり，鼻腔や咽頭に病原体が感染することによって炎症が起きている（いわゆる，喉の奥などが腫れている）状態のことであるが，感情と風邪の罹患率との関連について，コーエンらは非常に興味深い報告をしている（Cohen et al., 2003, 2006）。実験的にインフルエンザウイルスやライノウイルスに感染させ，風邪の罹患率を調べたところ，幸せ，活気などといったポジティブ感情を普段からよく感じている人たちは，あまり感じていない人に比べて風邪を引きにくく健康であるというのである（図2-1）。この知見は，感情は細菌やウイルスの感染を防御するシステムである免疫系に影響を及ぼしていることを示唆するものである。

　風邪以外にも，感情は様々な病気と関連することが知られている。例えば，不安や敵意などのネガティブ感情は冠動脈性心疾患（心臓に血液を供給する冠動脈での血流が悪くなり，心臓に疾患が起こる病気のこと，狭心症・心筋梗塞など）のリスク要因として挙げられているが（坪井ら，2011），その一方で，ポジティブ感情による心疾患のリスク回避の可能性も指摘されている。デヴィッドソンらによる，1,739人の冠動脈性心疾患の既往歴がない人々を対象とした研究を例に挙げると（Davidson et al., 2010），この研究では，まず初期面接でのポジティブ感情の表出の程度（言葉，行動（笑いなど），反応性（声のトーン

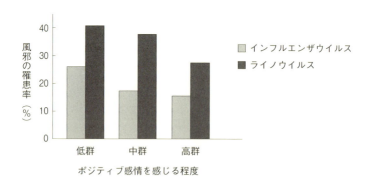

図2-1　ポジティブ感情と風邪の罹患率（Cohen et al., 2006 より引用）

この研究では，実験前に実験参加者に，幸せ，活気など6項目のポジティブ感情について，その日どの程度感じたかを2週間毎日評価してもらい，その平均値を用いて3群（高群，中群，低群）に群分けし，ウイルス曝露後の風邪の罹患率を比較している。ポジティブ感情を多く感じている群ほど罹患率が低いことが分かる。

など））と冠動脈性心疾患のリスク要因となる血圧や血中コレステロール値などとの関連を調べており，ポジティブ感情得点高群では，低い群に比べて収縮時血圧，拡張時血圧，血中コレステロール値などが低く，不安や敵意性の程度も低いことが示されている。その後10年間の調査の結果，145例（8.3％）の冠動脈性心疾患が生じているが，年齢，性別，血圧などの冠動脈性心疾患のリスク要因などを調整しても，ポジティブ感情をよく表出しているほど，冠動脈性心疾患の罹患率が低下していたと報告されている。

また，ネガティブ感情はうつ病などの気分障害の発症原因の1つとしても考えられているが（Maes et al., 2011; Raison et al., 2006），島井ら（2004）は，日常的に感じている幸福感と自覚的うつ症状とは強い負の相関関係があることを示しており，幸せなどのポジティブ感情によるうつ病のリスク回避が期待されている。このように，感情は様々な病気の罹患率と関連しているのである。

(3) 感情と寿命との関連

感情は，病気の罹患率だけではなく，我々の寿命にも影響を及ぼしている。ダナーら（Danner et al., 2001）が報告したアメリカの修道女を対象とした研究では，平均22歳の時の修道院に入った成人初期に書かれた自叙伝の内容と寿命との関連を見ているのであるが，自叙伝の中で，幸せ，愛，希望，感謝などのポジティブな単語や文を多く書いている人ほど寿命が長く，最もポジティブな単語の記載が少なかった群の平均寿命が86.6歳であったのに対し，最もポジティブな単語を多く書いていた群の平均寿命が93.5歳であり，平均寿命にして約7歳も違いがあったのである。修道院では全員が同じような生活をしているため，この結果は生活習慣の影響などはあまり考えられない。

千田ら（Chida & Steptoe, 2008）が報告したメタ分析の結果によると，健常群において，人生に満足している，幸せであるなどといったポジティブ感情を持っている人々は，そうでない人々に比べて死亡するリスクが全体として18％も低下しており，特に循環器疾患での死亡リスクが29％も低下していることが示されている。また，循環器疾患など何らかの病気を持つ疾患群でも同様の結果が得られており，健常群と比べると効果が低いものの，ポジティブ感情を持つ人々はそうでない人々に比べて死亡リスクが全体として2％低下してお

り，特に腎不全での死亡リスク低下（23%）やヒト免疫不全ウイルス（Human Immunodeficiency Virus: HIV）感染での死亡リスク低下（24%）が示されている。

最近では，フレイが雑誌『Science』に「Happy people live longer」という題名の記事を掲載しており，幸せを感じている人はそうでない人に比べると14%も寿命が長いこと，先進国に限っていうならば，平均7.5〜10年も寿命が長いことなどを報告している（Frey, 2011）。田中ら（2011）は，様々な国におけるポジティブ感情と健康・長寿との関連に着目した縦断的研究を多く評価し，ポジティブ感情が死亡率や長寿と関連することはほぼ疑いの余地がないと結論付けている。これらの知見をまとめると，ポジティブ感情は我々の健康を増進し，長寿の源となる重要な因子であることが分かる。

2. 感情と健康との関連のメカニズム

（1）ネガティブ感情と身体反応

それでは，なぜ感情はこれほどまでに我々の健康に影響を及ぼすのであろうか？ 近年，脳，行動，免疫系の相互作用を研究する精神神経免疫学（Ader, 2000），脳，行動，内分泌系の相互作用を研究する精神神経内分泌学（Dantzer, 2010）などの精神神経医学系の研究分野が発展し，感情（中枢神経系）・自律神経系・内分泌系・免疫系はそれぞれ独立した生体システムではなく，相互に複雑に影響しあっていることが徐々に分かってきている。それに伴い，感情がどのようなメカニズムで我々の健康に影響を及ぼすのか，という問いに対する答えを示す基礎研究の成果が積み重なりつつある。感情と健康との関連を理解するうえで，こうしたメカニズムを理解することは非常に重要であると考えられる。そこでここから，感情（中枢神経系）・自律神経系・内分泌系・免疫系がどのように連携しているのかについて解説していく。

まず，ネガティブ感情と身体との関連を説明する。生体が恐怖，不安などを誘発する刺激（ネガティブ刺激）を感知すると，心拍数・血圧の増加，胃蠕動運動の低下，大腸運動の亢進などの自律神経系を介した生体反応や，視床下部−交感神経−副腎髄質系（sympathetic-adrenal-medullary axis: SAM系）の活性化による血中カテコールアミン（ノルアドレナリン，アドレナリン）の増加，

視床下部 - 下垂体 - 副腎皮質系（hypothalamic-pituitary-adrenal axis: HPA系）の活性化による血中副腎皮質ホルモンの増加などのような内分泌反応が生じる。これらの生体反応は，ネガティブ刺激により脳底部に位置する視床下部室傍核（paraventricular nucleus: PVN）が活性化されることにより生じるものであり，迷走神経を支配する迷走神経背側運動核や交感神経を支配する脊髄中間質外側核などが刺激され自律神経系が活性化される（図2-2）。自律神経系は心臓，血管，消化管などに作用し様々な生体反応を引き起こすとともに（不安を感じると胃が痛くなったりするのはこのためである），副腎髄質細胞を刺激しカテコールアミンを分泌させる。また，PVNの小細胞性神経はその軸索終末が正中隆起に存在するため，軸索終末から副腎皮質刺激ホルモン放出因子（corticotropin-releasing factor: CRF）が放出され，下垂体前葉からの副腎皮質刺激ホルモン（adrenocorticotropic hormone: ACTH）の分泌が引き起こされる（図2-2）。血流を介してACTHが副腎皮質に作用することで，副腎からコルチゾール（Cortisol）に代表されるステロイドホルモンである糖質コルチコイドが分泌される。コルチゾールは生命を維持するうえで必須のホルモンである。例

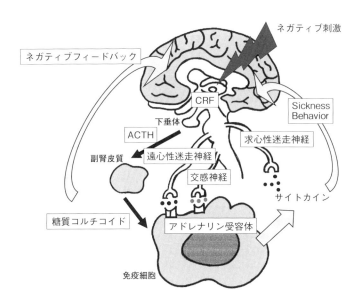

図2-2 脳 - 自律神経 - 内分泌 - 免疫相関（Raison et al., 2006を参考に作成）

えば，炭水化物，タンパク質，脂質を基質として糖新生を促しグリコーゲンの合成や貯蔵量を増加させ，適切な血糖値を保つために必須である。これらの自律神経や内分泌系を介した生体反応は，心臓や脳，筋肉への酸素やエネルギー供給を増加させ，ネガティブ刺激にすばやく対応するために備わっている急性反応と考えられている。

(2) ネガティブ感情と免疫系

自律神経系や内分泌系の活性化は，免疫系にも影響を及ぼす（図 2-2）。白血球やリンパ球は生体防御に関わる免疫細胞であり，通常は我々のからだが外傷を受けたり，細菌やウイルスなどの病原体に感染したりした場合，ホメオスタシスを維持するために活性化するのであるが，ネガティブ感情によっても活性化することが分かっている。例えばナチュラルキラー（NK）細胞は，癌などの腫瘍細胞やウイルス感染細胞を攻撃する能力を持っている細胞障害性リンパ球の一種であるが，膜上にアドレナリン受容体を持っており，ストレス（アドレナリン刺激・交感神経刺激）により血中を循環する NK 細胞数が増加することが示されている（Kimura et al., 2007）。また，発赤，発熱，腫脹，疼痛などの症状を特徴とする炎症反応は体内に侵入した異物を排除するために重要な役割を担う急性反応であるが，こうした炎症反応を引き起こす免疫系のシグナル分子であるサイトカインが，不安などのネガティブ感情により免疫細胞からの分泌が促進されることも示されている（Izawa et al., 2013）。これらの免疫系の反応は，ネガティブ刺激による生体の傷害に備えて免疫力を強化するための急性反応であると考えられている。

(3) 末梢からのフィードバック機構

脳を基点として活性化されたホルモン分泌であるが，一定の効果を生体にもたらした後に脳にフィードバックされ，ホルモン分泌の調整が行われる（ネガティブフィードバック機構と呼ばれる）。例えば末梢ステロイドホルモンはその物理化学的性状から血液脳関門を容易に通過し脳に作用することができるため，副腎皮質から分泌されたコルチゾールは直接視床下部や下垂体に抑制性のシグナルを伝達し，その分泌を抑制することができる。しかしながら，ネガティブ

感情により過剰なコルチゾールの分泌が続くことにより，それ以外の脳機能にも影響が及ぶ。例えば，過剰なコルチゾール分泌は脳内で海馬を萎縮させることが知られている（Brown et al., 2015）。

また，免疫系の末梢シグナルも脳に影響を及ぼすことが分かっている。例えば我々が風邪をひいた時，体内に侵入した病原体を排除するために炎症反応が起きているが，この炎症反応は，sickness behavior と呼ばれる，無気力，うつ症状，不安，食欲減退，眠気，痛覚過敏，集中力低下などの症状を誘発することが知られている（Raison et al., 2006）。風邪をひいた時はだるくて何もする気になれない，という感じは多くの人が経験することであるが，これは末梢免疫細胞から放出されたサイトカインが，求心性迷走神経や血液脳関門が存在しない脳質周囲器官などを通じて脳に作用して誘発するものである（Raison et al., 2006）。

ダウラッティら（Dowlati et al., 2013）のメタ分析によると，大うつ病患者では，健常群と比べて腫瘍壊死因子（Tumor Necrosis Factor: TNF）やインターロイキン-6（Interleukin-6: IL-6）などのサイトカインの血中濃度が高いことが示されていることから，ネガティブ感情によるうつ病の発症機序の1つとして，炎症が考えられている。また，血管内皮での炎症が亢進することで，冠動脈壁に形成されるプラーク（内膜の肥厚病変）が発生・成長しアテローム性（粥状）動脈硬化症が進行することも分かっていることから，ネガティブ感情と冠動脈性心疾患との関連にも炎症が関わっていると考えられている（坪井ら，2011）。このように，ネガティブ感情に対応し，ホメオスタシスを維持するために生じる急性反応は，ネガティブ感情が持続することにより慢性化すると，生体に悪影響を及ぼしてしまうのである。

3. ポジティブ感情と生体機能との関連

(1) ポジティブ感情と自律神経系との関連

それではここから，ポジティブ感情と自律神経機能，内分泌機能，免疫機能との関連について解説していく。まず，心拍変動に関連した先行研究を紹介する。安静時において，我々の心臓はつねに一定のリズムで拍動しているわけで

はなく，拍動と拍動の間隔が速くなったり遅くなったりする。こうした心拍のゆらぎは心拍変動と呼ばれ，自律神経系の関与が示唆されている。心電図のR-R間隔の時系列データに見られるゆらぎには，低周波数（Low Frequency, LF）成分と，高周波数（High Frequency, HF）成分が含まれていることが分かっており，HF成分は心臓迷走神経の活動を反映していることが知られている（呼吸活動と関連すると考えられている）(Billman, 2011; Quintana & Heathers, 2014)。したがって，HF成分は迷走神経（副交感神経）活動の指標として生理心理学の分野で広く使用されており，感情状態や健康状態との関連に着目した多くの研究がなされている (Park & Thayer, 2014; Thayer et al., 2012)。これらの研究によると，日常的に多くポジティブ感情を経験しているほどHF成分が大きく，心臓迷走神経活動が高いことが多く示されている (Oveis et al., 2009; Wang et al., 2013)。交感神経系は我々が活動している時，緊張している時などに活動し，副交感神経系は休息している時，リラックスしている時などに活動する。したがって，日常的にポジティブ感情を多く体験することは副交感神経活動を活性化し，身体のリラックスにつながると考えられる。

この知見に関連して，ポジティブ感情にはネガティブ刺激による交感神経系の活性化を速やかに沈静化させる「元通り効果」を持つことが知られている。フレドリクソンらの研究によると，実験室においてビデオカメラの前でスピーチをする準備をさせることで，実験参加者に不安感情を喚起させ心拍数や血圧を上昇させた後，ポジティブ感情を喚起させる映像を実験参加者に視聴してもらうと，何も感情を喚起しない中性映像などを視聴させた時よりも，心拍数や血圧が平常時の値にまで戻る時間がより早くなることを示している (Fredrickson et al., 2000)。夫婦を対象とした別の研究においてもこれは再現されており，夫婦間の問題を話しあうことで交感神経活動が上昇した際，その後経験するポジティブ感情の頻度と交感神経活動の沈静化が関連することが示されている (Yuan et al., 2010)。ポジティブ感情喚起に伴い，副交感神経機能が活性化しているものと考えられる。

(2) ポジティブ感情と免疫系との関連

先にも述べたが，コーエンらはポジティブ感情と免疫機能との関連を示す

結果を報告している（Cohen et al., 2003, 2006）。この報告を裏付ける研究として，NK 細胞とポジティブ感情の関連を示した報告がいくつかある。高橋ら（Takahashi et al., 2001）の研究によると，喜劇を見て笑った後では，喜劇を見る前と比べて，血中を循環する NK 細胞の細胞障害活性（がん細胞を死滅させる能力）が上昇していると報告している。また筆者らの研究において，実験参加者にそれぞれ好きな異性芸能人の映像を見せてポジティブ感情を体験させたところ，映像鑑賞前に比べて鑑賞後では，血中を循環するリンパ球中における NK 細胞の比率が増加していたことを示している（Matsunaga et al., 2008）（図 2-3）。笑いも好意も，血中アドレナリン濃度上昇を引き起こす刺激ではないため（Berk et al., 1989; Matsunaga et al., 2008），ネガティブ感情による NK 細胞の活性化とはまた別のメカニズムが示唆されている。

また，炎症反応とポジティブ感情との関連も報告されている。炎症反応に関連する生理活性物質として，IL-6 などのサイトカインや C-反応性タンパク（CRP）などが挙げられるが，ステプトら（Steptoe et al., 2008）は，日常的にポジティブ感情を多く経験している女性ほど，血中 CRP と IL-6 濃度が低いことを報告している（図 2-4）。

NK 細胞は血液中を循環しており，サイトカインは血液中を循環している免

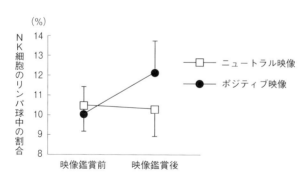

図 2-3　ポジティブ感情と NK 細胞（Matsunaga et al., 2008 より引用）

この研究では，実験参加者に好意を持っている異性芸能人の映像（ポジティブ映像）と，特に興味を持っていないキャスターによるニュース映像（ニュートラル映像）の鑑賞前後で採血を行い，血中を循環するリンパ球中の NK 細胞の割合の変化を比較している。ポジティブ映像鑑賞後には，血中 NK 細胞が増加していることが分かる。

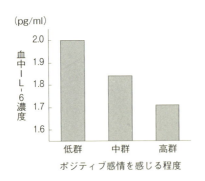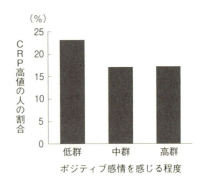

図 2-4　ポジティブ感情と炎症反応（Steptoe et al., 2008 より引用）

この研究では，1日4回感情状態（今，どの程度幸せを感じているか，など）を評価してもらい，ポジティブ感情得点の平均値を用いて3群（高群，中群，低群）に群分けし，安静時血中 CRP 濃度と IL-6 濃度を比較している。男性では顕著な差が認められなかったが，女性においてポジティブ感情を多く感じている群ほど血中 IL-6 濃度が低く（左図），3mg/l 以上の CRP 高値を示す人の割合（右図）が低くなっていることが分かる。

疫細胞から血中に放出されるため，通常は採血を行って上記のような免疫機能を計測する。しかしながら，体外からの病原体の侵入経路は粘膜細胞である。呼吸器系，消化器系，生殖器系の粘膜は病原体が最初に到達する粘膜であり，そこで増殖した後に血液に入り，他の臓器に移動する。呼吸器系を病原体から保護するため我々の唾液腺も免疫機能を有しており，唾液中にも CRP，サイトカイン，分泌型免疫グロブリン A (Secretory Immunoglobulin A, sIgA: 粘膜からの病原体の侵入を防ぐ機能を持つ) などが多く放出される。したがって，唾液を用いた免疫機能の定量も可能となる。これらの唾液中免疫マーカーを用いた筆者らの研究において，幸福感を高めるような心理学的介入の心身の健康状態に対する効果を検証している（松永ら，2016）。実験の結果，毎日起きた出来事について，その時感じた自分の感情を素直に記述して1日を振り返るという，感情体験の自己開示を1週間行うことにより，幸福感の上昇，うつ症状の減少，身体的活性化を促すことが示されるとともに，幸福感の変化と唾液中 CRP 濃度との間に負の相関，sIgA 濃度との間に正の相関が認められている。したがって，ポジティブ感情は我々の免疫機能を活性化する機能を持つとともに，健康障害を誘発する炎症反応を抑制する機能を持つことが分かる。

(3) ポジティブ感情と内分泌系との関連

コルチゾールも唾液中に多く分泌されることが知られており，血中コルチゾールと同様にネガティブ感情と密接に関連して分泌される（Biondi & Picardi, 1999）。唾液は血液に比べて容易に採取することが可能であるため，唾液中コルチゾールをネガティブ感情の客観的指標として使用している研究者は多い。ポジティブ感情と唾液中コルチゾール濃度との関連について，労働者を対象としたステプトらの研究では（Steptoe et al., 2005），主観的幸福感が高い群は低い群に比べて，有意に平日の唾液中コルチゾール濃度が減少していることが示されている（図2-5）。また別の研究では，一過的にポジティブ気分を上昇させることで唾液中コルチゾール濃度が減少することが確認されている（Warnick & Liddell, 2008）。これらの研究から，ポジティブ感情喚起はコルチゾール分泌を抑制する働きがあることが示されている。

(4) ポジティブ感情と脳との関連

最近筆者らは，我々が日常的に感じている幸福感が脳にも影響を及ぼして

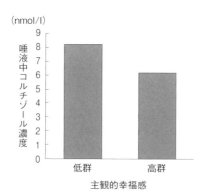

図2-5　ポジティブ感情と唾液中コルチゾール濃度（Steptoe et al., 2005 より引用）

この研究では，実験参加者に平日朝から晩まで連続して幸福度を評価してもらい，幸福度の1日平均値を用いて実験参加者を5群に群分けし，唾液中コルチゾール濃度を比較している。図では，1日を通じて最も幸福度が高かった群と最も低かった群の唾液中コルチゾール濃度を比較している。唾液は朝から晩まで2時間おきに採取し（計8サンプル），コルチゾール濃度は8サンプルの平均値を示している。幸福感が最も高い群では，唾液中コルチゾール濃度が34%も減少しており，男女とも同様の傾向を示している。

いることを示している（Matsunaga et al., 2016）。脳は，神経細胞の細胞体が集まる領域である灰白質，神経線維の集まりの領域である白質，脳脊髄液の3つに構造的に分けることができるが，近年の磁気共鳴画像装置（Magnetic Resonance Imaging: MRI）を用いた研究の発展により，ヒトの特性的な側面と脳の構造との関連が示されている。例えば金井ら（Kanai et al., 2012）の研究において，自分を孤独だと感じている程度を得点化し，灰白質体積との関連を調べたところ，孤独を感じているほど，社会的認知に強く関連している脳領域である上側頭溝（Superior Temporal Sulcus: STS）の体積が減少し，社会的シグナルである視線の正しい検出ができなくなっていることを示している。こうした研究を背景に，筆者らは，我々が日頃感じている幸福感と関連する脳領域を同定する研究を行った。「一般的に見て，あなたご自身の幸福度はどのレベルにあてはまりますか？」というような4つの質問項目からなる簡単な主観的幸福感尺度（島井ら，2004）を用いて我々が日頃感じている幸福感を数値化し，この主観的幸福感尺度得点と灰白質との関連を調べた。その結果，主観的幸福感が高いほど，内側前頭前野の一部である吻側前部帯状回の灰白質密度が高い（体積が大きい）ことが分かり（図2-6），前部帯状回の体積が大きいほど，幸せ刺激に対する感受性が高いことが分かった。つまり，幸せな人は内側前頭前野の機能の一部が亢進していたのである。内側前頭前野は自律神経機能，

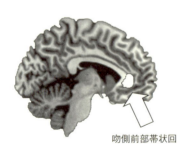
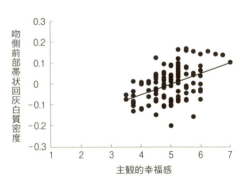

図2-6　ポジティブ感情と脳（Matsunaga et al., 2016 より引用）

この研究では，主観的幸福感尺度と脳構造との関連を調べており，主観的幸福感が高い人ほど，吻側前部帯状回の灰白質密度が高い（体積が大きい）ことが示されている。

内分泌機能，免疫機能をトップダウン的に制御する脳領域として知られている（Roy et al., 2012）。例えば大平らは，確率学習課題実施時における HF 成分変化（Ohira et al., 2010），末梢ノルアドレナリン濃度変化（Ohira et al., 2014），NK 細胞比率変化（Ohira et al., 2009）と吻側前部帯状回活性との関連を示している。これらの知見を総合すると，日常的にポジティブ感情を多く経験している人は内側前頭前野の体積が大きくなっており，それに伴い自律神経機能，内分泌機能，免疫機能の制御機能が亢進され，健康増進を促すことが考えられる。

4. 感情と健康との関連のまとめ

　この章では，まず感情が病気の罹患率や寿命とどのように関連しているのかを解説し，健康を考えるうえでの感情の重要性について述べた。続いて，感情と健康の関連のメカニズムを考えるために，感情と中枢神経系・自律神経系・内分泌系・免疫系との関連を扱った精神神経免疫学的な基礎研究を中心に解説した。これまで見てきたように，日常的にポジティブな感情を多く経験しているほど，中枢神経系，自律神経系，内分泌系，免疫系に良い影響を及ぼし，これらのシステムの相互作用により，結果として健康状態や寿命に良い影響を及ぼすものと考えられる。

　ポジティブ感情だけではなく，怒り，不安，恐怖などといったネガティブ感情，生活習慣，睡眠状態，社会環境など，いろいろな要因が我々の健康状態に密接に関連している。本章以降においてこれらの要因と健康との関連を詳しく扱っていくことになるが，それぞれの要因が健康状態に影響を及ぼす生理学的メカニズムは多種多様である。本章で学んだ知見と，本章以降に書かれている知見を総合して，健康心理学に関する理解を深めていってもらえれば幸いである。

引用文献

Ader, R. (2000). On the development of psychoneuroimmunology. *European Journal of Pharmacology*, *405*, 167–176.

Bale, T. L., & Epperson, C. N. (2015). Sex differences and stress across the lifespan. *Nature Neuroscience*, *18*, 1413–1420.

Berk, L. S., Tan, S. A., Fry, W. F., Napier, B. J., Lee, J. W., Hubbard, R. W., ...Eby, W. C. (1989). Neuroendocrine and stress hormone changes during mirthful laughter. *The American Journal of the Medical Sciences, 298*, 390-396.

Billman, G. E. (2011). Heart rate variability - a historical perspective. *Frontiers in Physiology, 29*, 86.

Biondi, M., & Picardi, A. (1999). Psychological stress and neuroendocrine function in humans: The last two decades of research. *Psychotherapy and Psychosomatics, 68*, 114-150.

Brown, E. S., Jeon-Slaughter, H., Lu, H., Jamadar, R., Issac, S., Shad, M., ...Thomas, B. P. (2015). Hippocampal volume in healthy controls given 3-day stress doses of hydrocortisone. *Neuropsychopharmacology, 40*, 1216-1221.

Chida, Y., & Steptoe, A. (2008). Positive psychological well-being and mortality: A quantitative review of prospective observational studies. *Psychosomatic Medicine, 70*, 741-756.

Cohen, S., Alper, C. M., Doyle, W. J., Treanor, J. J., & Turner, R. B. (2006). Positive emotional style predicts resistance to illness after experimental exposure to rhinovirus or influenza A virus. *Psychosomatic Medicine, 68*, 809-815.

Cohen, S., Doyle, W. J., Turner, R. B., Alper, C. M., & Skoner, D. P. (2003). Emotional style and susceptibility to the common cold. *Psychosomatic Medicine, 65*, 652-657.

Cohen, S., Janicki-Deverts, D., & Miller, G. E. (2007). Psychological stress and disease (commentary). *Journal of the American Medical Association, 298*, 1685-1687.

Danner, D. D., Snowdon, D. A., & Friesen, W. V. (2001). Positive emotions in early life and longevity: Findings from the nun study. *Journal of Personality and Social Psychology, 80*, 804-813.

Dantzer, R. (2010). Psychoneuroendocrinology of stress. In F. K. George, M. Le Michel, & F. T. Richard (Eds.), *Encyclopedia of behavioral neuroscience* (pp. 126-131). Oxford, UK: Academic Press.

Davidson, K. W., Mostofsky, E., & Whang, W. (2010). Don't worry, be happy: Positive affect and reduced 10-year incident coronary heart disease: The Canadian Nova Scotia Health Survey. *European Heart Journal, 31*, 1065-1070.

Dockray, S., & Steptoe, A. (2010). Positive affect and psychobiological processes. *Neuroscience & Biobehavioral Reviews, 35*, 69-75.

Dowlati, Y., Herrmann, N., Swardfager, W., Liu, H., Sham, L., Reim, E. K., & Lanctôt, K. L. (2010). A meta-analysis of cytokines in major depression. *Biological Psychiatry, 67*, 446-457.

Fredrickson, B. L., Mancuso, R. A., Branigan, C., & Tugade, M. M. (2000). The undoing effect of positive emotions. *Motivation and Emotion, 24*, 237-258.

Frey, B. S. (2011). Happy people live longer. *Science, 331* (6017), 542-543.
Izawa, S., Sugaya, N., Kimura, K., Ogawa, N., Yamada, K. C., Shirotsuki, K., ...Nomura, S. (2013). An increase in salivary interleukin-6 level following acute psychosocial stress and its biological correlates in healthy young adults. *Biological Psychology, 94,* 249-254.
Kanai, R., Bahrami, B., Duchaine, B., Janik, A., Banissy, M. J., & Rees, G. (2012). Brain structure links loneliness to social perception. *Current Biology, 22,* 1975-1979.
Kimura, K., Ohira, H., Isowa, T., Matsunaga, M., & Murashima, S. (2007). Regulation of lymphocytes redistribution via autonomic nervous activity during stochastic learning. *Brain, Behavior, and Immunity, 21,* 921-934.
Maes, M., Kubera, M., Obuchowiczwa, E., Goehler, L., & Brzeszcz, J. (2011). Depression's multiple comorbidities explained by (neuro)inflammatory and oxidative & nitrosative stress pathways. *Neuroendocrinology Letters, 32,* 7-24.
Matsunaga, M., Kawamichi, H., Koike, T., Yoshihara, K., Yoshida, Y., Takahashi, H. K., Nakagawa, E., & Sadato, N. (2016). Structural and functional associations of the rostral anterior cingulate cortex with subjective happiness. *Neuroimage, 134,* 132-141.
松永昌宏・小林章雄・柴田英治・大竹恵子・大平英樹 (2016). 幸福感を高める心理学的介入による心身の健康の増進　*Medical Science Digest, 42,* 2-5.
Matsunaga, M., Yamauchi, T., Nogimori, T., Konagaya, T., & Ohira, H. (2008). Psychological and physiological responses accompanying positive emotions elicited on seeing favorite persons. *The Journal of Positive Psychology, 3,* 192-201.
Ohira, H., Fukuyama, S., Kimura, K., Nomura, M., Isowa, T., Ichikawa, N., ...Yamada, J. (2009). Regulation of natural killer cell redistribution by prefrontal cortex during stochastic learning. *Neuroimage, 47,* 897-907.
Ohira, H., Ichikawa, N., Kimura, K., Fukuyama, S., Shinoda, J., & Yamada, J. (2014). Neural and sympathetic activity associated with exploration in decision-making: Further evidence for involvement of insula. *Frontiers in Behavioral Neuroscience, 8,* 381.
Ohira, H., Ichikawa, N., Nomura, M., Isowa, T., Kimura, K., Kanayama, N., ...Yamada, J. (2010). Brain and autonomic association accompanying stochastic decision-making. *Neuroimage, 49,* 1024-1037.
Oveis, C., Cohen, A. B., Gruber, J., Shiota, M. N., Haidt, J., & Keltner, D. (2009). Resting respiratory sinus arrhythmia is associated with tonic positive emotionality. *Emotion, 9,* 265-270.
Park, G., & Thayer, J. F. (2014). From the heart to the mind: Cardiac vagal tone modulates top-down and bottom-up visual perception and attention to emotional stimuli. *Frontiers in Psychology, 5,* 278.

Quintana, D. S., & Heathers, J. A. (2014). Considerations in the assessment of heart rate variability in biobehavioral research. *Frontiers in Psychology, 5,* 805.

Raison, C. L., Capuron, L., & Miller, A. H. (2006) Cytokines sing the blues: Inflammation and the pathogenesis of depression. *Trends in Immunology, 27,* 24–31.

Roy, M., Shohamy, D., & Wager, T. D. (2012). Ventromedial prefrontal-subcortical systems and the generation of affective meaning. *Trends in Cognitive Sciences, 16,* 147–156.

島井哲志・大竹恵子・宇津木成介・池見　陽・Lyubomirsky, S. (2004). 日本版主観的幸福感尺度（Subjective Happiness Scale: SHS）の信頼性と妥当性の検討　日本公衆衛生雑誌, *51,* 845–853.

Steptoe, A., O'Donnell, K., Badrick, E., Kumari, M., & Marmot, M. (2008). Neuroendocrine and inflammatory factors associated with positive affect in healthy men and women: The Whitehall II study. *American Journal of Epidemiology, 167,* 96–102.

Steptoe, A., Wardle, J., & Marmot, M. (2005). Positive affect and health-related neuroendocrine, cardiovascular, and inflammatory processes. *Proceedings of the National Academy of Sciences of the United States of America, 102,* 6508–6512.

Takahashi, K., Iwase, M., Yamashita, K., Tatsumoto, Y., Ue, H., Kuratsune, H., ...Takeda, M. (2001). The elevation of natural killer cell activity induced by laughter in a crossover designed study. *International Journal of Molecular Medicine, 8,* 645–650.

田中芳幸・外川あゆみ・津田　彰 (2011). 健康や長寿に及ぼす主観的ウェルビーイングの役割　久留米大学心理学研究, *10,* 128–149.

Thayer, J. F., Ahs, F., Fredrikson, M., Sollers, J. J. 3rd, & Wager, T. D. (2012). A meta-analysis of heart rate variability and neuroimaging studies: Implications for heart rate variability as a marker of stress and health. *Neuroscience & Biobehavioral Reviews, 36,* 747–756.

坪井宏仁・近藤克則・金子　宏・山本繊子 (2011). 冠動脈疾患と社会経済的要因―メカニズムと予防の視点から　行動医学研究, *17,* 1–7.

Wang, Z., Lü, W., & Qin, R. (2013). Respiratory sinus arrhythmia is associated with trait positive affect and positive emotional expressivity. *Biological Psychology, 93,* 190–196.

Warnick, J. E., & Liddell, C. D. (2008). The salivary biochemical changes associated with a mood induction writing task. *Electronic Journal of Integrative Biosciences, 5,* 37–41.

Yuan, J. W., McCarthy, M., Holly, S. R., & Levenson, R. W. (2010). Physiological down-regulation and positive emotion in marital interaction. *Emotion, 10,* 467–474.

第3章

認知と行動のメカニズム

樋口貴広

　この章では，健康的な生活習慣の定着をサポートするうえで，認知と行動のメカニズムに関する心理学的知識が役立つことについて解説する。健康的な行動を継続的に実践することや，不健康な行動を抑制するためには，認知に関する2つの側面（思考・認識など主観的側面，および脳の情報処理の側面）を理解する必要があることについて説明する。

1. 認知と行動：健康との結びつき

(1) 健康的な行動の実践：分かっていてもできない

　第1章で示されたように，我々の健康を脅かす疾病は，感染症から生活習慣病へと変化してきた。つまり，我々の健康は，健康的な行動を生活習慣として定着できるかにかかっている。

　健康的な行動について，我々には様々な知識がある。定期的に身体を動かすこと，栄養バランスのとれた食事をすること，休養・睡眠を十分にとることは，健康的な行動の代表例である。逆に，喫煙，過食，無理な食事制限，睡眠不足などは，健康に良くない行動であると，多くの人が認識している。健康に関するこのような知識自体は，日々の生活をどのように管理すべきかの正しい指針として，大変有用である。

　しかしながら，こうした知識があれば必ず健康的な行動を実践できるというわけではない。「分かっていても，できない」ことがあるのは，誰もが経験することであろう。日本人成人3,000名を対象とした世論調査（平成25年度，内閣府）によれば，70％を超える対象者が，自分自身が運動不足であると評価していた。実際，1,200名の日本人成人を対象とした別の調査によれば，「健康づ

くりのための運動指針2006」(厚生労働省)において推奨される身体活動量を満たす調査対象者は，25%程度に過ぎなかった (Shibata et al., 2007)。つまり，多くの人たちが，日頃の身体活動量が健康維持に十分でないと感じていても，種々の理由からそれを実践できていない状況になっていると言える。このように，行動の選択や実行は，知識の有無だけで決まるのではなく，別の要因の影響を受ける。

(2) 行動を先導する認知

心理学では，行動の選択や実行を決定づける先行要因の1つとして，認知 (cognition) の機能に着目する (図3-1)。ここでは，認知とは何かを説明する前に，認知が行動に影響していることの具体例を挙げておきたい。

これまで全く運動習慣がなかった人が，いきなり「週に数回，1時間程度の運動が必要」と専門家に言われても，「そんなこと実践できない」と感じてしまうだろう。しかし，「たまにはエスカレータやエレベータを使わず，階段を使ってみよう」とか，「10分程度の乗車なら，座らずに立って電車に乗ってみよう」といった提案なら，実践できると感じ，行動に移すかもしれない。このように，ある行動を遂行できると判断すれば(認知)，その行動を遂行する可能性が高くなる。ある行動に関する遂行可能感は，自己効力感 (self efficacy) と呼ばれ，行動の実践に影響する認知的要因の1つである。

不健康な行動がやめられないことについても，やはり認知の問題が内包されている。やせたいという欲求(やせ願望)が過度に強い人は，その欲求を満た

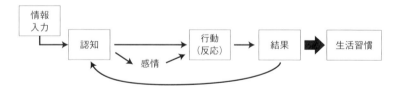

図3-1 行動の先行要因としての認知の機能

入力された情報に対して様々な認知情報処理がなされ，状況の認知や行動に関する意思決定がなされる。認知の内容によっては，感情反応を生起することもある。行動により得られた結果がフィードバックされることで，認知が修正される側面もある。こうした過程が長期的に繰り返される結果，行動が生活習慣として定着する。

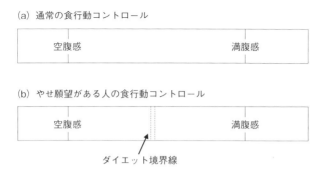

図 3-2 やせ願望の強い人の食行動コントロール（Herman & Polivy, 1984. 図は今田, 2007 より引用）

すために，過度な食事制限や，低エネルギーの食事だけをとるといった不健康な食行動をとってしまう。本来，食行動は，空腹・満腹を知らせる生理的作用に基づき適切にコントロールされる（図3-2a）。ところがやせ願望の強い人の場合，「これ以上食べたら太ってしまうのではないか」と考え，満腹に程遠いところで食行動を終了してしまう（図3-2b，Herman & Polivy, 1984）。また，やせ願望が強い人や摂食障害のある人に対して，自身の身体像（身体イメージ）を描画で再現してもらうと，実際の体型よりも著しく太った形となる場合がある（図3-3）（三宅, 2001）。自分は太っているという歪んだ認知が，健康的な食行動の選択を妨げているのである。

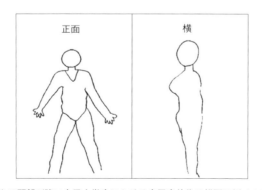

図 3-3 やせ願望が強い女子大学生における自己身体像の描画の例（三宅, 2001）
体幹部や大腿部について，実際のサイズよりも太く描画する傾向が見られた。この対象者には，強いやせ願望に加えて，大食の後におう吐を繰り返すといった問題行動が見られた。

以上のように，認知は，いわば行動の先導役として機能する。したがって，健康的な行動を実践し，習慣として定着する過程を理解するためには，行動の先行要因である認知の機能についても，深く理解する必要がある。

(3) 認知とは

認知には2つの側面がある。第1の側面は，我々が主観的に感じたり考えたりしている内容としての側面である。思考や認識と言い換えてもよい。上で紹介した事例における認知は，こうした側面に関わる内容である。健康に良いとされる行動について，遂行できる自信がどの程度あるか（自己効力感）を評価すれば，その行動の実践可能性を予測することができる。不健康な行動がやめられない人の行動変容をサポートする際，たとえ行動に変化がなかったとしても，それに先行する形で感じ方や考え方に改善が認められれば，サポートが適切であると判断することもできる。このように，主観的な側面としての認知は，行動の選択や実行と深く関わる。

第2の側面は，脳内における情報処理過程としての側面である。脳にある情報が入力されると，それがどのような情報であるのか，またそれに対してどのような反応・行動を選択すべきかを判断するために，様々な処理がなされる。これらの一連の情報処理過程を，総称的に認知情報処理という。行動の先行要因としての認知の機能を理解するためには，情報処理としての認知の知識も不可欠である。そもそも主観的な認知の内容が，こうした情報処理の結果として生成されているからである。また，認知情報処理の結果がすべて意識化されているわけではない。本人の自覚を伴わない無意識レベルの影響として，身体や行動に影響することもある。よって，脳の情報処理としての認知の理解も，行動の選択や実行のメカニズムを知る意味で重要である。

2.「思考・認識としての認知」から行動へ

(1) 自己効力感

前述のように，健康的な行動を実践できるかどうかは，その行動に対する自己効力感が高いかどうかの影響を受ける。推奨される行動が「その程度ならで

きる」と認知されれば，行動を起こす意欲へとつながり，逆に「できるわけがない」と認知されれば，行動しようとは思わないだろう。したがって，健康的な行動を実践できないケースについては，その先行要因として自己効力感の状態や変化に着目するのも有益である。

　バンデューラによれば，自己効力感を変化させるきっかけとして次のようなものがある（Bandura, 1977）。第1に，成功体験である（遂行行動の達成）。ある行動を行ったことで目的が達成できれば，これなら自分にもできると感じ，継続的にその行動を実践しやすい。最初のうちは目標を達成しやすい行動から始めて，成功体験を得やすくするように工夫するのは，こうした効果をねらうからである。第2に，他者の行動を観察することである（代理経験）。初めての経験で不安があることでも，友達が楽しんでいる様子を見れば，自分も楽しめるかもしれないと安心できるだろう。第3に，言葉の効果である（言語的説得）。専門家から君はできるというお墨付きをもらったり，絶対にできると自己暗示にかけたりすることが，自己効力感を高めるきっかけとなる。第4に，感情反応のコントロールである（情動的喚起）。不安になることで生じる生理反応などを呼吸法や自律訓練法などにより沈めることで，自分は大丈夫だという気持ちの高まりにつながりうる。

　行動してみた結果，望ましい結果が得られなかったとする。この場合，その原因をどのように判断するか（原因帰属）も，自己効力感に影響する（鎌原, 2002）。例えば，失敗の原因を実践方法（努力要因）に帰属させれば，次は別の行動を試そうと動機づけが高まり，望ましい行動が定着するだろう。

(2) 歪んだ認知

　定期的な運動が実践できない時では，「自分は運動が大の苦手だ」「運動しない人なんてたくさんいる」「忙しすぎて運動する時間はない」など，運動が実践できない正当な理由を思いつくだろう。もちろんそれらすべてが誤っているわけではない。しかし，本当にその理由は客観的に見て100％正しいだろうか，別の考え方はないだろうか，と着眼点を変えてみると，別の考え方が浮かぶかもしれない。「運動は苦手だが，キャッチボールは楽しい」「スマートフォンを触る時間を少し我慢すれば，ストレッチの時間はある」など，当初の考え方が

過度に一般化された，偏った思考であったことに気付けるかもしれない。このように，自分自身の認知がいつでも正しいとは限らないということに気付くことが，認知の改善，そして行動の改善の第一歩となる。

　望ましい行動が実践できない背後にある歪んだ認知とは，具体的には，選択的抽出（否定的な情報だけに目を向けて短絡的に結論づける）や個人化（否定的なことが起きた際，自分を特別責める），過度の一般化（少数の事実だけを拡大してとらえ，すべてが同様になると結論付ける），破局的思考（根拠なく，自分の否定が増幅する），すべてか無か思考（ものごとを両極端に考える）などがある（石川，2013）。一度貧血などで倒れる経験をすると，また倒れてしまうのではないかといった不安や恐怖からパニックになり，外出できなくなってしまう場合がある。こうした状況では，「自分の身体には深刻な異常があるのではないか」（選択的抽出，過度の一般化），「外出時に倒れてたくさんの人に迷惑をかけたらどうしよう」（破局的思考）など，否定的な思考が浮かびやすく，外出や社会との接触といった適応的な行動を妨げる要素となる。

(3) 認知の修正：認知行動療法

　行動を適用的に変容させるにあたり，問題の背景に認知的な問題があると仮定し，専門的な立場から認知の変容を行っていく心理療法を，総称的に認知行動療法という。認知行動療法は，ストレスやうつ症状の問題改善に適用され，その効果を実証するエビデンスも多い（石川，2013）。最近では，疾病の予防や健康増進への適用など，幅広い分野で利用されており，健康社会実現のための有効な心理療法として期待されている。

　認知行動療法では，歪んだ認知を修正するための様々な方法が実践されている。人前に立つのが苦手な人の中には，「人前で大失敗したらどうしよう」「みんなに笑われる」など，歪んだ認知（破局的思考）を強く持つケースも少なくない。こうした思考は，いわば状況の展開に関して誤った予測をしている思考である（鈴木，2002）。こうした思考にとらわれると，不安な気持ちやドキドキ感などの身体反応を回避するため，人前に立つのを避けようとする（回避行動）。こうすれば，安心した気持ちで過ごすことができる。しかし，回避行動ばかりをとり続けていると，歪んだ認知を修正することができないため，問題がエス

カレートする場合がある。このため，認知行動療法では，感情反応のコントロールなどを事前に訓練しておき，不安に対する一定の対処ができる状態にしたうえで，恐怖に関連する場面を段階的に経験させていく（エクスポージャー）。

(4) 行為能力の認知：転倒との関係性

いくら運動が健康に良いといっても，いきなり高い強度の運動から始めてしまえば，怪我をしてしまい，かえって健康の妨げとなるだろう。このように，身体的な運動の選択と実行においては，自分自身の身体状況に見合った運動を選択する能力が求められる。こうした能力は，行為能力の認知（またはアフォーダンス知覚）と呼ばれる。高齢者の中には，自身の行為能力が正しく認知できないことが原因で転倒し，それが深刻な健康問題につながっているのではないかという指摘がある。以下にその概要を示す。

超高齢社会ともいわれる現代社会においては，高齢者の転倒をいかにして予防するかということが，健康社会の実現に向けた重要な課題となっている。転倒を経験することで高齢者の生活が著しく不活発になり，ストレスや抑うつ傾向が増加したり，筋力低下や持久性減少に伴う疾病リスクが高まったりするなど，心身の健康が脅かされる原因となるためである。

転倒の主原因は，バランス維持に必要な身体機能や運動機能の低下にある。しかしながら，非常に高い身体機能や運動機能を有している高齢者でも，日常生活で転倒を経験しているケースは少なくない (Quach et al., 2011)。こうした背景要因の1つとして，高齢者が自身の能力を超えた行為を選択している可能性が指摘されている。ある研究では，高齢者と若齢者を対象に，立位で足をそろえた状態で，上肢でリーチできる距離を正しく判断できるかを検討した（図3-4, Butler et al., 2011; Robinovitch & Cronin, 1999）。その結果，若齢者が実際のリーチ距離よりも保守的な判断をする（実際のリーチ距離よりも短めに判断）のに対して，高齢者は実際のリーチ距離よりも遠くまで届くと判断した。この結果は，リーチに関する自分自身の

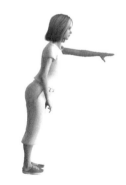

図 3-4　行為能力の認知
「どの程度までリーチできるか」の認識精度を測定。

能力を過大評価していることを示唆する。

また，走り高跳びで使うようなバーを見せて，接触せずにまたぐことができる最大限の高さを判断させると（図3-5），本当は年齢に伴ってまたげる高さは徐々に低くなるにもかかわらず，若齢者と同じ高さを飛べると判断してしまう高齢者が多く存在した（Sakurai et al., 2013）。特に，日常での外出頻度が少ない高齢者ほど，その傾向が顕著であった（Sakurai et al., 2014）。日常での外出頻度が少なくなることで，自らの行為能力を知る機会が制限されていることが，背景にあると思われる。

以上のように，少なくとも高齢者の転倒の一部は，認知的な要因によって引き起こされている可能性があり，その原因解明や予防策の提案に向けて，心理学の専門知識の活用が期待されている（樋口，2013；樋口・建内，2015）。

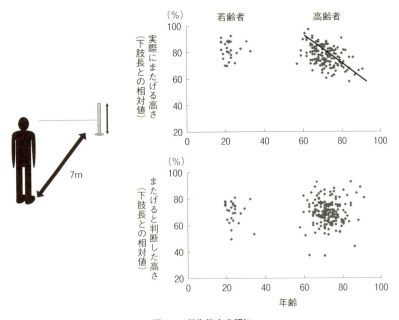

図3-5　行為能力の認知

またげる高さを過大評価してしまう高齢者。加齢に伴い，実際にまたげる高さは徐々に低くなる（右上図）。しかしながら，どの程度の高さまでまたぐことができるかを主観的に判断させると（右下図），年齢との相関関係は見られなかった。つまり，実際はまたげない高さを「またげる」と判断する高齢者が数多く存在した（Sakurai et al., 2013 より改変引用）。

3.「情報処理としての認知」から行動へ

(1) 情報処理としての認知機能

　この節では，主観的な認知の生成に寄与する認知情報処理として，どのような機能があるのかについて解説する。認知心理学および関連学問領域を含めた認知科学では，人間の心を，いわば精巧に作られたコンピュータとみなす。すなわち，心の働きをコンピュータの情報処理になぞらえて，その仕組みを解明しようとする。

　コンピュータにおける入力装置には，キーボードやマウスがある。人間にとっての入力装置は，目や耳，皮膚などの感覚器官である。認知情報処理では，感覚器官に入力された情報に対して，①その後の処理ができる情報に変換し，②そこから意味情報などの抽出を行い，③意思決定を行ったり，将来への計画や予測を立てたりして，情報量の極大化と最適化が図られる（西川, 2002）。こうした処理がなされた情報に基づき，出力がなされる。コンピュータにおける出力装置にはキーボードやスピーカーがある。人間の場合，言葉を話したり，身体を動かしたり，あるいは感情反応としての生理的変化が起きたりする。

　認知心理学において，情報処理としての認知機能を扱う具体的なトピックスとしては，知覚，注意，記憶・学習，表象・イメージ，言語，推論・問題解決，意思決定などがある（森ら, 1995；都築, 2002）。例えば自らの状況をどのように感じるかといった思考には，知覚，注意，記憶，表象などの問題が深く関わるだろう。健康行動を習慣化するプロセスの理解においては，記憶や学習の基礎を深く学ぶことが有益と言える。以下では，こうした認知情報処理のプロセスが思考や認識にどのように影響するかの具体例として，文脈の影響，および注意の機能について説明する。

(2) 文脈の影響

　図3-6aは，「Ａ　Ｂ　Ｃ」および「12　13　14」と読める。しかし実は，「Ｂ」と「13」は全く同じものである。図3-6bの左側の文字は，「11　12　13」と読める。しかしこれを右側の配列に埋め込むと，それぞれ上から「すいか」の「い」，「Ａ　Ｒ　Ｔ」の「Ｒ」，そして「貴乃花」の「乃」と読める。この事実か

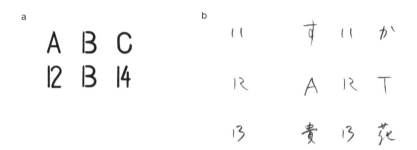

図 3-6 文脈によって同じ文字が全く異なる文字として知覚される例
（a は小松原（2003）より引用．b は大橋（2006）より引用）

ら，我々は幾何学的に同じ情報を，文脈によって異なる情報として解釈していることが分かる。

　他者の振る舞いが文脈情報となることもある。有名な実験に，アッシュの同調行動に関する実験がある（Asch, 1952）。実験には，複数人が同時に参加した。実はこのうち 1 名のみが真の実験対象者であり，残りは実験協力者として，実験者の意図に沿った行動をした。実験では，「標準刺激として示されている棒の長さと一致する棒は，比較刺激の 3 つの棒のうちどれか」といった，誰でも簡単に正答できる問題が出題された（図 3-7）。ところが，自分以外の参加者が全員，誤った回答を選択した。実験では，この状況下で参加者が他者の意見に同調せず，正しい回答を選択できるかどうかを検証した。その結果，他者の誤った判断に一度も同調することがなかった参加者は，参加者全体のたった 25% であった。この結果は，我々はたとえ明らかな誤りであっても，大多数がその

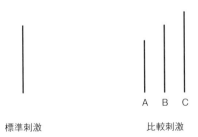

図 3-7　アッシュの同調実験で用いられた刺激の一例（Asch, 1952）

意見を指示していれば，その判断を自己の判断として受け入れてしまうことを示唆している。

これらの事例から，人間の脳は，入力された情報に対してそれが何であるかを判断したり，どのように反応・行動すべきかを選択したりするために，刺激に対して認知的な解釈を加えており，その際に文脈の情報を利用しているといえる。何かを見聞きした時に（情報の入力），どのように感じるかについて大きな個人差があるのは，単に個人間のパーソナリティの違いだけでなく，個々人が置かれている状況（文脈）が異なるため，とも言える。

やせ願望の背景には，ファッション誌などで活躍するモデルがやせていることや，母親が自分自身の体形や子どもの体形に強い関心を持っていることなどがあるという（長谷川，2009）。摂食障害を克服するために，過度のやせ願望という歪んだ認知の修正が必要なケースにおいては，過度のやせ願望を誘発する文脈要因が，生活環境の中に存在していないかについても目を配ることも重要であろう。

(3) 注　意

日常語としての注意は，不注意，注意散漫など，いわゆる気持ちの集中した状態を意味する。心理学における注意は主として，情報の選択に関する情報処理機能を意味している（選択的注意）。眼や耳などの感覚器官には，実に膨大な量の入力情報が入力されている。人間が一度に処理できる情報量には限界があるため，必要な情報を選択する注意の機能が知覚情報処理の重要な役割を担っている。

注意は，脳に入力された膨大な情報のうち，どのような内容が主観的に認知されるのかということに，大きく影響している。実際，たとえ目の前にはっきりと起こっている事象でも，注意が向けられなければ意識にのぼらないことがある（インアテンショナル・ブラインドネス）。サイモンズらは，実にユーモア溢れた方法でこの事実を証明した（Simons & Chabris, 1999）。実験課題は，バスケットボールを3人でパスする映像を観察し，パスの合計回数を答えることであった。映像の途中で突然，ゴリラの着ぐるみを来た人などが，選手の間をゆっくりと通り過ぎた。実験参加者がパス回数を回答した後，映像の中で課題

に無関連な刺激が映っていなかったか質問したところ，驚くべきことに，半数の参加者は着ぐるみのゴリラや女性に気付いていなかった。映像には，事前に無関連な刺激が映ることを知っていれば容易に気付くことができるほど，着ぐるみのゴリラや女性がはっきりと映っていた。しかしながら実験参加者は事前に何の予告も受けておらず，さらにその刺激が実験課題と何の関連もないことから，空間的注意が向けられず，意識にのぼらなかったと解釈できる。

以上のことから，注意の機能は，思考や認識といった主観的な認知の内容を規定する重要な脳の機能と言える。一度貧血などで倒れる経験をすると，また倒れてしまうのではないかといった不安や恐怖から，外出を避けて自宅で安静にしようとする。すると，自然に注意が自分自身の状態へと向いてしまい，心拍の変化や姿勢の揺らぎなど，日常的に起こりうる現象を過度に意識化してしまう。また倒れるのではないかという恐怖でパニックになってしまうこともある。したがって，こうした状況を改善するためには，自分自身に対して過度に注意が向かない生活スタイルをすることも重要となる。

引用文献

Asch, S. E.（1952）. *Social psychology*. Prentice-Hall.
Bandura, A.（1977）. Self-efficacy: Toward a unifying theory of behavioral change. *Psychological Review*, 84, 191–215.
Butler, A. A., Lord, S. R., & Fitzpatrick, R. C.（2011）. Reach distance but not judgment error is associated with falls in older people. *Journal of Gerontology A: Biological Science, Medical Science*, 66, 896–903.
長谷川智子（2009）．健康的な食生活　島井哲志・長田久雄・小玉正博（編）健康心理学・入門：健康なこころ・身体・社会づくり（pp. 87–103）　有斐閣アルマ
Herman, P., & Polivy, J. A.（1984）. A boundary model for the regulation of eating. In A. J. Stunkard & E. Stellar（Eds.）, *Eating and its disorders*（pp. 141–156）. New York: Raven Press.
樋口貴広（2013）．運動支援の心理学―知覚・認知を活かす　三輪書店
樋口貴広・建内宏重（2015）．姿勢と歩行―協調からひも解く　三輪書店
今田純雄（2007）．やせる―肥満とダイエットの心理　二瓶社
石川信一（2013）．子供の不安と抑うつに対する認知行動療法―理論と実践　金子書房
鎌原雅彦（2002）．セルフ・エフィカシーと動機づけ　坂野雄二・前田基成（編著）セルフ・エフィカシーの臨床心理学（pp. 33–46）　北大路書房

小松原明哲（2003）．ヒューマンエラー　丸善
厚生労働省（2006）．健康づくりのための運動指針 2006 Retrieved from http://www.mhlw. go.jp/bunya/kenkou/undou01/pdf/data.pdf（2016 年 5 月 25 日）
三宅紀子（2001）．身体像測定法としての描画像分析　臨床心理身体運動学研究, 3, 35-47.
森　敏昭・井上　毅・松井孝雄（1995）．グラフィック認知心理学　サイエンス社
内閣府（2013）．平成 25 年度　体力・スポーツに関する世論調査　Retrieved from http://www.mext.go.jp/b_menu/toukei/chousa04/sports/1338692.htm（2016 年 5 月 25 日）
西川泰夫（2002）．認知行動科学―心と行動の統合科学を目指して　放送大学教育振興会
大橋智樹（2006）．人間の情報処理とヒューマンエラー　大山　正・丸山康則（編）　事例で学ぶヒューマンエラー―そのメカニズムと安全対策（pp. 8-47）　麗澤大学出版会
Quach, L., Galica, A. M., Jones, R. N., Procter-Gray, E., Manor, B., Hannan, M. T., ...Cronin, T. (2011). The nonlinear relationship between gait speed and falls: The maintenance of balance, independent living, intellect, and zest in the elderly of Boston study. *Journal of American Geriatrics Society*, *59*, 1069-1073.
Robinovitch, S. N., & Cronin, T. (1999). Perception of postural limits in elderly nursing home and day care participants. *Journal of Gerontology A: Biological Science, Medical Science*, *54*, B124-130.
Sakurai, R., Fujiwara, Y., Ishihara, M., Higuchi, T., Uchida, H., & Imanaka, K. (2013). Age-related self-overestimation of step-over ability in healthy older adults and its relationship to fall risk. *BMC Geriatrics*, *13*, 44.
Sakurai, R., Fujiwara, Y., Sakuma, N., Suzuki, H., Ishihara, M., Higuchi, T., & Imanaka, K. (2014). Influential factors affecting age-related self-overestimation of step-over ability: Focusing on frequency of going outdoors and executive function. *Archives of Gerontology and Geriatrics*, *59*, 579-583.
Shibata, A., Oka, K., Nakamura, Y., & Muraoka, I. (2007). Recommended level of physical activity and health-related quality of life among Japanese adults. *Health and Quality of Life Outcomes*, *5*, 64.
Simons, D. J., & Chabris, C. F. (1999). Gorillas in our midst: Sustained inattentional blindness for dynamic events. *Perception*, *28*, 1059-1074.
鈴木伸一（2002）．不安のマネジメント　坂野雄二・前田基成（編著）　セルフ・エフィカシーの臨床心理学（pp. 60-71）　北大路書房
都築誉史（編）（2002）．認知科学パースペクティブ―心理学からの 10 の視点　信山社

11

健康と感情

第4章

ストレス

佐々木　恵

　本章では，健康心理学における重要な研究テーマの1つであるストレスに関して，主として心理学的なアプローチについて扱っていく。ストレスのプロセスについて説明したモデルについて取り上げるとともに，近年の学術的トピックスや将来の研究における諸課題について解説する[1]。

1. ストレス研究の始まり

(1) 生理学的なアプローチ

　現在広く使われている"ストレス"という用語を学術的な意味で用いたのがキャノン（W. B. Cannon）である。キャノンは，生体に負荷をかけているストレイン（strain）の種類に応じて個別の適切な反応を示すことにより，生体を満たしている液質（fluid matrix）を一定の状態に保つシステム，いわゆるホメオスタシスについて主張した（Cannon, 1932, 1935）。例えば外気温が低くなると，生体内部の温度は低下に向かうが，交感神経・副腎系の作用により末梢血管は収縮し，あたたかな血液が表面に曝されないようにして生体の内部環境を維持しようとする。血液中の塩分量が増加した時には，腎臓の糸球体からナトリウムが水とともに排出され，尿細管の細胞からは正常な塩分濃度で再吸収される。一定以下の強さのストレインであればこのホメオスタシスによる均衡状態が保たれるが，ストレインが長期にわたるものや非常に強いものとなると生体内ホメオスタシスを壊してしまう。キャノンの考えにおいては，ホメオスタシスを

---

[1] ストレスに関する研究や議論は多岐にわたっているため，本章で言及されていない部分については，日本健康心理学会（2002），小杉（2002），谷口・福岡（2006）等も併せて参照されたい。

脅かすような強いストレインが生じている状態がストレスとみなされている。

　キャノンとほぼ同時期にストレスについて言及し，その名を広く知らしめた人物としてセリエ（Selye, 1936）が挙げられる。彼は外界から刺激が加わると，動物の生体内では副腎皮質ホルモンが活性化し，副腎皮質の肥大，胸腺・リンパ節等の萎縮，胃や十二指腸における潰瘍化という共通した反応が生じることを見出し，これを汎適応症候群（General Adaptation Syndrome: GAS）と名づけ，このGASをもたらす刺激をストレッサ（stressor）と名づけた。GASにはストレッサにさらされた直後でまだ適応に至っていない警告反応期（alarm reaction stage），ストレッサに対して生体が適応している抵抗期（resistance stage），そしてストレッサへの曝露が長期化し適応に限界が生じ衰弱に向かう疲憊期（exhaustion stage）の3つの段階が想定されている。このように，セリエの言う"ストレス"もキャノンと同様，生体の反応側に重きが置かれたものと理解することができる。

(2) ライフイベントからのアプローチ

　他方，ストレスにおける刺激に着目したのがホームズとレイ（Holmes & Rahe, 1967）である。彼らは様々な背景を持つ人々に対して，43項目のライフイベントを提示し，それぞれのイベントを体験した際に適応にどれくらい努力を要するか評定するよう求めた。その結果から，「結婚」をストレス度50点とし，「配偶者の死」（100点）から「小さな違法行為」（11点）までの順位づけを行った。そして一定期間において経験したライフイベントによるストレス度の合計点が高いほど心身の健康を害することを報告した。このように，ホームズらの研究における"ストレス"は，ライフイベントという刺激側を重視したもの，つまり刺激が直接的に人々の適応に影響を与えるという考え方と理解することができる。しかしその後，ライフイベントの経験が単独で健康に影響を及ぼすのではなく，パーソナリティとの交互作用が存在することが示され（e.g., Kobasa et al., 1982），ライフイベント研究は，個人差や認知過程を重要視したストレス研究の次なるステップを加速させることとなった。

2. トランスアクショナル・モデルの提唱と発展

(1) トランスアクショナル・モデルとは

　前節で見てきたストレスの考え方を，刺激と反応の二者関係を重視したものと位置づけるならば，ラザルスとフォークマン（Lazarus & Folkman, 1984）によるトランスアクショナル・モデル（transactional model）は，刺激と反応の関係に有機体内の媒介過程の存在を想定している点が特徴的である。図4-1は，トランスアクショナル・モデルの概念全体を示したものである。

　このモデルにおけるストレスには，個人要因，環境要因，媒介過程，そしてそれらによる短期的・長期的結果が含まれている。個人要因にはその人の物事に対する価値観，重要で意味があると考える対象のあり方（コミットメント），コントロールに関する一般的な信念などが含まれている。環境要因としては，その状況における要求や制約，社会的ネットワークなどの資源の存在，その状況に関する情報のあいまいさ（不確実性）・緊急性がどの程度のものであるか，などが含まれている。

　このモデルにおいて最も重要でありラザルスらの考え方の特色でもあるのが，認知的評価（cognitive appraisal）を中心とした媒介過程についての説明である。まず，一次的評価（primary appraisal）において，何らかの環境の変化を

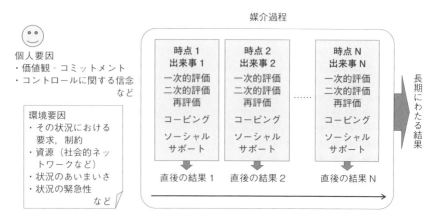

図 4-1　トランスアクショナル・モデルの概念図

自分にとって害・喪失をもたらすもの，脅威的なもの，あるいは挑戦的なものと評価した場合，その環境変化は個人にとってのストレッサ（stressor）となる。ストレッサが存在している状況において，どのようなコーピング（coping：対処）が可能か，想定通りコーピングできそうかなどの二次的評価（secondary appraisal）を経て，コーピングやソーシャルサポート（social support）の活用が行われる。それにより直後には生理学的・心理的な変化が生じる（直後の結果）。刻々と変化していくストレス過程の中で，新たな情報を取り入れながら一次的評価・二次的評価の内容は再評価され，コーピングやソーシャルサポートについても変化していく可能性がある。そして，全体としての長期的結果としての心身の健康や社会的機能が規定されていくと考えられている。

(2) トランスアクショナル・モデルの検証

　トランスアクショナル・モデルは，提唱されてから30年以上の時が経過しているにもかかわらず，このモデルを土台とした研究がいまだに途切れることはない。それはなぜなのだろうか。その理由の1つは，前項において見てきたように，このモデルが包括的で非常に多くのかつ重要な変数を含んでおり，それだけにモデルの検証方法をはじめ，多くの課題が残されているということだと考えられる。

　トランスアクショナル・モデルを提唱した時点で，ラザルスとフォークマンは，コーピングが有効になるためにはそのコーピングと他の要素とが良い組み合わせになっていることが必要であることを主張している（Lazarus & Folkman, 1984）。このような指摘を踏まえ，トランスアクショナル・モデルの検証における重要なテーマの1つとして検討され続けているのが，コーピングの適合仮説（goodness of fit hypothesis）やコーピングの柔軟性（coping flexibility）に関する研究である。コーピングの適合仮説は，認知的評価においてコントロール可能性が高いと評価された状況では，問題そのものの解決を目的とした問題焦点型コーピング（problem-focused coping）が有用であり，コントロール可能性が低いと評価された状況では，問題によって生じているストレス反応の低減を目的とした情動焦点型コーピング（emotion-focused coping）が有効となるという仮説である。森本ら（2012）は先行研究においてこの仮説

に関する知見が一貫していないことを指摘し，一貫性のなさの原因としてコーピングの選択に関する認知（目標接近的な選択や回避的な選択）の違いが関わっている可能性があるとし，この新たな変数を加えての検討を行っている。その結果，コーピングの適合仮説は問題焦点型コーピングに限って部分的に支持され，コントロール可能性の評価とコーピングの選択理由は，それぞれ独立してコーピングの有効性に影響を与えることを示している。また，状況によってコーピングを使い分けるコーピングの柔軟性について，チェン（Cheng, 2001）は実験室場面と日常生活場面の両面から検討し，実験室におけるコーピングの柔軟性は日常生活におけるライフイベントに柔軟に対応している程度を予測可能であることを示しており，コーピングの柔軟性について実験的に検討することの有用性を示唆している。また，加藤（Kato, 2012）はコーピングの柔軟性として，有用でないコーピングを止める評価コーピング（evaluation coping）と，別のコーピングについて考え実行する適応的コーピング（adaptive coping）という独自の概念を提唱し，これらのコーピングがその後の抑うつの低さと関係していることを示している。これらの研究テーマについては近年特に盛んに扱われており，今後いっそう発展していく領域の1つだと言える。

3. 資源保護理論の提唱と発展

(1) 資源保護理論とは

　ラザルスらのトランスアクショナル・モデルとは異なる独自の心理学的モデルとして提唱されたものがホブフォール（Hobfoll, 1989）による資源保護理論（conservation of resources theory）である（図4-2）。このモデルにおける資源には，家などの物質的なもの（object resources），婚姻状況や身分など個人の状態（conditions），特性や技能などの個人が持っている特徴（personal characteristics），そして時間・金銭・知識などを含めたエネルギー（energies）が含まれている。そしてここで言う心理学的なストレスとは，これらの資源を失うことへの脅威がある状態，資源を実際に失っている状態，そして資源を投資したにもかかわらず資源の増加が生まれない状態だとされている。ホブフォールは，この理論におけるストレスとはあくまで資源の喪失が明らかな状態で

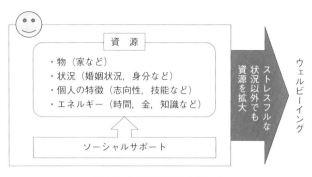

図 4-2　資源保護理論の概念図

あり，環境の変化や挑戦的な場面というのはそれ自体だけはストレスフルなものではないとしている。

　また，先述のトランスアクショナル・モデルでは，ストレス状況下における人々の認知・行動を扱っているのに対して，資源保護理論ではストレス状況下にない時の行動についても含めていることがもう1つの大きな特徴である。ストレス状況下になくとも，人々は将来の資源の喪失に備えて資源の余剰が生まれるように努力しており，資源が拡大されるほどポジティブなウェルビーイングを経験する傾向にあるとしている。資源の余剰が生まれれば将来の資源の喪失から身を守ることができ，さらに自分の地位，愛情，所有物，自尊心を高めていくことにつながる。このように資源保護理論はストレスのネガティブな側面だけでなく，ストレス状況下にない時でも人々がウェルビーイングを求めて動機づけられ行動する存在であることを重要視している点で，現在のポジティブ心理学の理念にも沿ったものと言えるだろう。

(2) 資源保護理論の検証

　資源保護理論に関しては，主に欧米において大規模な研究が行われている。例えばヘスらは，パレスチナにおいて政治暴力に曝されている人々を1年半にわたって追跡し，資源の喪失と精神的苦痛がどのように推移していくかを検証した（Heath et al., 2012）。その結果，政治暴力は資源の喪失と精神的苦痛を強め，ある時点での資源の喪失は6ヶ月後の精神的苦痛を強め，一方で精神的苦痛の

強まりは 6 ヶ月後の資源の喪失を加速することを示した。ヘスらは，これはホブフォール（Hobfoll, 1989）の言うところのロス・スパイラル（loss spiral）の証拠だとしている。また，仕事を持つ母親の仕事，家庭，ソーシャルサポートと抑うつについて資源保護理論の検証を行った研究では，資源を失うことへの脅威は，資源の拡大よりも抑うつと強く関連することを示している（O'Brien et al., 2014）。この研究では，アメリカ人女性は韓国やイスラエルの女性と比べて，仕事-家庭の相乗効果が高いこと（例えば，仕事に取り組むことは自分の知識を豊かにし，より良い家族の一員となることにも役立つ，など），いずれの国においても，配偶者からのサポートは抑うつレベルを予測し，かつ仕事-家庭の葛藤と抑うつとの関係を媒介することも示された。資源保護理論に関する将来の研究における課題の1つとしては，資源を測定する際に主観的な側面だけでなく，観察可能な客観的な側面を取り入れる必要性が指摘されており（Hobfoll, 1989），このモデルの検証においても方法論上の発展が求められている。

4. ストレス研究における近年のトピックスと今後の課題

(1) ストレス過程の生態学的瞬間的アセスメント

　ストレス過程の検証において，ストーン（A. A. Stone）らを中心に 20 年ほど前から議論が重ねられているものの1つに，ストレス過程の生態学的瞬間的アセスメント（ecological momentary assessment: EMA）がある（e.g., Smyth & Stone, 2003; Stone et al., 1998; Stone & Shiffman, 1994）。ラザルスらがストレス過程を時間の経過とともに刻々と変化していくトランスアクショナルなものとして強調しているにもかかわらず，その後の研究の多くがこの理論を反映した測定を実現していないことを問題視し，彼らは EMA の手法として携帯端末を利用したアセスメントによる研究成果を報告している（Stone et al., 1998）。そして，EMA による測定と従来の後ろ向きの報告による測定との間には，様々な矛盾が生じていることを示し，従来のアセスメント方法の問題を実証している。

　2006 年に開催された日本健康心理学会第 19 回大会では，ストーンらのグループ・メンバーのひとりであるスマイス（J. M. Smyth）による招待講演が行

われ，日本でも EMA への注目が集まった。しかし，筆者の知る限り，日本ではその後 EMA が発展したとは言い難い。2010 年前後からは，医療領域において患者の病態をリアルタイムで把握・改善するために活用されている例（e.g., Hareva et al., 2009; Kim et al., 2014）が見られるものの，ストレスに関する心理学研究においては活用されていないようである。今でこそスマートフォンやタブレットコンピュータ等の携帯端末が広く普及し，多くの人がそれらの端末で利用可能な数多くのアプリケーションを活用しているが，ストーンらが EMA の重要性を主張していた当時は，技術面・費用面でも大きな制約があったものと推測される。遅ればせながらではあるが，EMA を用いたストレス過程の検証を重ねるには適切なタイミングにきていると思われる。様々な測定法にはいずれも一長一短があり，必要に応じて適切に使い分けるための知見の蓄積も重要であると思われる。

(2) ストレスマインドセット

ドゥエック（Dweck, C. S.）は人が自分について持っている信念をマインドセット（mindset）と呼び，どのようなマインドセットを持つかでその人の未来が変わってくると主張している。例えば自分の能力は変えることができないという信念は fixed mindset，自分の基本的な資質は努力によって変えられるものだという信念は growth mindset としている（Dweck, 2006）。このマインドセットの考え方をストレスの領域に取り入れたのがクラム（A. J. Crum）である。クラムらは"ストレスは害になる"あるいは"ストレスは役に立つ"という信念そのものが人々の健康を左右することを示している（Crum et al., 2013）。クラムら（Crum et al., 2013）は，このような信念をストレスマインドセット（stress mindset）と呼び，ストレスマインドセットは特定の出来事に対する評価でもコーピングでもなく，ストレスというもののとらえ方そのものを意味する独立した概念だとし，測定方法の検討の中で概念の独立性を支持する結果を提示している。また，実験的手法により"ストレスは害になる"もしくは"ストレスは役に立つ"ことを示唆する内容の3分程度のビデオを3つ視聴するだけで，人々のマインドセットが変化することを示している。さらにこの一連の研究では，"ストレスは役に立つ"というマインドセットを強めた群は，心身の

症状が低減し，実験参加者である労働者たちのパフォーマンスが上がり，"ストレスは害になる"というマインドセットを強めた群と特に介入を受けない統制群は，心身の症状にもパフォーマンスにも変化が見られないという結果となった。

　このようなストレスマインドセットの重要性については，近年注目されている健康心理学者のひとりであるマクゴニガル（K. McGonigal）によって一般市民にも浸透しつつある。米国の非営利団体 TED Global Conference でのスピーチが評価され，彼女の著書 "The Upside of Stress"（McGonigal, 2015）は日本でも話題となっている。先述の通り，ラザルスらはじめ多くのコーピング研究者が1つひとつの出来事との遭遇（encounter）と，それに対する評価やコーピングを扱っているのに対し，ストレスマインドセットは，個人に内在するストレスについての信念そのものを指し，これまでしばしば扱われてきた様々なパーソナリティとは切り口の異なる心理学的個人特性として，健康心理学分野において発展していくだろう。日本におけるストレスマインドセットの研究に目を向けると，労働者を対象とした永野・藤（2016）によるものが公刊されている。この研究では，仕事上のストレスが自身の成長や健康を促進するというストレスマインドセットが強いほど，精神的健康度が高い傾向にあることが示されている。日本におけるストレスマインドセットの研究は端緒についたばかりであり，今後の研究の蓄積により，世界各国における研究との知見の類似点・相違点が明らかになっていくことが期待される。

(3) パーソナリティや文脈を考慮したストレス研究

　カーバーとコナー・スミス（Carver & Connor-Smith, 2010）は，ストレス研究の中でも特にコーピングに関する研究における将来の方向性についていくつかの提言を行っている。その中には，ストーン（Stone et al., 1998）の指摘と同様に，トランスアクショナルな過程に沿った測定と前向き・予測的研究の重要性が大きな課題の1つとして挙げられている。彼らはその他に，これまで数多くの研究がなされてきたにもかかわらず，パーソナリティがコーピングに及ぼす影響や，パーソナリティとコーピングが健康などのアウトカムに及ぼす影響については部分的な理解にとどまっていることを指摘している。この点につ

いては，日本でも楽観性・悲観性とコーピングに関する研究（外山，2014）や，内的統制性・楽観性・自尊心がストレス過程に及ぼす影響に関する研究（加藤，2001），敵意と精神健康の関係にコーピングを媒介過程として検討した研究（佐々木・山崎，2002）などがなされており，これらの個人要因がストレス過程のパターンに違いをもたらす可能性が示唆されている。パーソナリティとストレスとの関連における伝統的な研究テーマの1つとしては，タイプA行動パターン（Type A behavior pattern: Friedman & Rosenman, 1959）や，タイプA行動パターン研究から発展した敵意性（hostility）の研究が挙げられる。攻撃性や敵意性とコーピングとの関係については第5章や佐々木（2002）などで概観がなされているのでそちらも参照されたい。フリードマンは，コーピング研究と敵意性研究は相互に意味ある知見を得ており，両者を併せて検討することが重要であると述べている（Friedman, 1992）。ラザルス，カーバー，フリードマンのいずれも，パーソナリティのような個人要因をストレス研究に含めることを重要視している点では共通しており，将来の研究においてもこの点を1つのポイントとして位置づける必要があると考えられる。パーソナリティと認知的評価やコーピングとの交互作用が明らかになれば，どのような人にどのような側面を育成・促進すれば良いかの示唆を得ることができ，対象に応じた介入方法の検討などに活用していくことが可能となるだろう。

　カーバーらは，もう一点として，コーピングが行われる文脈をコーピング研究の中に明確に位置づけることも重要な課題として指摘している。ここで言う文脈とは，ストレッサが社会的関係・対人関係に関するものなのか，計画性や粘り強さが求められるようなものなのか，といったことである。カーバーらの指摘はトランスアクショナル・モデルにおける議論をベースとしているが，資源保護理論の検証においても，どのような要求が生じている時にどのような資源が適しているのか，どのような資源の補い方が良いのかということを吟味していくことの必要性が指摘されており（Hobfoll, 1989），心理学的ストレスモデルの検証全体において共通した課題だと考えられる。トランスアクショナル・モデルに関しては，日本においても対人ストレス（加藤，2001；谷口，2014），教師の職業生活におけるストレス（安藤ら，2013；関山，2009），育児ストレス（佐藤・石田，2015），医療・福祉従事者のストレス（中島，2008）など，様々

な文脈における研究がなされている。一方で,それぞれが独立した研究となっており,文脈の違いがストレス過程にどのような影響を与えているかを包括的に示した研究は乏しいと思われる。今後は,個々の文脈を重要ししつつも,文脈間の比較対照が可能となるような研究デザインも重要であると考えられる。

これまで見てきたように,心理学的なストレスモデルの検証においては複数の問題が指摘され,またその指摘に応える研究が積み重ねられてきており,年々新たな概念の追加や再定義,研究手法の見直しなどが行われている。一方で,全体としてそれらの知見をどのように解釈し,どのように臨床実践に活用すれば良いのかというところではかなり混沌としており,現時点でクリアになっているとは言い難い。これまでの研究において,知見が一貫している部分,研究や条件によっては不一致が生じている部分,まだ手つかずの部分を整理しながら研究知見を蓄積していくことが必要であると考えられる。

引用文献

安藤きよみ・中島 望・鄭 英祚・中嶋和夫 (2013). 小学校学級担任の学級運営等に関連するストレス・コーピングに関する研究 川崎医療福祉学会誌, 22, 148-157.
Cannon, W. B. (1932). *Wisdom of the body*. New York: W. W. Norton. (キャノン, R. B. 舘 鄰・舘 澄江 (訳) (1981). からだの知恵――この不思議なはたらき 講談社)
Cannon, W. B. (1935). Stresses and strains of homeostasis. *American Journal of Medical Science, 189*, 1-14.
Carver, C. S., & Connor-Smith, J. (2010). Personality and coping. *Annual Review of Psychology, 61*, 679-704.
Cheng, C. (2001). Assessing coping flexibility in real-life and laboratory settings: A multimethod approach. *Journal of Personality and Social Psychology, 80*, 814-833.
Crum, A. J., Salovey, P., & Achor, S. (2013). Rethinking stress: The role of mindsets in determining the stress response. *Journal of Personality and Social Psychology, 104*, 716-733.
Dweck, C. S. (2006). *Mindset: The new psychology of success*. New York: Random House.
Friedman, H. S. (1992). Understanding hostility, coping, and health. In H. S. Friedman (Ed.), *Hostility, coping and health* (pp. 3-9). Washington, DC: American Psychological Association.
Friedman, M., & Rosenman, R. H. (1959). Association of specific overt behavior pattern with blood and cardiovascular findings. *Journal of the American Medical Association,*

169, 1286-1296.

Hareva, D. H., Okada, H., Kitawaki, T., & Oka, H. (2009). Supportive intervention using a mobile phone in behavior modification. *Acta Medica Okayama, 63*, 113-120.

Heath, N. M., Hall, B. J., Russ, E. U., Canetti, D., & Hobfoll, S. E. (2012). Reciprocal relationship between resource loss and psychological distress following exposure to political violence: An empirical investigation of COR theory's loss spirals. *Anxiety and Stress Coping, 25*, 679-695.

Hobfoll, S. E. (1989). Conservation of resources: A new attempt at conceptualizing stress. *American Psychologist, 44*, 513-524.

Holmes, T. H., & Rahe, R. H. (1967). The social readjustment rating scale. *Journal of Psychosomatic Research, 11*, 213-218.

加藤　司 (2001). 対人ストレス過程の検証　教育心理学研究, *49*, 295-304.

Kato, T. (2012). Development of the coping flexibility scale: Evidence for the coping flexibility hypothesis. *Journal of Counseling Psychology, 59*, 262-273.

Kim, J., Nakamura, T., Kiuchi, H., Yoshiuchi, K., Sasaki, T., & Yamamoto, Y. (2014). Towards continuous monitoring of depressive mood from locomotor activity in major depressive disorder. 生体医工学, *52* (supplement), O-55-O-56.

Kobasa, S. C., Maddi, S. R., & Kahn, S. (1982). Hardiness and health: A prospective study. *Journal of Personality and Social Psychology, 42*, 168-177.

小杉正太郎（編著）(2002). ストレス心理学　川島書店

Lazarus, R. S., & Folkman, S. (1984). *Stress, appraisal, and coping.* New York: Springer.

McGonical, K. (2015). *The upside of stress: Why stress is good for you, and how to get good at it.* New York: Avery.

森本浩志・木下奈緒子・嶋田洋徳 (2012). コーピングの有効性におけるGoodness-of-Fit仮説とコーピングの選択理由の関連　行動医学研究, *18*, 3-11.

永野惣一・藤　桂 (2016). 労働者におけるストレスマインドセットと精神的健康—SNSを介した弱い紐帯との接触がもたらす影響　筑波大学心理学研究, *51*, 47-57.

中島朱美 (2008). 医療・福祉従事者のストレス対処とSOC（sense of coherence）の関連　介護福祉学, *15*, 172-181.

日本健康心理学会（編）(2002). 健康心理学概論　実務教育出版

O'Brien, K. M., Ganginis Del Pino, H. V., Yoo, S., Cinamon, R. G., & Han, Y. (2014). Work, family, support, and depression: Employed mothers in Israel, Korea, and the United States. *Journal of Counseling Psychology, 61*, 461-472.

佐々木　恵 (2002). 攻撃性とコーピング (pp. 200-212)　島井哲志・山崎勝之（編）　攻撃性の行動科学—健康編　ナカニシヤ出版

佐々木　恵・山崎勝之 (2002). 敵意と健康状態の因果関係ならびにその媒介過程としてのストレス・コーピングの検討　健康心理学研究, *15* (2), 1-11.

佐藤いずみ・石田貞代 (2015). 乳幼児をもつ母親の対処行動に関する文献レビュー　日本健康医学会雑誌, 24, 93-98.

関山　徹 (2009). 小学校教師における心理的ストレス過程　鹿児島大学教育学部研究紀要 人文・社会科学編, 60, 309-319.

Selye, H. (1936). A syndrome produced by diverse nocuous agents. *Nature, 138*, 32.

Smyth, J. M., & Stone, A. A. (2003). Ecological momentary assessment research in behavioral medicine. *Journal of Happiness Studies, 4*, 35-52.

Stone, A., & Shiffman, S. (1994). Ecological momentary assessment (EMA) in behavioral medicine. *Annals of Behavioral Medicine, 16*, 199-202.

Stone, A. A., Schwartz, J. E., Neale, J. M., Shiffman, S., Marco, C. A., Hickcox, M., Paty, J., Porter, L. S., & Cruise, L. J. (1998). A comparison of coping assessed by ecological momentary assessment and retrospective recall. *Journal of Personality and Social Psychology, 74*, 1670-1680.

谷口弘一 (2014). 対人ストレスコーピングの効果における個人差―対人場面における曖昧さへの非寛容に着目して　長崎大学教育学部紀要：教育科学, 78, 67-72.

谷口弘一・福岡欣治（編著）(2006). 対人関係と適応の心理学―ストレス対処の理論と実践　北大路書房

外山美樹 (2014). 特性的楽観・悲観性が出来事の重要性を調整変数としてコーピング方略に及ぼす影響　心理学研究, 85, 257-265.

第5章

怒り・攻撃性

井澤修平

　本章では，怒り・攻撃性などに関連した心理学的概念と健康の関連に関して，特に虚血性心疾患を中心に紹介する。怒りや攻撃性が注目されるようになった歴史的経緯，怒りや攻撃性に関するコホート研究の成果，怒り・攻撃性と虚血性心疾患を結びつけるメカニズムなどに言及する。後半では怒り・攻撃性への介入や対処法に関するトピックスなどについて触れる。章の終わりでは，怒り・攻撃性以外の虚血性心疾患の心理社会的な危険因子についても言及する。

1. 怒り・攻撃性と健康

(1) 歴　　史

　怒り・攻撃性に関連する概念と健康の関連が科学的に検討されたのは1950年代に入ってからである。フリードマン（M. Friedman）とローゼンマン（R. H. Rosenman）は，狭心症や心筋梗塞などの虚血性心疾患の患者には高い野心，競争心，性急さ，攻撃的，敵対的行動，時間切迫感などの特有な行動パターンがあることを見出し，これをタイプ A 行動パターン（Type A behavior pattern）と名づけた（表5-1も参照）。彼らは8年に及ぶ3,000名のコホート調査（西部共同グループ研究）を実施し，このタイプ A 行動パターンを示す者は，タイプ A 行動パターンを示さない者（タイプ B 行動パターン）と比べて，2倍の虚血性心疾患の発症率を示すことを報告した（Rosenman et al., 1975）。その後もいくつかのコホート研究の中でタイプ A 行動パターンは虚血性心疾患の発症を予測することや，冠動脈の狭窄度と関連することなどが報告された。しかも，その関連は他の虚血性心疾患の生物学的な危険因子（高血圧，喫煙など）とは独立したものであることも確認され，この分野の研究に大きな影響を及ぼした。

表 5-1　タイプ A 行動パターンの例

(井澤修平（2015).「行動と性格」日本行動医学会・野村　忍・堤　明純・島津明人・中尾睦浩・吉内一浩（編）『行動医学テキスト』(pp. 41-45) 中外医学社, p.42 表 1 より転載)

- 同時に 2 つのことをやろうとする
- 短い時間の中で多くのことをやろうとする
- 他の人に早く話すように急かす
- 列に並んだり，ゆっくり走る車が前にいたりすると，イライラする
- 話す時に身ぶり手ぶりを交える
- 貧乏ゆすり，頻繁なまばたき，机をたたく，舌打ちをする
- 時間を守ることに執着する
- 何もしないで座っていることに耐えられない
- 子どもとゲームで遊ぶ時でさえ勝とうとする
- 自分やまわりの人の成功を数で評価する
- 自分がやった方が早いと思うと，他人がそれをやるのを見てられない

　しかしながら，1980 年代に入り，タイプ A 行動パターンと虚血性心疾患との関連を否定するコホート研究の結果も多く報告されるようになった。その原因としては様々なことが指摘されているが，1 つには，タイプ A 行動パターンの評価法やその構成概念の複雑さが挙げられている。例えば，タイプ A 行動パターンは質問紙で評価する方法と面接法によって評価する方法があり，その違いの影響が指摘されている。また，タイプ A 行動パターンは前述したように様々な構成要素を含んだものであり，その構成要素別に虚血性心疾患との関連が検討されるようになった。例えば，マシューズら（Matthews et al., 1977）は，患者群とコントロール群の有意な差は，敵意，外向的怒り，1 週 1 度以上の怒りの経験，行列で待つ苛立ち，迫力的な応答，激しやすい反応などの特徴であったと報告している。このような中で次第に怒りなどの心理的要因に注目が集まるようになった。

(2) 怒り・攻撃性と虚血性心疾患

　怒りや攻撃性に関しても多くのコホート調査が行われ，虚血性心疾患との関連が示されている。初期の研究では，ミネソタ多面人格目録に含まれる敵意尺度（Cook & Medley Hostility Scale: Ho 尺度）と虚血性心疾患の関連が特に多く報告された。この尺度は，「人は自分の出世のためなら平気で嘘をつく」や「人は自分が利益を得るならば多少の不正はしている」などの項目が含まれ，

シニカルな（冷笑的な）敵意を測定すると言われている。例えば，ベアフットら（Barefoot et al., 1983）は255名の医学生を22年間追跡し，この敵意尺度の得点の高い群は虚血性心疾患による死亡率が高かったことを報告している（図5-1）。また，シェケルら（Shekelle et al., 1983）は1,877名の男性を10年間追跡し，同様な結果を報告している。最近では44のコホート調査の研究結果を対象としたメタ分析が行われており，怒り・攻撃性に関連する概念は，虚血性心疾患の発症や再発のリスクを約20%上昇させること，またその関連性は男性で強いことが示されている（Chida & Steptoe, 2009）。このメタ分析では，追跡期間が10年以上の長い研究で比較的強い関連性を認めていることから，怒りや攻撃性などの要因は長期間にわたって身体に影響を与えた後に病気を引き起こすと推測できる。現在では怒り・攻撃性といった要因は虚血性心疾患の心理社会的危険因子の1つとして認識されている。

一方，日本では，怒り・攻撃性の関連については，いくつかの症例―対照研究が行われているのみである。例えば，西ら（Nishi et al., 2001）や福田ら（2001）の研究では，虚血性心疾患患者は健常者よりも怒りの傾向の強いことを報告している。井澤ら（Izawa et al., 2011）の研究では，患者群では，シニカルな敵意の高いことや怒りのコントロールが悪いことが示されている。また，

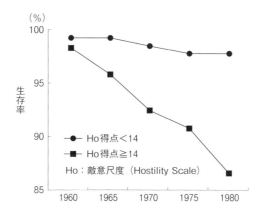

図5-1　敵意と生存率：255名の25年間の生存率（Barefoot et al., 1983）
（井澤修平（2015）.「行動と性格」日本行動医学会・野村　忍・堤　明純・島津明人・中尾睦浩・吉内一浩（編）『行動医学テキスト』（pp. 41-45）中外医学社，p.43 図1より転載）

Ho尺度の得点と虚血性心疾患の関連を支持しない研究も報告されている（松島ら，1983）。日本では後述するような怒り感情などの文化差の問題もあり，虚血性心疾患との関連は慎重に検討する必要がある。

(3) 怒り・攻撃性の概念

　虚血性心疾患との関連が指摘されている怒り・攻撃性の概念には様々なものがある。一般的に，anger（怒り）は軽い苛立ちから激しい爆発的なものにわたる不快感を含む情動状態を，hostility（敵意）は他者に対する悪意や否定的な見方などの持続的な態度を，aggression（攻撃）は結果として人や物に危害が加わるような行動をそれぞれ表すとされている（Buss, 1961）[1]。前述したHo尺度の測定するシニカルな敵意はhostilityに含まれる概念である。Ho尺度以外にもバスとダーキーの敵意尺度（Buss & Durkee, 1957），スピルバーガーの怒り尺度（Spielberger, 1988）が比較的よく利用されている（表5-2も参照）。前者については，日本ではBuss-Perry攻撃性質問紙が標準化されており（安藤ら，1999），この尺度には短気，敵意，身体的攻撃，言語的攻撃の下位尺度

表5-2　怒り・攻撃性関連の尺度の項目例

日本語版 Buss-Perry 攻撃性質問紙（安藤ら，1999）

短気	かっとなるのを抑えるのが難しいときがある
敵意	嫌いな人に出会うことが多い
身体的攻撃	挑発されたら，相手をなぐりたくなるかもしれない
言語的攻撃	意見が対立したときは，議論しないと気がすまない

State-Trait Anger Expression Inventory（鈴木ら，1994）

特性怒り	怒りっぽい，気性が激しい
状態怒り	腹がたっている，不機嫌だ
怒り表出	口汚いことを言う
怒り抑制	怒っていても外にあらわさない
怒り制御	怒りがおさまるまで待つ

---

　[1] 敵意を中心にこれらの関連概念を見る時は「敵意性」，攻撃行動を中心にこれらの関連概念を見る時は「攻撃性」などの用語も用いられるが，基本的にはこの3つの分類が広く受け入れられている。本章ではこの3つの概念を包括する概念として便宜的に「怒り・攻撃性」という表現を用いている。

が含まれる。後者の怒り尺度は，パーソナリティ特性としての怒りやすさの程度（trait anger）や調査時点での情動状態としての怒りの程度（state anger）に加えて，怒りを外へ表現する程度（anger out）や抑制する程度（anger in）などを評価する点が特徴的である。日本でも尺度の作成の試みが行われている（鈴木ら，1994）。また怒りの表現方法を評価する尺度としては，Müller Anger Coping Questionnaire も標準化されている（大竹ら，2000）。この他にも，この分野では敵意の評価に構造化面接も利用されており，その中では，面接中の被面接者の話の内容のみならず，被面接者の否定的感情の表現の程度や非協力的な態度などが評価される。いずれの測定する概念も何かしらの虚血性心疾患との関連が報告されているが，その概念は非常に広いものになっており，扱いには考慮が必要である。

また，怒り・攻撃性の概念を扱う時は，欧米と日本の文化の違いも十分に考慮する必要がある。例えば，日本では，欧米の個を強調する文化（個人主義）と異なり，集団の和を重視する傾向（集団主義）がある（Kitayama & Markus, 1994）。他の文化圏との比較を行ったいくつかの研究では，日本人は怒り感情を弱く，短く経験することが報告されている（Scherer et al., 1988）。日本人には，対人葛藤を避ける規範があり（Argyle et al., 1986），親しい関係性においては，その関係性を保つために，怒りを見せないことも報告されている（木野，2000）。日本人は意識的な努力を要せずに自動的にネガティブ感情を調整しているという指摘もある（Matsumoto, 1996）。このような文化の違いが虚血性心疾患との関連に何かしらの影響を及ぼしている可能性も十分に考えられる。

(4) 怒り・攻撃性と病気を結びつけるメカニズム

怒り・攻撃性と虚血性心疾患の関連が報告されるようになると，それとあわせて，なぜ怒りや攻撃性の高い人が虚血性心疾患を発症しやすいかという点についても研究が行われるようになった。スミス（Smith, 1992）はこの点について3つのモデルを挙げている（図5-2）。1つ目のモデルは精神生理学的反応性に注目したものである（精神生理学的反応性モデル）。怒り・攻撃性が高い者は，ストレス時，特に対人的なストレス状況において心臓血管系の反応性の高いことが報告されている。例えば，初期の研究（Suarez et al., 1993）では，敵

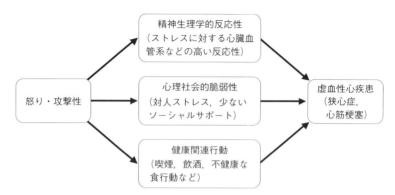

図 5-2　怒り・攻撃性と虚血性心疾患を結びつける要因（Smith, 1992）

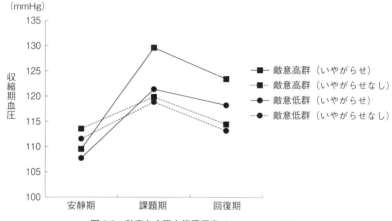

図 5-3　敵意と心臓血管系反応（Suarez et al., 1993）

(井澤修平 (2015).「行動と性格」日本行動医学会・野村　忍・堤　明純・島津明人・中尾睦宏・吉内一浩（編）『行動医学テキスト』(pp. 41–45) 中外医学社，p.43 図 2 より転載)

敵意の高い実験参加者は，実験課題（アナグラム課題）にいやがらせの要素が加わった際に高い収縮期血圧を示している。

意の高い人は，いやがらせを伴う実験課題を遂行する際に血圧の反応性が高く，また課題が終わった後の回復の程度も悪いことが示されている（図 5-3）。この他にも，怒り・攻撃性の高い人は，日常生活上の血圧値が高いこと（Schum et al., 2003），コルチゾールなどのホルモン値や炎症マーカーの値が高いことも報告されており（例えば，井澤ら，2007），こういった特徴が動脈硬化を進展させ，将来的な虚血性心疾患を引き起こしている可能性が考えられる。

2つ目のモデルは怒り・攻撃性の高いものの心理社会的な要因に注目したものである（心理社会的脆弱性モデル）。怒り・攻撃性の高い人は，敵対的なものの見方や行動などから，様々な環境においてストレスフルな経験を多くし，その緩衝要因であるソーシャルサポートも少ない。そのため，ストレッサに曝露される頻度が多く，虚血性心疾患に罹患しやすいと考えられている。この仮説に沿った研究では，例えば，敵意の高い人は，対戦型のゲームを行うというような実験課題において，対戦相手を軽蔑するような態度を持ち，相手のゲームの遂行を妨害しようとすることが報告されている（Pope et al., 1990）。その他にも，敵意の高い人は，職場や結婚生活においてソーシャルサポートが少ないこと，逆に対人的な葛藤が多いこと（Smith et al., 1988），長期的に観察した研究では，離婚などの配偶者との問題を多く経験していることなどが報告されている（Miller et al., 1995）。

 3つ目のモデルは健康行動に注目したものである（健康行動モデル）。喫煙や過剰なアルコール摂取などは，従来，虚血性心疾患の危険因子と考えられているが，この健康関連行動が怒り・攻撃性と虚血性心疾患を結びつける1つの要因として注目されている。例えば，5,115名のアメリカ人を対象とした大規模な横断的な調査（Scherwitz et al., 1992）では，敵意の高い者は喫煙習慣を有し，飲酒量の多いことが示されている。また，怒り感情の生起は喫煙や食行動を促進することも知られている（Delfino et al., 2001; Macht & Simons, 2000）。その他にも，怒り・攻撃性は，運動習慣，カロリー，栄養摂取，食行動パターンなどと関連することが報告されている（例えば，Scherwitz et al., 1992）。また，怒り・攻撃性とそれらの生活習慣から生じうる肥満，高脂血症，高血圧との関連も報告されている。例えば，4,710名を追跡したアメリカの研究では，Ho尺度の得点が，20年後の肥満度やコレステロールの高さを予測していることが報告されている（Siegler et al., 1992）。

2. 怒り・攻撃性への対処

(1) 介入研究

　怒りや攻撃性に関連した概念が虚血性心疾患のリスクを上昇させることが分

かってくると、それと同時に怒りや攻撃性などへの介入研究も報告されるようになった。最も有名なものはフリードマンら（Friedman et al., 1986）の心臓病再発防止プロジェクトである。この研究では約1,000名の虚血性心疾患の患者を、タイプA行動パターンの修正を目的とした認知行動的介入と心臓カウンセリング（医療や食事などの指導）を行う群、心臓カウンセリングのみを行う群、何も行わない群（対照群）にふり分けた。その結果、タイプA修正と心臓カウンセリングを行った群では、タイプA傾向が大きく減少し、4.5年間の虚血性心疾患の再発率は13%であった。それに対して、心臓カウンセリングのみの群、対照群では4.5年間の再発率は、それぞれ21%、28%であったことが報告されている。この研究は心理学的な介入が薬物・運動療法と同様に虚血性心疾患の発症を予防した点において高く評価されている。

怒りや敵意をコントロールする方法は、ウィリアムズとウィリアムズ（Williams & Williams, 1993）の著書の中で具体的に紹介されている（表5-3）。例えば、前半では、自身に問いかけて説得する、思考を停止する、気分を紛らわすなどの認知的な方法や、瞑想法などのリラクセーション技法が含まれる。また1つの手法として、自身の怒りを相手に上手に伝える「主張法」も紹介されている。怒りや攻撃性が高い人は対人葛藤が多く、ソーシャルサポートが少な

表5-3 怒りや敵意のコントロールの方法（Williams & Williams, 1993）

1. 怒りを捨てていく方法 　自己説得法	4. 人間関係を改善するための方法 　ペット法 　傾聴法
2. 怒りをそらす方法 　ストップ法 　紛わせ法 　瞑想法 　節制法	信頼法 　社会奉仕法 　共感法 　寛容法 　許容法 　親友法
3. 効果的に行動する方法 　主張法	5. 肯定的な生き方をするための方法 　ユーモア法 　宗教法 　「最後の日」法

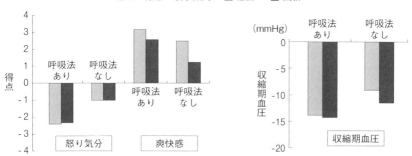

図5-4 呼吸法あり条件・なし条件の際の心理的・生理的変化（井澤ら，2002；井澤，2008より）

いが（前節），それに対応する方法として人間関係を改善する方法があげられている。最後には，人生を楽しく生きていく方法も紹介されている。怒りや攻撃性の高い人は多くの場合，否定的な考え方を多くするが，これらの方法はそれに対応する内容となっている。これらの方法を虚血性心疾患の患者を対象に実施した研究（Gidron et al., 1999）では，敵意の得点の減少とあわせて，安静時の拡張期血圧の低下も見られたことが報告されている。

　リラクセーションの効果に関しては実験的に検討した研究もある。筆者らの研究（井澤ら，2002）では，怒りに対して呼吸法が有効であるかを検討している。呼吸法は我々が日常あまり自覚せずに用いているリラクセーション法の1つである。上述したウィリアムズらの瞑想法の中でも呼吸を調整することが1つの方法として挙げられている。実験参加者は怒り・敵意・攻撃の傾向が高い者12名と低い者12名であり，彼らは実験課題の最中に実験者からいやがらせをされた。その後に，呼気3秒・吸気6秒というパターンの呼吸を行う条件と何も行わない条件を実施した。その結果，課題中に怒り気分や血圧や心拍などの生理的な覚醒が上昇したが，呼吸調整を行う条件においては怒り気分や収縮期血圧がより大きく低下することが示された（図5-4）。しかも，その効果は，怒り・敵意・攻撃の傾向が高い人においても，低い人と同様であることが示された。

(2) 怒りのポジティブな側面

　前項で述べたように怒りに対処する方法は多くあるが，そもそも怒り感情はネガティブなものなのであろうか。特に日本では他者に対する怒りなどの不快感情の表出は抑制すべきである，あるいは我慢すべきであるという文化的規則がある（Argyle et al., 1986）。確かに日本のように集団の和を重視するような社会では，怒り感情を表出することによって社会的な対人関係を悪化させることもある。しかしながら，一方で，怒りを伝えなかったことによって，同じようなストレスフルな事態が繰り返されることも考えられる。また，怒りの抑制は生理学的には安静時の血圧を高めるという報告もある（例えば，井澤ら，2004）。

　怒りはそもそも生得的な感情の1つであり，これをあってはならないものと考えるよりは，そのポジティブな側面に注目していくことが，特に日本の文化においては1つの重要な観点である。例えば，アヴェリル（Averill, 1982）は怒りを表出することの肯定的な側面として，統制機能や関係強化を挙げている。前者は怒りを表出することによって公正性を保つなどの機能であり，後者は怒りを表出することによって，相互理解を促し，人間関係を深めることを想定したものである。また，怒り感情自体も，その個人が置かれている状況を変えようというモチベーションにもつながるものである。最近の研究（Tafrate et al., 2002）でも，怒った出来事がその後に及ぼす影響を調査したところ，40％の人がポジティブな長期的な影響があったと報告しており，それに対して，ネガティブな長期的影響を報告したのは25％であった。

　怒りを伝える時に重要となってくるのは，そのかたちであろう。一般的には，怒り感情を相手に一方的にぶつけるのではなく，建設的に伝えるのが良いとされている。これはアサーティブ・トレーニングのようなものでも目標とされており，前述したウィリアムズとウィリアムズ（Williams & Williams, 1993）の著書でも取り上げられている。しかしながら，その適切さや効果は状況，例えば，立場や相手との関係性に大きく左右される。この具体的な方法については他の専門書にゆずるが，日常生活上の怒り感情と付きあっていくには，どのような時に怒り感情がプラスに作用するかを考えることが1つの重要な点となると考えられる。

3. その他の心理社会的要因と虚血性心疾患

　タイプ A 行動パターン，怒り・攻撃性などの心理学的な要因と虚血性心疾患の関連は前述した通りであるが，この他にも，ソーシャルサポートやネットワーク，ライフイベント，職業性ストレス，抑うつ，タイプ D パーソナリティなどが虚血性心疾患との関連が報告されている。特に抑うつについては多くのデータが報告されており，最近のメタ分析では，抑うつは，健常人が虚血性心疾患を発症するリスクを 1.3 倍に，虚血性心疾患患者が虚血性心疾患を再発するリスクを 2 倍以上に高めることが報告されている（Gan et al., 2014; Meijer et al., 2011）。

　また，タイプ D パーソナリティについては，比較的最近になって研究のデータが報告されるようになっている。これは，デノレット（J. Denollet）が心疾患患者の観察を通して提唱した概念である。日常生活の中で不安，怒り，緊張を経験しやすい傾向（ネガティブ感情）と，対人関係において緊張しやすく，引っ込み思案で，感情を表出しない傾向（社会的抑制）の 2 つの概念があり，その両者が高い時にタイプ D と定義される。「D」は distressed の頭文字である。例えば，デノレットら（Denollet et al., 1996）の研究では，303 名の心臓リハビリテーションプログラムに参加している虚血性心疾患患者を 6-10 年追跡し，タイプ D の者では死亡率が 27% であったのに対し，そうでない者では 7% であったことを報告している。タイプ D パーソナリティの測定には，Type D Scale 14 が利用されており，日本でも尺度の標準化の試みがなされている（石原ら，2015）。

　これらの心理社会的要因は怒り・攻撃性の概念との相関も比較的高く，概念自体に重複する部分もある。怒り・攻撃性も含めてまとめると，総じて全般的に何かしらのかたちでストレスへの曝露が多いことやストレスに対して脆弱性を有することが，虚血性心疾患の発症を引き起こすものと理解できる。

引用文献

安藤明人・曽我祥子・山崎勝之・島井哲志・嶋田洋徳・宇津木成介・大芦　治・坂井明子（1999）．日本版Buss-Perry 攻撃性質問紙（BAQ）の作成と妥当性，信頼性の検討

心理学研究, 70, 384-392.
Argyle, M., Henderson, M., Bond, M., Iizuka, Y., & Contarello, A. (1986). Cross-cultural variations in relationship rules. *International Journal of Psychology, 21*, 287-315.
Averill, J. R. (1982). *Anger and aggression: An essay on emotion.* New York: Springer-Verlag.
Barefoot, J. C., Dahlstirm, W. G., & Williams, R. B. Jr. (1983). Hostility, CHD incidence, and total mortality: A 25-year follow-up study of 255 physicians. *Psychosomatic Medicine, 45*, 59-63.
Buss, A. H. (1961). *The psychology of aggression.* New York: Wiley.
Buss, A. H., & Durkee, A. (1957). An inventory for assessing different kinds of hostility. *Journal of Consulting and Psychology, 21*, 343-349.
Chida, Y., & Steptoe, A. (2009). The association of anger and hostility with future coronary heart disease: A meta-analytic review of prospective evidence. *Journal of the American College of Cardiology, 53*, 936-946.
Delfino, R. J., Jamner, L. D., & Whalen, C. K. (2001). Temporal analysis of the relationship of smoking behavior and urges to mood states in men versus women. *Nicotine & Tobacco Research, 3*, 235-248.
Denollet, J., Sys, S. U., Stroobant, N., Rombouts, H., Gillebert, T. C., & Brutsaert, D. L. (1996). Personality as independent predictor of long-term mortality in patients with coronary heart disease. *Lancet, 347*, 417-421.
Friedman, M., Thorensen, C. E., Gill, J. J., Ulmer, D., Powell, L. H., Price, V. A., Brown, B., Thompson, L., Rabin, D., Breal, W. S., Bourg, E., Levy, R., & Dixon, T. (1986). Alteration of type A behavior and its effect on cardiac recurrences in post myocardial infarction patients: Summary results of the recurrent coronary prevention project. *American Heart Journal, 112*, 653-665.
福田克彦・渡辺尚彦・大木桃代・今井保次・井上征治・橋口英俊・織田正美・内山喜久雄・菊池長徳・大川真一郎 (2001). JMI健康調査票による本邦虚血性心疾患者の性格特性に関する研究 心身医学, 41, 601-608.
Gan, Y., Gong, Y., Tong, X., Sun, H., Cong, Y., Dong, X., Wang, Y., Xu, X., Yin, X., Deng, J., Li, L., Cao, S., & Lu, Z. (2014). Depression and the risk of coronary heart disease: A meta-analysis of prospective cohort studies. *BMC Psychiatry, 14*, 371.
Gidron, Y., Davidson, K., & Bata, I. (1999). The short-term effects of a hostility-reduction intervention on male coronary heart disease patients. *Health Psychology, 18*, 416-420.
石原俊一・内堀知美・今井有里紗・牧田 茂 (2015). 心疾患患者におけるタイプDパーソナリティ尺度の開発 健康心理学研究, 27, 177-184.
井澤修平 (2008). リラクセーション―からだを落ち着かせる― 湯川進太郎 (編) 怒りの心理学 (pp. 113-125) 有斐閣

井澤修平 (2015). 行動と性格　日本行動医学会・野村　忍・堤　明純・島津明人・中尾睦浩・吉内一浩 (編)　行動医学テキスト (pp. 41-45)　中外医学社

Izawa, S., Eto, Y., Yamada, K. C., Nakano, M., Yamada, H., Nagayama, M., Kikuchi, T., & Nomura, S. (2011). Cynical hostility, anger expression style, and acute myocardial infarction in middle-aged Japanese males. *Behavioral Medicine*, *37*, 81-86.

井澤修平・平田　麗・児玉昌久・野村　忍 (2007). 敵意性が唾液中コルチゾールに及ぼす影響　心理学研究, *78*, 277-283.

井澤修平・児玉昌久・野村　忍 (2004). 怒りの表出・抑制と健康診断時測定の血圧の関連性　ストレス科学研究, *19*, 13-17.

井澤修平・依田麻子・児玉昌久 (2002). 誘発された怒りに対する呼吸法の効果　健康心理学研究, *15* (2), 21-28.

木野和代 (2000). 日本人の怒りの表出方法とその対人的影響　心理学研究, *70*, 494-502.

Kitayama, S., & Markus, H. R. (1994). *Emotion and culture: Empirical studies of mutual influence*. Washington, DC: American Psychological Association.

Macht, M., & Simons, G. (2000). Emotions and eating in everyday life. *Appetite*, *35*, 65-71.

Matsumoto, D. (1996). *Unmasking Japan: Myths and realities about the emotions of the Japanese*. Stanford, CA: Stanford University Press.

松島たつ子・道場信孝・日野原重明・Redford, B.・Williams, Jr.・篠田知璋 (1983). 冠動脈性心疾患における行動型A，および敵意評価の検討　心身医学, *23*, 322-328.

Matthews, K. A., Glass, D. C., Rosenman, R. H., & Bortner, R. W. (1977). Competitive drive, Pattern A, and coronary heart disease: A further analysis of some data from the western collaborative group study. *Journal of Chronic Diseases*, *30*, 489-498.

Meijer, A., Conradi, H. J., Bos, E. H., Thombs, B. D., van Melle, J. P., & de Jonge, P. (2011). Prognostic association of depression following myocardial infarction with mortality and cardiovascular events: a meta-analysis of 25 years of research. *General Hospital Psychiatry*, *33*, 203-216.

Miller, T. Q., Markides, K. S., Chiriboga, D. A., & Ray, L. A. (1995). A test of the psychosocial vulnerability and health behavior models of hostility: Results from an 11-year follow-up study of Mexican Americans. *Psychosomatic Medicine*, *57*, 572-581.

Nishi, N., Nanto, S., Shimai, S., Matsushima, Y., Otake, K., Ando, A., Yamasaki, K., Soga, S., & Tatara, K. (2001). Effects of hostility and lifestyle on coronary heart disease among middle-aged urban Japanese. *Journal of Epidemiology*, *11*, 243-248.

大竹恵子・島井哲志・曽我祥子・宇津木成介・山崎勝之・大芦　治・坂井明子・西　信雄・松島由美子・嶋田洋徳・安藤明人 (2000). 日本版 Müller Anger Coping Questionnaire (MAQ) の作成と妥当性・信頼性の検討　感情心理学研究, *7*, 13-24.

Pope, M. K., Smith, T. W., & Rhodewalt, F. (1990). Cognitive, behavioral, and affective correlates of the Cook and Medley hostility scale. *Journal of Personality Assessment, 54*, 501-514.

Rosenman, R. H., Brand, R. J., Jenkins, C. D., Friedman, M., Straus, R., & Wurm, M. (1975). Coronary heart disease in the Western Collaborative Group Study: Final follow-up experience of 8 1/2 years. *JAMA, 223*, 872-877.

Scherer, K. R., Wallbott, H. G., Matsumoto, D., & Kudoh, D. (1988). Emotional experience in cultural context: A comparison between Europe, Japan, and the United States. In K. R. Scherer (Ed.), *Facets of emotion: Recent research* (pp. 5-30). Hillsdale, NJ: Lawrence Erlbaum.

Scherwitz, L. W., Perkins, L. L., Chesney, M. A., Hughes, G. H., Sidney, S., & Manolio, T. A. (1992). Hostility and health behaviors in young adults: The CARDIA Study. *American Journal of Epidemiology, 136*, 136-145.

Schum, J. L., Jorgensen, R. S., Verhaghen, P., Sauro, M., & Thibodeau, R. (2003). Trait anger, anger expression, and ambulatory blood pressure: A meta-analytic review. *Journal of Behavioral Medicine, 26*, 395-415.

Shekelle, R. B., Gale, M., Ostfeld, A. M., & Paul, O. (1983). Hostility, risk of coronary heart disease, and mortality. *Psychosomatic Medicine, 45*, 109-114.

Siegler, I. C., Peterson, B. L., Barefoot, J. C., & Williams, R. B. Jr. (1992). Hostility during late adolescence predicts coronary risk-factors at midlife. *American Journal of Epidemiology, 136*, 146-154.

Smith, T. W. (1992). Hostility and health: Current status of a psychosomatic hypothesis. *Health Psychology, 11*, 139-150.

Smith, T. W., Pope, M. K., Sanders, J. L., Allred, K. D., & O'Keeffe, L. (1988). Cynical hostility at home and work: Psychosocial vulnerability across domains. *Journal of Research in Personality, 22*, 525-548.

Spielberger, C. D. (1988). Manual for the State-Trait Anger Expression Inventory (STAXI). Odessa, FL: Psychological Assessment Resources.

Suarez, E. C., Harlan, E., Peoples, M. C., & Williams, R. B. Jr. (1993). Cardiovascular and emotional responses in women: The role of hostility and harassment. *Health Psychology, 12*, 459-468.

鈴木　平・春木　豊（1994）．怒りと循環器系疾患の関連性の検討　健康心理学研究, 7, 1-13.

Tafrate, R. C., Kassinove, H., & Dundin, L. (2002). Anger episodes in high- and low-trait-anger community adults. *Journal of Clinical Psychology, 58*, 1573-1590.

Williams, R. B., & Williams, V. (1993). *Anger kills.* New York: Times Books.（ウィリアムズ, R. B.・ウィリアムズ, V. 河野友信（監修）　岩坂　彰（訳）(1995). 怒りのセルフコントロール　創元社）

第6章

うつ・不安

佐藤　寛

　うつ病と不安症は精神疾患の中でも比較的有病率が高く，重大な健康リスクをもたらすことが知られている。本章では，うつ病と不安症がもたらす健康リスクについて整理したうえで，これらの問題に対する心理学的予防のエビデンスについて解説する。加えて，認知行動療法の観点から開発された，小学生と大学生を対象とした心理学的予防プログラムの実際について紹介する。

1. うつ・不安のもたらす健康リスク

(1) うつ病の健康リスク

　厚生労働省が実施している医療計画では，国として特に重点的な対策が求められる疾病を挙げて指定している。2012年度までに指定を受けていたのは，がん，脳卒中，心臓病，糖尿病のいわゆる「4大疾病」であった。これらはいずれも重大な健康リスクをもたらす疾病であると考えてよい。2013年度より，厚生労働省の医療計画に新しい疾病が加わり「5大疾病」へと改められた。この新たに加わったのが精神疾患である。

　厚生労働省は3年に一度，日本における様々な疾病の患者数に関する統計データを患者調査として報告している。2014年に出された最新のデータによると，5大疾病の一角である精神疾患の中でも，最も大きな割合を占めているのがうつ病を含む気分障害である（厚生労働省，2014）。すなわち，うつ病は日本における精神疾患の代表格であると言える。

　日本におけるうつ病の患者数の推移を見ると（図6-1），平成8年度（1996年度）のうつ病の年間患者数は20万人ほどであり，他の気分障害を含めても総患者数は43万人ほどであった。しかしながら，平成20年度（2008年度）にはう

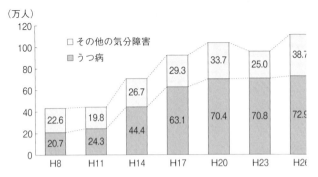

図6-1 日本におけるうつ病患者数の推移（厚生労働省, 2014）

つ病の年間患者数は70万人を突破し，他の気分障害を加えると総患者数は100万人を上回っている。すなわち，わずか12年の間にうつ病の患者数は3倍以上，気分障害全体の患者数は2倍以上に増加したことになる。その後の調査において患者数の若干の増減は見られるものの，患者数が減少に転じた形跡はない。現代の日本において，うつ病はもはや「国民病」と呼べるほどの健康リスクである。

うつ病の生涯有病率（一生の間に一度でもうつ病にかかる割合）は6〜25%とされている（Kessler et al., 2014）。日本において実施された調査では，うつ病の生涯有病率は成人で6.1%（Ishikawa et al., 2016），青年で2.7%（佐藤ら，2008）とされる。日本では成人であれば16人あたり1人，青年であれば37人あたり1人が生涯に一度はうつ病を経験している計算になる。

うつ病は失業（Kawakami et al., 2012）や学業達成上の問題（Eisenberg et al., 2009）の危険因子である。また，うつ病の最悪の結末は自殺である。自殺既遂者が生前にかかっていた精神疾患の中で，最も割合が多いのがうつ病であるとされる（Hirokawa et al., 2012）。これらの点から，うつ病は社会全体へ及ぼす影響も大きい。日本においてうつ病が引き起こしている経済的損失は，年間あたり約3兆900億円であると推定されている（慶應義塾, 2011）。これらの損失のうち大半は，就業者の生産性低下による損失，非就業による損失，自殺による損失によって占められている。

(2) 不安症の健康リスク

不安症（もしくは不安障害）はうつ病と最も併発率の高い精神疾患である。例えばケスラーら（Kessler et al., 2003）は，うつ病患者の59%に不安症が併発していることを報告している。不安症は細かくカテゴリー化されており，①分離不安症，②選択性緘黙，③限局性恐怖症，④社交不安症，⑤パニック症，⑥広場恐怖症，⑦全般不安症などが代表的である（American Psychiatric Association, 2013）。これらの不安症の診断の違いは，「不安・恐怖の対象が何であるか」という点に注目すると分かりやすい。例えば，親と離れるのを怖がっているのであれば分離不安症であり，人と話す際に否定的に評価されることを恐れているのであれば社交不安症であり，過呼吸や心臓のドキドキといった身体症状を恐れているのであればパニック症である，といった具合に理解できる。

不安症全体の生涯有病率は28.8%とされ，うつ病に比べると有病率は高い（Kessler et al., 2005）。日本の成人においてはこれよりも低い，8.1%という不安症全体の生涯有病率の報告がある（Ishikawa et al., 2016）。すなわち，日本では12名に1名ほどが一生の間に一度は不安症を経験することになる。

不安症はうつ病と同等の機能不全を引き起こし，職業上の問題や生活の質の低下などが指摘されている（Klerman et al., 1991; Stein & Kean, 2000）。また，不安症によってもたらされる日本の経済的損失は，年間2兆3931億円と推計されている（慶應義塾, 2011）。就業者の生産性低下による損失についてはうつ病とほぼ同等であるが，非就業による損失は不安症の方がうつ病よりも多く，自殺による損失は不安症の方がうつ病よりも少ないのが特徴的である。

(3) うつ病と不安症の併発とその背景

うつ病と不安症はしばしば併発することが知られている。例えば，ケスラーら（Kessler et al., 1996）はうつ病の既往歴がある人のうち，58%には不安症の既往歴もあることを報告している。

うつ病と不安症に高い併発が認められるということは，うつ病の症状（抑うつ症状）と不安症の症状（不安症状）の間に何らかの共通点が存在することをうかがわせる。一方で，うつ病と不安症が必ずしも併発せず，どちらか片方し

か発症しない場合も多いことから，両者には相違点もあると推察される。うつ病と不安症の共通点・相違点を心理学の観点から説明する代表的な理論が，クラークとワトソン（Clark & Watson, 1991）による「抑うつと不安の3要因モデル（tripartite model of depression and anxiety）」である。このモデルでは，抑うつ症状と不安症状を①ネガティブ感情の増加，②生理的覚醒の昂進，③ポジティブ感情の低下という3つの症状に整理した。このうち，ネガティブ感情の増加は抑うつと不安の両方に関係する症状であるとされる。一方で，生理的覚醒の昂進は不安のみ，ポジティブ感情の低下は抑うつのみに関係する症状である。このような観点に立つと，うつ病と不安症の併発はネガティブ感情の増加という共通点によって説明することができる。また，うつ病と不安症の相違点は，生理的覚醒の昂進が現れるか，ポジティブ感情の低下が現れるかという違いであることが分かる。

2. エビデンスに基づくうつと不安の予防

(1) 心理学的予防の基本的理解

　健康心理学の分野では，うつ病や不安症によってもたらされる健康リスクを防ぐことを目的とした「予防的介入」が重視されている。予防的介入とは将来起きる問題を未然に防ぐことを目指した介入であり，対象となるのは通常まだその問題を起こしていない人である。これに対して，臨床心理学の分野などで重視される「治療的介入」は既に問題を抱えている人のための介入であり，正常な生活を送ることが可能になるように問題の程度を和らげることを目指している。

　予防的介入はさらに細かく分類することが可能である。最も古典的な分類はカプラン（Caplan, 1964）によるものであり，①一次予防，②二次予防，③三次予防という三分類である（第1章参照）。しかしながら，Caplan（1964）による古典的な分類は，現在の予防研究の分野ではあまり用いられなくなっている。Caplan（1964）の分類における問題点としてしばしば指摘されるのが，「三次予防は予防と呼べるのか」という点である（例えば，Gordon, 1983）。三次予防の対象となるのは疾患がすでに重症化した患者であり，一般的な予防の概念

とは乖離している。また，二次予防についても，目的は早期発見・早期治療であることから，予防というよりも治療に近い介入であると言える。

このような観点から，現在では新しい予防の分類法が用いられている。最も代表的なのが，ゴードン（Gordon, 1983）による①ユニバーサル予防（universal prevention），②セレクティブ予防（selective prevention），③インディケイティッド予防（indicated prevention）という分類である。この3分類は米国医学研究所のレポート（Institute of Medicine, 1994）によって広く知られるようになり，現在では最も広く受け入れられている予防の分類法である（National Research Council & Institute of Medicine, 2009）。

ユニバーサル予防とは，特に対象者を限定することなくあらゆる人を対象と想定して実施される予防的介入である。例えば，学校や企業で全体に向けてうつ病予防プログラムを行う場合などがこれにあたる。

セレクティブ予防は，何らかのリスク要因の有無に基づいて対象者を抽出するタイプの予防的介入である。ここで「何らかのリスク要因」とは，予防しようとしている疾患を将来的に引き起こす危険性を高めることが明らかにされている要因のことを指す。例えば，親がうつ病に罹患していることや，大きな災害や事故を最近経験したことなどは，うつ病発症のリスク要因に該当する。セレクティブ予防では，このようなリスク要因を持つ人を選び出して心理学的な介入を行うことで，将来の疾患発症リスクを減少させることを目標とする。

インディケイティッド予防とは，疾患の発症には至っていないものの，症状の一部をすでに示している人を対象とした予防的介入である。例えば，うつ病の診断基準は満たしていなかったとしても，うつ病の症状を測定する尺度の得点が基準値を超えている場合には，うつ病を将来発症する危険性が大きい。疾患の症状を部分的にでも示していることは，セレクティブ予防の対象とされるようなリスク要因を持っていることよりもより直接的に疾患の発症を予測すると考えられる。このことから，インディケイティッド予防はセレクティブ予防と区別されている[1]。

ユニバーサル予防は，セレクティブ予防やインディケイティッド予防に比べていくつかの利点がある。例えば，対象者の抽出を行わないので介入に参加したことを周囲に知られることを対象者が気にしなくて済む，対象者を選出する

際に生じる問題の取りこぼしがない，といった点である．一方で，セレクティブ予防やインディケイティッド予防の方が優れている点としては，リスクの高い対象者に集中的に支援リソースを投入できるために効率がよい，介入中に問題が生じてしまった際に治療に移行しやすい，といった点が挙げられる[2]．

なお，ユニバーサル予防はカプラン（Caplan, 1964）の予防分類における一次予防と同一視されることがある．しかしながら，一次予防とは疾病の新規発症の予防をすべて含むことから，リスクの高い対象者をスクリーニングしたうえで行われる予防（すなわち，セレクティブ予防やインディケイティッド予防）であっても，古典的な予防分類では一次予防に含まれることになる（Cowen, 1977）．この点はしばしば誤解されているため注意を要する．

石川ら（2006）は，ゴードン（Gordon, 1983）の予防分類に治療（treatment）を加えることで，うつ病への介入を4つの段階に分類して理解できることを示している（図6-2）．この4つの段階は「介入の対象者は誰か」という観点に基づいて分類されていると言える．治療的介入が対象とするのはすでに疾患を発

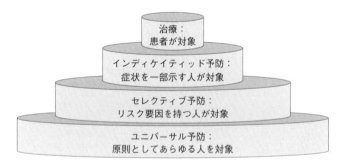

図6-2　予防的介入と治療的介入

---

1) 一方で，セレクティブ予防とインディケイティッド予防はいずれもリスク状態に基づいた対象者の抽出を行う予防的介入であるとして，両者を積極的には区別しない場合もある（石川ら，2006）．このような立場では，両者を合わせてターゲット予防（targeted prevention）と呼ぶことがある．
2) 公衆衛生などの分野では，①ポピュレーションアプローチ（集団全体のリスクを低減する介入），②ハイリスクアプローチ（特にリスクが高いと判断された集団に働きかけてリスクを低減する介入）という分類も多用される（Rose, 1992）．ゴードン（Gordon, 1983）の予防分類と照らし合わせると，「ポピュレーションアプローチ」と「ユニバーサル予防」はほぼ同じ概念であり，「ハイリスクアプローチ」と「セレクティブ／インディケイティッド予防」はほぼ同じ概念であると言える．

症した人である。治療的介入の目標は疾患を治すことであるため，新たな疾患の発症を防ぐことを目標とする予防的介入とは目標が異なっている。うつ病と不安症について考える場合，治療的介入は健康心理学というよりも臨床心理学の領域に含まれると考えられることから，本章ではうつ病と不安症の予防的介入に特に焦点を当てることとする。

(2) うつ病に対する心理学的予防のエビデンス

うつ病の予防を目的とした介入に関する研究は，児童青年期の対象者を中心に行われてきた。児童青年期におけるうつ病に有効性が最も実証されているのは認知行動療法に基づく予防的介入である（Horowitz & Garber, 2006; Stice et al., 2009）。なお，ユニバーサル予防に比べると，セレクティブ予防やインディケイティッド予防の方が大きい効果が得られるとする報告がある（Stice et al., 2009）。これは必ずしもユニバーサル予防の効果が薄いという意味ではなく，ユニバーサル予防の対象者はうつ病の症状をあまり示していない場合が多いため，介入によって変化する余地がもともと少ないためである。

大学生を対象としたうつ病への心理学的予防は，児童青年期に比べると数は少ないが報告例が近年積み重ねられている。大学生においても，最も効果が実証されているのは認知行動療法に基づく介入である（Buchanan, 2012）。

日本国内でもうつ病予防に関する研究が報告されている。ユニバーサル予防としては，小学生（石川ら, 2010; 佐藤ら, 2009; Sato et al., 2013），中学生（石川ら, 2009; 堤, 2015），高校生（堤, 2015），大学生（白石, 2005）といった対象において有効性を認める効果研究の報告がある。また，インディケイティッド予防としては，大学生を対象とした効果研究において有効性が示されている（Sato et al., 2015）。

(3) 不安症に対する心理学的予防のエビデンス

不安症の予防を目的とした介入の効果研究は，うつ病の予防を目的としたものに比べると限られている。成人の不安症予防に関する効果研究としては，例えば全般不安症に対するインディケイティッド予防に認知行動療法を応用し奏功した研究が報告されているが（Higgins & Hecker, 2008），研究の蓄積は十分

であるとは言いがたい。一方，児童青年期を対象とした不安症予防の効果研究は成人に比べると多く，ユニバーサル予防，セレクティブ予防，インディケイティッド予防のそれぞれにおいて認知行動療法に基づく予防的介入の有効性を示すデータが報告されている（Evans et al., 2005）。なお，日本においては不安症の心理学的予防の有効性を明らかにした研究は報告されておらず，国内におけるエビデンスの蓄積が求められている。

3. 認知行動療法を用いたうつ・不安の予防

(1) うつ病と不安症に対する認知行動療法の基本的理解

　認知行動療法とは「認知的技法」と「行動的技法」を効果的に組み合わせることによって，様々な問題の改善を図る治療アプローチの総称である（坂野，2005）。認知的技法は情報処理理論に基づいた技法であり，考え方のパターン（認知）に焦点を当てて，適応的なパターンに変容することで問題を解決することを目指す。行動的技法は学習理論に基づいた技法であり，不適応的な行動を減らし適応的な行動を増やすことで問題の解決を図る。

　認知行動療法では，問題に合わせて様々な認知的・行動的技法が適宜組み合わせて用いられる。うつ病と不安症によく用いられる認知行動療法の技法を図6-3に示した。大別すると①うつ病と不安症の両方に用いられる技法，②うつ病に特によく用いられる技法，③不安症に特によく用いられる技法，がある。以下に代表的な技法を概説する。

　うつ病と不安症の両方に用いられる技法としては，認知再構成法が代表的である。認知再構成法では，まずネガティブな感情に結びつきやすいネガティブな思考パターンに着目する。例えば，「他の人に迷惑をかけたんじゃないか」「やっぱり自分は役に立たない人間だ」など，ネガティブな思考パターンをしやすい人は，同じようなストレスを経験してもネガティブな感情になりやすいという特徴を持つ。そこで，この思考パターンとは異なる，より適応的な思考（「ちゃんとできていた部分もあった」「役に立てていることもある」など）を取り入れることを習慣づけることで，ネガティブな感情から抜け出しやすくすることができる。

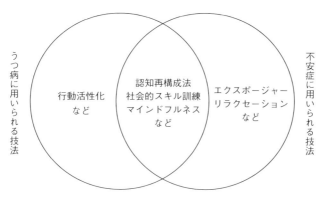

図 6-3　うつ病と不安症に用いられる認知行動的技法

　社会的スキル訓練はうつ病への技法として有効である。社会的スキルとは人間関係を円滑にするための知識やコツを指し，トレーニングすることで向上させることが可能である。うつ病の人は対人関係上のストレスにさらされている場合が多く，社会的スキルを高めることでこうしたストレスへの対処能力を身につけることが期待される。また，不安症の中でも社交不安症などでは，社会的スキルをうまく身につけていないことが背景にある場合も多い。こうした社会的な場面における不安に対処するためには，社会的スキルを高めることが役に立つ。
　さらに近年では，ネガティブな思考を必ずしも変えようとしなくても，その思考にとらわれずにあるがままの状態に集中することによって，ネガティブな思考と距離をとるマインドフルネス技法も用いられることが多い。
　うつ病に特によく用いられる技法として行動活性化が挙げられる。うつ病の人は正の強化が得られるような活動を避けがちになり，ますます正の強化から遠ざかってしまうという特徴がある。行動活性化技法が目指しているのは，活動性を意図的に高めることによって正の強化を増やすことである。自分にとって正の強化が得られる活動にはどのようなものがあるのか整理したうえで，「やる気が出たら活動する」のではなく，「活動しながらやる気を取り戻していく」ようにする。行動活性化はうつ病の治療法としてかなり古くから存在する技法であるが，近年その価値が見直されつつある。

不安症に特によく用いられる技法の代表格がエクスポージャーである。不安症の人は自分が苦手な場面を回避していることが多いが，このような回避が習慣化すると結果的に不安をいっそう高めてしまい，生活上の制限も増えてしまう。どこかで回避をやめて苦手な場面を克服する必要があるが，無計画に苦手な場面に立ち向かおうとしても失敗してうまくいかないことが多い。エクスポージャーとは，不安を抱える人が苦手な場面を乗り越えるための挑戦を，専門家が体系的に支える技法である。本人が乗り越えられるように場面の難易度を調整したうえで，苦手な場面を段階的に体験して乗り越えられるように支援を行っていくことが重要である。

リラクセーションも不安症によく用いられる。筋弛緩や呼吸法が代表的であるが，リラックスした身体の状態を意図的に再現することによって，感情面の不安を緩和することを目的としている。

(2) 小学生を対象としたうつ予防プログラム

ここでは，佐藤ら（2009）の認知行動療法に基づいたうつ病のユニバーサル予防プログラムを例にとりながら，実際に行われるプログラムの具体的な内容について解説する。佐藤ら（2009）のプログラムは小学校の学級単位で担任教師がファシリテーターを務める形式をとっている。正式版のプログラムでは45分×9セッションで実施される。表6-1にプログラムの概要を示す[3]。

小学生向けのプログラムで用いられている技法は，基本的には社会的スキル訓練と認知再構成法の2つであり，比較的シンプルな内容である。参加者はワークシートで例示された架空のストーリーを読みながら，自分と同じくらいの年齢の架空の登場人物が感情の問題で困っている場面にどうすれば対処できるかを学んでいく。

例えば，第2～4回の社会的スキル訓練のセッションでは，ワークシート上の架空のストーリーに沿って適切なスキルと不適切なスキルの教示とファシリテーターによるモデリングが行われる。その後，参加者は4～6名程度のグループに分かれて適切なスキルを練習するロールプレイを行い，ファシリテータ

---

[3] プログラムの詳細については佐藤ら（2013）を参照のこと。各セッションについて，ファシリテーター向けの指導案と，参加者が使用するワークシートが収載されている。

表 6-1　認知行動療法に基づくうつ予防プログラムの概要

セッション	内容	用いられる技法
\multicolumn{3}{c}{小学生を対象としたプログラム}		
1	「きもち」とは何か	心理教育
2	あたたかい言葉かけ	社会的スキル訓練
3	上手な頼み方	社会的スキル訓練
4	上手な断り方	社会的スキル訓練
5	「できごと・考え・きもち」の関係	認知再構成法
6	いやなきもちになる考えをつかまえる	認知再構成法
7	いやなきもちになる考えをやっつける	認知再構成法
8	応用練習	社会的スキル訓練，認知再構成法
9	応用練習，まとめ	社会的スキル訓練，認知再構成法

セッション	内容	用いられる技法
\multicolumn{3}{c}{大学生を対象としたプログラム}		
1	お互いのことを知ろう／気分日記	心理教育，社会的スキル訓練，気分のモニタリング
2	話しかけてみよう／楽しい活動の記録をつけよう	社会的スキル訓練，行動活性化
3	初対面の人と接する／ジェイコブソンのリラックス法	社会的スキル訓練，リラクセーション
4	楽しい活動の目標を決めよう／考えのコントロール	行動活性化，認知再構成法
5	ネガティブな考えをポジティブな考えに変えてみよう	認知再構成法

ーは適宜フィードバックを実施して適切なスキルの定着を目指す。

　第5～6回の認知再構成法のセッションでは，参加者はワークシートで提示された場面例を読み解きながら，問題となっている一連の状況を「できごと」「考え」「きもち」に分類する方法を身につける。加えて，ネガティブな出来事そのものがネガティブな感情を引き起こしているわけではなく，出来事に対する考えによって感情は異なることを学習する。次に，ネガティブな感情に結びつきやすいネガティブな考えを特定する練習を行い，最終的にはネガティブな考えの代わりとなる新しい考えを見つけるための方法を習得する。

なお，社会的スキル訓練と認知再構成法のどちらを先に実施すべきかには議論があるが，実際にはどちらを先に実施しても効果に差はないことが報告されている（上村・石川，2009）。ただし，参加者の年齢が低かったり，認知的な発達が十分でなかったりする場合には，認知的技法である認知再構成法から始めることが難しい場合があることに留意する必要がある。

(3) 大学生を対象としたうつ予防プログラム

佐藤ら（2014）は大学生のうつ病のインディケイティッド予防を目的とした集団認知行動療法プログラムを作成している。このプログラムが対象としているのはうつ病リスクの高い大学生である。具体的には，うつ病の診断基準は満たさないものの，抑うつの自己評価尺度の基準値（カットオフスコア）を上回る得点を示している大学生を抽出し，対象者としている。プログラムは90分×5回のセッション構成であり，トレーニングを受けた心理士がファシリテーターを務めることを想定している。セッションは5〜8名のクローズドグループ形式で行われる。プログラムの概要は表6-1の通りである。

大学生向けのプログラムでは，小学生向けと同じように社会的スキル訓練と認知再構成法が用いられているのに加えて，行動活性化やリラクセーションといった技法も含まれている。セッション回数も大学生向けの方が相対的に少ないことも考えれば，小学生よりも多くの技法が短期間の介入に盛り込まれていることが分かる。

大学生向けのプログラムのセッション構成において特徴的なのは，1回のセッションにおいて1つの技法を割り当てる形式をとらず，各セッション内に複数の技法が割り当てられている点である。例えば，社会的スキル訓練は第1回〜第3回のセッションで実施されているが，それぞれの回では社会的スキル訓練だけを行うのではなく，行動活性化やリラクセーションといった他の技法と並行して実施される。この時に，第1回のセッションで扱われた社会的スキルは，その後のセッションにおいても繰り返し登場し，定着化が図られることになる。前に学んだ認知行動療法の技術を何度も繰り返して練習することで，少ないセッション数でも効率良くこれらの技術を身につけることができるようにデザインされている。

第1回のセッションでは，参加者同士の自己紹介場面を利用した社会的スキル訓練が行われ，相手に良い印象を与えるための「印象形成スキル」の練習をする。また，自分の気分の変動を観察・記録するための「気分日記」と呼ばれるワークシートの使い方を説明し，プログラム参加期間中は毎日気分をモニタリングする課題に取り組むことを推奨する。

　第2回～第4回のセッションでは，社会的スキル訓練，行動活性化，リラクセーションが行われる。社会的スキル訓練では，第1回に練習した印象形成スキルの復習に加えて，「自分から会話を切り出す」「会話を続ける」「初対面の人と関係をつくる」といったより高度なスキルを練習する。これと並行させる形で，行動活性化の要素として楽しい活動をモニタリングし，より多くの楽しい活動を実行するための行動契約を実施する。また，リラクセーションの要素として，ジェイコブソン（E. Jacobson）のリラックス法や簡易バイオフィードバックによって緊張を和らげるための練習も行われる。

　第4回と第5回のセッションでは認知再構成法も行われ，ネガティブな考えを発見したらポジティブな考えを付け加える練習を行う。また，第5回の最後にはプログラム全体のまとめを行ったうえで，参加者に修了証を授与する修了式を実施する。

(4) 不安の心理学的予防に向けて

　うつ病と不安症の併発率が高いことは先に述べた通りであるが，この2つのタイプの精神疾患には順序性があることが知られている。例えば，児童青年期を対象とした研究では，不安症が先に発症し，うつ病はその後に起きることを示唆するデータが多数得られている（Garber & Weersing, 2010）。また，成人を対象とする研究においても，ほとんどの場合は不安症がうつ病に先行することを示すことが明らかにされている（Mineka & Vrshek-Schallhorn, 2014）。これらのことから，不安症を効果的に予防することは，後発するうつ病のリスクを低減させるという観点からも重要な意味を持つと言える。

　日本においてはうつ病の予防に比べ，不安症の予防研究は発展途上にある。しかしながら，先述の通り海外では不安症の予防研究が児童青年期を中心に活発に行われており，その知見は日本における不安症予防を考えるうえで非常に

有用である。

　例えば，バレットとターナー（Barrett & Turner, 2001）は小学生を対象とした不安症のユニバーサル予防を実施し，その有効性を明らかにしている。バレットとターナー（Barrett & Turner, 2001）が用いたのは"FRIENDS"と呼ばれる集団認知行動療法プログラムであり，リラクセーション，認知再構成法，注意訓練，エクスポージャーなどの技法を含む10セッション＋復習2セッションの計12セッションから構成される。日本においては「パスウェイズジャパン」という団体が"FRIENDS"の普及活動とファシリテーターの養成に取り組んでいる[4]。

4）http://friendsprograms.jp/

引用文献

American Psychiatric Association (2013). *Diagnostic and statistical manual of mental disorders* (5th ed.). Washington, DC: American Psychiatric Association.

Barrett, P., & Turner, C. (2001). Prevention of anxiety symptoms in primary school children: Preliminary results from a universal school-based trial. *British Journal of Clinical Psychology, 40*, 399–410.

Buchanan, J. L. (2012). Prevention of depression in the college student population: A review of the literature. *Archives of Psychiatric Nursing, 26*, 21–42.

Caplan, G. (1964). *Principles of prevention psychiatry*. Oxford: Basic Books.

Clark, L. A., & Watson, D. (1991). Tripartite model of anxiety and depression: Psychometric evidence and taxonomic implications. *Journal of Abnormal Psychology, 100*, 316–336.

Cowen, E. L. (1977). Baby-steps toward primary prevention. *American Journal of Community Psychology, 5*, 1–22.

Eisenberg, D., Golberstein, E., & Hunt, J. (2009). Mental health and academic success in college. *B. E. Journal of Economic Analysis & Policy, 9*, Article 40.

Evans, D. L., Foa, E. B., Gur, R. E., Hendin, H., O'Brien, C. P., Seligman, M. E. P., & Walsh, T. (Eds.) (2005). *Treating and preventing adolescent mental health disorders: What we know and what we don't know. A research agenda for improving the mental health of our youth*. Oxford University Press.

Garber, J., & Weersing, V. (2010). Comorbidity of anxiety and depression in youth: Implications for treatment and prevention. *Clinical Psychology: Science and Practice, 17,* 293–306.

Gordon, R. (1983). An operational classification of disease prevention. *Public Health Reports, 8,* 107–109.

Higgins, D. M., & Hecker, J. E. (2008). A randomized trial of brief cognitive-behavioral therapy for prevention of generalized anxiety disorder. *The Journal of Clinical Psychiatry, 69,* 1336–1366.

Hirokawa, S., Kawakami, N., Matsumoto, T., Inagaki, A., Eguchi, N., Tsuchiya, M., Katsumata, Y., Akazawa, M., Kameyama, A., Tachimori, H., & Takeshima, T. (2012). Mental disorders and suicide in Japan: A nation-wide psychological autopsy case-control study. *Journal of Affective Disorders, 140,* 168–175.

Horowitz, J. L., & Garber, J. (2006). The prevention of depressive symptoms in children and adolescents: A meta-analytic review. *Journal of Consulting and Clinical Psychology, 74,* 401–415.

Institute of Medicine (1994). Reducing risks for mental disorders: Frontiers for preventive intervention research. In P. J. Mrazek & R. J. Haggerty (Eds.), *Committee on prevention of mental disorders, division of biobehavorial sciences and mental disorders.* Washington, DC: National Academy Press.

Ishikawa, H., Kawakami, N., Kessler, R. C., & World Mental Health Japan Survey Collaborators (2016). Lifetime and 12-month prevalence, severity and unmet need for treatment of common mental disorders in Japan: Results from the final dataset of World Mental Health Japan Survey. *Epidemiology and Psychiatric Sciences, 25,* 217–229.

石川信一・岩永三智子・山下文大・佐藤　寛・佐藤正二（2010）.社会的スキル訓練による児童の抑うつ症状への長期的効果　教育心理学研究, 58, 372–384.

石川信一・戸ヶ崎泰子・佐藤正二・佐藤容子（2006）.児童青年に対する抑うつ予防プログラム：現状と課題　教育心理学研究, 54, 572–284.

石川信一・戸ヶ崎泰子・佐藤正二・佐藤容子（2009）.中学生に対する学校ベースの抑うつ予防プログラムの開発とその予備的効果検討　行動医学研究, 15, 69–79.

上村友香・石川信一（2009）.学級ベースにした小学校現場における抑うつ防止プログラム：介入における順序効果の検討について　日本行動療法学会第 35 回大会発表論文集, 354–365.

Kawakami, N., Abdulghani, E. A., Alonso, J., Bromet, E., Bruffaerts, R., & Caldas de Almeida, J. M. (2012). Early-life mental disorders and adult household income in the World Mental Health Surveys. *Biological Psychiatry, 72,* 228–237.

慶應義塾（2011）.平成 22 年度厚生労働省障害者福祉総合推進事業補助金「精神疾患の社

会的コストの推計」事業実績報告書

Kessler, R. C., Berglund, P., Demler, O., Jin, R., Koretz, D., Merikangas, K. R., Rush, A. J., Walters, E. E., Wang, P. S., & National Comorbidity Survey Replication (2003). The epidemiology of major depressive disorder: Results from the National Comorbidity Survey Replication (NCS-R). *Journal of the American Medical Association, 289*, 2095-3105.

Kessler, R. C., Berglund, P., Demler, O., Jin, R., Merikangas, K. R., & Walters, E. E. (2005). Lifetime prevalence and age-of-onset distributions of DSM-IV disorders in the National Comorbidity Survey Replication. *Archives of General Psychiatry, 62*, 593-602.

Kessler, R. C., de Jonge, P., Shahly, V., van Loo, H. M., Wang, P. S. E., & Wilcox, M. A. (2014). Epidemiology of depression. In I. H. Gotlib & C. L. Hammen (Eds.), *Handbook of depression* (3rd ed., pp. 7-24). New York: Guilford Press.

Kessler, R. C., Nelson, C. B., McGonagle, K. A., & Liu, J. (1996). Comorbidity of DSM-III-R major depressive disorder in the general population: Results from the U.S. National Comorbidity Survey. *British Journal of Psychiatry, 168* (Suppl. 30), 17-30.

Klerman, G. L., Weissman, M. M., Ouelette, R., Johnson, J., & Greenwald, S. (1991). Panic attacks in the community: Social morbidity and health care utilization. *JAMA, 265*, 742-746.

厚生労働省 (2014). 平成26年患者調査（傷病分類編） 厚生労働省大臣官房統計情報部

Mineka, S., & Vrshek-Schallhorn, S. (2014). Comorbidity of unipolar depressive and anxiety disorders. In I. H. Gotlib & C. L. Hammen (Eds.), *Handbook of depression* (3rd ed., pp. 84-102). New York: Guilford Press.

National Research Council & Institute of Medicine (2009). *Preventing mental, emotional, and behavioral disorders among young people: Progress and possibilities.* Washington, DC: The National Academies Press.

Rose, J. (1992). *The strategy of preventive medicine.* Oxford University Press.

坂野雄二（編）(2005). 臨床心理学キーワード補訂版　有斐閣

佐藤　寛・今城知子・戸ヶ崎泰子・石川信一・佐藤容子・佐藤正二 (2009). 児童の抑うつ症状に対する学級規模の認知行動療法プログラムの有効性　教育心理学研究, 57, 111-123.

佐藤　寛・三田村　仰・高岡しの・金谷尚佳・佐藤美幸 (2014). うつ病のリスクの高い大学生を対象とした集団認知行動療法：ターゲット予防プログラムの予備的研究　認知療法研究, 7, 84-93.

佐藤　寛・下津咲絵・石川信一 (2008). 一般中学生におけるうつ病の有病率：半構造化面接法を用いた実態調査　精神医学, 50, 439-448.

Sato, H., Yoshida, S., Takaoka, S., Inoue, M., Mitamura, T., & Noguchi-Sato, M. (2015).

Indicated prevention for depression for at-risk college students: Initial randomized controlled trial and trajectories of change. The 49th Association for Behavioral and Cognitive Therapy Annual Convention, Chicago, November 14.

Sato, S., Ishikawa, S., Togasaki, Y. Ogata A., & Sato, Y. (2013). Long-term effects of a universal prevention program for depression in children: A 3-year follow-up study. *Child and Adolescent Mental Health, 18*, 103–108.

佐藤正二・佐藤容子・石川信一・佐藤　寛・戸ヶ崎泰子・尾形明子 (2013). 学校でできる認知行動療法：子どもの抑うつ予防プログラム（小学校編）　日本評論社

白石智子 (2005). 大学生の抑うつ傾向に対する心理的介入の実践研究：認知療法による抑うつ感軽減・予防プログラムの効果に関する一考察　教育心理学研究, 53, 252-262.

Stein, M. B., & Kean, Y. (2000). Disability and quality of life in social phobia. *American Journal of Psychiatry, 157*, 1606–1613.

Stice, E., Shaw, H., Bohon, C., Marti, C. N., & Rohde, P. (2009). A meta-analytic review of depression prevention programs for children and adolescents: Factors that predict magnitude of intervention effects. *Journal of Consulting and Clinical Psychology, 77*, 486-503.

堤　亜美 (2015). 中学・高校生に対する抑うつ予防心理教育プログラムの効果の検討　教育心理学研究, 63, 323-337.

第7章
社会的感情と健康行動

樋口匡貴

　本章では，社会の中での感情と健康との関連を概観する。まず感情の開示と健康についての研究を紹介する。さらに，多くの医療サービスの利用との関連が示されている羞恥について概説し，最後にポジティブな社会的感情による健康増進効果についていくつかの研究を紹介する。社会的感情は健康との関連が直接的には想定しにくいかもしれないが，実は深く健康と関わっていることを考えたい。

1. 社会の中での感情の共有と健康

(1) 健康に関連する社会的感情とは

　現代社会において健康であることは非常に重要な課題の1つであるようだ。世の中には健康になるための情報があふれ，不健康な行動は仇のように扱われている。なにやら"体に良い"とされる「○○水」が高いお金で売られ，週刊誌には"××は体に悪い！"といった特集が多く組まれている。健康が人間にとって重要であるのは疑いようもない事実である。WHOの憲章前文は健康を「単に疾病または病弱の存在しないことではなく，肉体的，精神的，社会的に完全に良い状態である」と定義したが，この"完全に良い状態"とする表現によって，健康とは人類にとって獲得できているものではなく，つねに積極的に追い求めるものへと位置づけられた。本章では，この健康と社会的感情の関連についてこれまでの研究を概観する。それによって追い求める対象である健康により一歩近づけるかもしれないし，それは高価な「○○水」を購入するよりももしかしたら有益な情報かもしれない。

　本章で論じる社会的感情は学術的に厳密な定義はなされておらず，一般的に

社会的な関係の中で生じる感情として広く用いられている。例えば，社会的な場面における自らの行動や獲得物・遺失物を振り返って感じる恥や羞恥，罪悪感，嫉妬，妬みといった自己意識的感情などは典型的に社会的感情として言及されることが多い（中村・伊藤，2014; 社会的感情の定義等については中村，2006 参照）。しかし，社会的な関係の中での感情と広く考えた場合，他者への感情の吐露や，感情の共有なども社会的感情としての機能を持つと位置づけることは可能であろうし，また他者に対して抱く感情である尊敬や感謝も社会的感情と言えるだろう。

(2) 感情の開示と健康

感情を他者に対して表す行為である感情表出は，その感情を単に個人として感じるだけの場合とは全く異なる意味を帯びる。感情の表出は，自動的に行われる表情としての表出と，積極的かつ意図的な表出である開示とに分類される。表情による感情の表出は，他者による観察を通じて様々な社会的行動を引き出すことにつながる。他者からのこの様々な働きかけが直接健康をもたらす場合もあるだろう。また感情の積極的な開示は，ある種の「社会的確証」につながる。開示した感情について他者からフィードバックを得ることによって，自らの考えや感情そのものを確認するといったパターンである。あるいは感情の開示は，他者を通じた確証がなかった場合であっても，つまり開示するという行為だけで何らかの望ましい効果があるという指摘もある（Pennebaker, 1997）。

ここでは感情の開示と健康との関連に関する研究を紹介する。なお，開示の反対である「抑制」については，タイプ D と健康との関連が指摘されているが（第 5 章参照），ここでは感情開示についてのみ考える。

1）ネガティブ感情開示のポジティブな効果

他者に対する感情の開示と健康との関連については，筆記による感情開示の効果に注目したペネベーカーによる一連の研究が非常に重要であろう（レビューとしては Pennebaker, 1997）。例えばペネベーカーとビオール（Pennebaker & Beall, 1986）はトラウマティックな出来事についての筆記開示の効果を検討した。大学生 46 名を対象に 1 日 15 分，4 日連続で筆記開示をさせたが，その際開示する内容が異なる 4 群が設定された。それはトラウマティックな出来事

の感情側面を筆記させるトラウマ感情群，トラウマティックな出来事の事実のみを筆記させるトラウマ事実群，感情と事実の両方を筆記させるトラウマ連合群，そして自室の様子など日常の些細な事柄を客観的に筆記させる統制群である。実験の2ヶ月半前と5ヶ月半後の2回を測定時点とし，疾病による健康センターの利用回数を従属変数として4群の比較をしたところ，トラウマ連合群のみにおいて健康センターの利用回数が低下していた。すなわち感情と事実の両者の開示によって初めて健康への寄与が認められたのである。

ネガティブな感情の筆記開示に関する検討は日本でも行われている。遠藤（2009）は怒り経験について，感情に焦点化して筆記する群，怒り経験の内容自体に焦点化して筆記する群，怒り経験の感情と内容の両者を筆記する群，そして怒りとは関係のない事柄を筆記する群の4群に分け，1週間後，2週間後，そして1ヶ月後の3時点での長期的な影響を検討した。その結果，怒りの感情と内容の両者を筆記した群では1週間後の不安と不眠が減少し，また怒りの感情を筆記した群でも1ヶ月後の不安と不眠が減少していた。

感情の開示においては，聞き手の聞き方も重要な要素となる。遠藤・湯川（2013）は女子大学生271名を対象とした調査によって，感情開示の聞き手による否定や無視，無関心，真剣味のなさといった拒絶的反応が開示者の怒りや抑うつを引き起こし，そして結果的に思考の整理ができなくなることや，開示した出来事に対してネガティブな評価をすることにつながることを明らかにした。

2）ポジティブ感情開示のポジティブな効果

一方，ポジティブな感情の開示に関する検討も行われている。バートンとキング（Burton & King, 2004）は90名の大学生を対象に，ポジティブな体験や感情の開示の効果を検討した。実験群の参加者は「あなたの人生で最もすばらしい経験，幸せな瞬間について考えてください。それは愛情関係の中から生まれてきたものかもしれないし，音楽や絵画，あるいは何かすばらしい創作から生まれたものかもしれません。その瞬間のことを想像してみてください。その時そこで湧き上がる気分や感情もすべて同時に。それでは，その経験についてできるだけ詳しく記述してください。そこでの感情や思考もすべてです。その感情を再び体験するよう，精一杯やってください」といった教示のもとに，ポジティブ感情を筆記するよう求められた。一方で統制群の参加者は1日の予定や

履いている靴，寝室の様子について詳細に記述するように求められた。両群ともこれらの記述を3日間連続20分ずつで繰り返した。この筆記の3ヶ月前と3ヶ月後とで疾病による健康センターの利用回数を比較したところ，統制群は利用回数に増加があった一方で，実験群ではその増加が認められなかった。すなわちポジティブな体験や感情の開示は健康の維持に効果があることが示された。

3) 感情開示によるネガティブな影響

しかしながら他者との感情の共有が必ずしも望ましい効果をもたらすとは限らないことも示されている。ヘゲルソンら（Hegelson et al., 2000, 2001）は，初期の乳がん患者を対象に，感情表出の効果を検討している。312名の初期乳がん患者に対して八週間の介入を行ったこの研究では，介入の種類として3種類が設定されていた。すなわち疾病のコントロールの知識を提供することを目的とした教育的介入条件，ポジティブ，ネガティブ両方の感情の表出や自己開示に焦点が当てられたピアディスカッション条件，そしてこの両者を組み合わせた複合条件である。これら3つの条件に統制条件を加えた4条件のいずれかに割り当てられた参加者に対して3年間の追跡調査を行った。感情表出に焦点化されたピアディスカッション条件の結果に注目すると，まず介入2週間後の段階において，身体機能の健康さに対してピアディスカッション条件は有効であることが示されたが，それはパートナーや医師からの情緒的サポートが得られない場合に限る結果であり，パートナーや医師からの情緒的サポートがある場合には，ピアディスカッション条件の身体機能の健康さはむしろ低下することが示された。また3年後の時点で介入の効果が残っていたのは教育的介入条件においてのみであり，ピアディスカッション条件の効果は見られなかった。

2. 恥ずかしさと健康

我々が日本語で"恥ずかしい"と表現するところの感情は，英語では"shame"および"embarrassment"として検討が行われている。その2つの概念は近接しており弁別はなかなか困難であるが（有光，2014），ここではshameを恥，embarrassmentを羞恥として論ずる。

恥（shame）とは，自己の失敗が顕在化したときに経験され，その結果として「私はだめな人間だ」といった否定的自己像を抱くことにより，自尊心が傷つき，対人行動の回避を動機づける感情である（Tangney, 1995）。一方羞恥（embarrassment）とは，自らの期待とは異なり，現実または想像上の他者から望ましくない評価を受けることへの懸念が増加するような出来事があった際の驚き，格好悪さ，気まずさ，後悔の状態と定義される（Miller, 2001）。

(1) 恥と飲酒行動

ランドレスとトレイシー（Randles & Tracy, 2013）は，105名の禁酒中の人を対象とした興味深い研究によって，恥（shame）とアルコール摂取との関連を検討している。彼らは禁酒中の人物に個別インタビューを申し込み，「最後にお酒を飲んでしまい，後悔しているときのことを話してもらえますか」と依頼した。回答の際の対象者の様子はビデオで撮影され，表情や姿勢などが分析された。この研究で注目されたのは対象者が話をする際の恥の表出であった。恥の表出は胸を縮こめたり肩を落としたりする姿勢の程度によって測定された。そしてこの恥の表出との関連が検討されたのが，インタビュー後4ヶ月間での飲酒量である。

研究の結果は非常に驚くべきものであった。禁酒中の飲酒について話す際に恥を表さなかった人々のその後4ヶ月間での飲酒量は平均7.91杯であったのに対し，恥を強く表出した人々（上位10%）では平均117.89杯となった。つまり，お酒を飲んでしまったことを強く恥じている人たちの方が，その後お酒をよりたくさん飲んでしまっていたのである。

一般的な感覚として恥を感じることは行動の修正を促すイメージがあるかもしれない。しかしランドレスとトレイシーの研究はその正反対，つまり恥を感じることがより望ましくない結果を生み出すことを明らかにしたのである。

(2) 羞恥と医療受診行動

羞恥（embarrassment）は他者の存在を前提とする感情であり，社会的な場面での自らの行動を省みることによって生じる，まさに典型的な社会的感情の1つと言える。この羞恥は近年多くの健康と関わっていることが示されている。

「恥ずかしいせいで人が死ぬ」というフレーズはいささか奇異に感じるかもしれない。激烈な怒りや恐怖であれば想像はつくかもしれないが恥ずかしさで死ぬなど，と（雲隠れするぐらいはありうるかもしれないが）。しかし近年の研究では，羞恥は間接的に人の生死に関わることが示されてきた。それは例えば，恥ずかしいせいで種々のがん検診の受診や性感染症の予防行動としてのコンドーム使用ができなくなり，その結果，大きな疾患状態となり結果的に死を迎える，といった形である。「恥ずかしいせいで人が死ぬ」のはいささかも非現実的ではないのである。

ここからは特に羞恥と医療受診行動との問題に限定して，研究を紹介していく。

1）身体的羞恥

コンセダインら（Consedine et al., 2007）は特に医療サービスの利用時における羞恥の問題に着目した。医療サービスの利用は個人の健康および公衆衛生にとって非常に有益であるにもかかわらず，それが利用されない場合がある。コンセダインらは利用の障壁として羞恥があると指摘した。そしてまず，医療サービス利用時の羞恥を包括的に理解するために医療羞恥尺度（Medical Embarrassment Questionnaire）を作成し，それが2次元から成ることを指摘

表7-1　医療羞恥尺度の項目例（Consedine et al., 2007 より筆者訳）

身体的羞恥
・たとえ医師であっても，自分の体を他人に見せるのは屈辱的だ
・医師が自分の性器や直腸を検査するのは，自分自身が清潔かどうか心配なので不愉快だ
・自分の身体機能について医師や看護師に伝えないといけないとき，気恥ずかしさを感じる
・医師や看護師が私に触るとき，恥ずかしく感じる
・医師による身体の診察は恥ずかしい

ネガティブな社会的判断への恐れ
・健康上の問題があったとしても，その懸念が何でもないと言われたらどうしようと思い病院を避けてしまう
・健康に問題があったときに医師にしかられたらどうしようと心配になる
・病気になったときには，私自身が何か間違ったことをしたに違いないと感じる
・医師による治療法の説明が理解できなかったとき，屈辱的に感じる
・医師に対して，もう一度説明してくれるように頼んだり，理解できるような言葉を使って欲しいと頼むことは難しい

した。その2次元とは身体的羞恥（bodily embarrassment）とネガティブな社会的判断への恐れ（concern about negative social judgement）である（表7-1）。

さらにそれぞれの下位尺度と様々な変数との関連を検討し，いずれの下位尺度も過去の全般的な医療サービス利用の回避と正の関連が，さらに性に関連した医療サービス利用（肛門科，泌尿器科，婦人科など）と負の関連が示された。

2）乳がん検診

乳がんは女性のがんの中でも罹患者数が多く，また罹患者数の増加傾向が見られるがんであるが，同時に乳がん検診による早期発見により死亡率は非常に低いレベルに抑えることが可能ながんである。しかしながら乳がん検診にとって非常に大きな心理的障壁として指摘されているのが，羞恥である。

コンセダインら（Consedine et al., 2004）は，合計1,364名の50～70歳の女性（6種類のサンプルから選出：アフリカ系アメリカ人，アメリカ生まれの白人，英語話者のカリビアン，ハイチ人，ドミニク人，東ヨーロッパ人）を対象に，インタビュー形式の調査によって乳がんの検査（マンモグラフィー）における感情的な特徴を明らかにしようと試みた。その結果，がんに対する不安および抑圧的な自己制御は，医師による検査およびマンモグラフィーの利用と正の関連があり，一方でマンモグラフィー利用時の羞恥がその利用を抑制する働きとが示された。

羞恥がマンモグラフィーの利用を阻害するという結果は様々な国において確認されている。カンら（Kang et al., 2008）による328名の韓国人女性を対象にした調査によると，マンモグラフィー利用をしない理由として，全体の8.7%が"恥ずかしいから"と自覚していた。この値は，必要性や症状がないから（30.6%），コストがかかるから（18.8%），時間がないから（13.5%），情報がないから（10.4%）といった物理的・環境的な理由に次いで高いものとなっており，X線や検査結果への不安（7.6%），自己チェックへの信頼（6.6%），不快感や痛み（3.8%）といったその他の感情的な理由よりも高かった。

さらにアザイザとコーエン（Azaiza & Cohen, 2006）は，より保守的な社会に暮らす女性として，イスラエルにおけるアラブ系の女性（イスラム教ドゥルーズ派信徒，イスラム教徒，キリスト教徒）を対象に同様の検討を行った。その結果，キリスト教徒の女性に比べて，ドゥルーズ派信徒の女性はより強く乳

がん検診による不快と羞恥を感じており，それにより検診の受診がなされないことが示された。

同様の知見は日本でも得られている。日本人女性の乳がん検診受診行動の促進要因と阻害要因を検討した小林ら（2006）は，乳がん女性患者を対象に半構造化面接を行った。その結果，検診受診の阻害因として検査への羞恥（「他人の前で裸になるわけですよね，そういうことに抵抗があるだけ」「触診があったりとか〜お医者さんって大体男の方が多いですよね，ですからやっぱり嫌でした」）が指摘されている。

3）その他の検診

乳がん検診以外にも，多くの診療科への受診や検診が羞恥によって阻害されることが示されている。

台湾での子宮頸がん患者の検診受診歴を検討したチェンら（Cheng et al., 2010）は，検診受診における羞恥が検診回数を少なくしていることを示している。またメキシコの勤労女性を対象に検討を行ったウォールら（Wall et al., 2010）は，子宮がん検診の経験がない者ほど羞恥によってより強く検診受診が阻害されることを明らかにした。

またその他にも，歯医者の利用頻度（Berggren et al., 1995），失禁対策の医療サービス利用（Hägglund et al., 2003），直腸がん検診（Farraye et al., 2004）や睾丸がん検診（Gascoigne et al., 1999）といった様々な健康問題と羞恥の関連が明らかにされている。もちろんすべて検診やサービスの利用を阻害する方向でである。

このように多くの検診や受診の行動が羞恥によって阻害されているのであれば，羞恥を低減，あるいは制御する介入方法の開発が重要となるだろう。しかしそういった検討はまだほとんど行われておらず，今後の研究が期待される。

（3）羞恥とコンドーム使用

羞恥との関連で注目されているもう1つの重要な健康行動がコンドームの使用である。コンドームの使用は比較的手軽に実施できる避妊策であると同時に（注：ただしコンドーム使用は避妊策として万全なものではないことに注意），HIV感染をはじめとする多くの性感染症の予防にとって非常に重要な行動で

ある。日本でのHIV感染の状況は，2016年現在ではいわゆる"高止まり"と言われる状態となっており，感染者の増加傾向は止まっている。しかしながら梅毒のように増加傾向にある性感染症もあり，すなわち予防策である適切なコンドーム使用が行われていないことを意味する。

ヘルウェグ-ラーセンとコリンズ（Helweg-Larsen & Collins, 1994）は，この適切なコンドームの使用の阻害因を5種類に整理したが，そのうち2種類が羞恥に関わるものであった。すなわち「コンドーム購入時の羞恥」と「コンドーム使用・使用交渉時の羞恥」である。そしてコンドーム購入時の羞恥は男性の過去のコンドーム使用頻度と，コンドーム使用・使用交渉時の羞恥は男女双方の将来のコンドーム使用意図とそれぞれ負の関連があることが示された。

さらにその後のダールらによる一連の研究においてもコンドーム購入や使用時の羞恥が，コンドームの購入頻度や使用頻度を抑制することが示されている（Dahl et al., 1998; Dahl et al., 2001; Moore et al., 2006; Moore et al., 2008）。また日本においても同様の知見が得られている。樋口・中村（2009）はコンドーム購入時の羞恥が購入行動意図を阻害することを示し，樋口・中村（2010）はコンドーム使用時の羞恥が使用行動意図を阻害することを明らかにした。

さらにこれらの研究はそこでの羞恥の認知的な発生因の検討を行っている。「ドラッグストアやコンビニエンスストアでコンドームを買う時」の場面想定によってコンドーム購入時の羞恥の検討を行った樋口・中村（2009）では，コンドーム購入時の羞恥には男女ともに"どのようにふるまったらよいか混乱してしまう"といった「相互作用混乱」と，店員や他の客からの評価を懸念する「社会的評価懸念」の2つの認知が強く影響していることが示された。また「セックスの際にコンドームを使用する時（コンドームの使用を依頼・交渉する時）」の場面想定によってコンドーム使用時の羞恥の検討を行った樋口・中村（2010）では，男性のコンドーム使用時の羞恥にはパートナーからの評価を懸念する「社会的評価懸念」が，女性のコンドーム使用依頼・交渉時の羞恥には行動指針の不明瞭さを表す「相互作用混乱」がそれぞれ強く関連していることが示された。

これら樋口・中村（2009; 2010）の知見はきわめて重要である。なぜなら，認知的発生因が明らかになることによって，その羞恥の制御を試みる検討につな

2. 恥ずかしさと健康

がるからである。そのような検討の1つに樋口・中村（2014）がある。樋口・中村（2014）はコンドーム購入時の羞恥低減を目的とした介入プログラムの効果の検討を行っている。30名の大学生を対象にしたこの検討では，約半数の介入群に羞恥低減トレーニングを実施し，トレーニングの直後および1ヶ月後の時点でのトレーニングなし待機群との比較を行った。ビデオフィードバック法と呼ばれたそのトレーニングの主たる内容は2名の人物がそれぞれドラッグストアでコンドームを購入する様子を撮影した内容のVTRを視聴することであった。VTR内で先に購入する1名は，コンドーム売り場をおどおどしながら探し，人の目を気にしながらコンドームを1つ選び，そしてレジでも緊張の様子で支払いをするという羞恥表出購入者であった。一方次の人物は，1人目と同様の流れでコンドームを買ってはいたが，いずれのステップでも堂々とふるまっていた。このVTRは男女別に作られており，男性参加者は男性登場人物のVTRを，女性参加者は女性登場人物のVTRを視聴した。

このVTRは，恥ずかしそうにコンドームを購入する人物と堂々と購入する人物とを客観的に観察させることに他ならないが，樋口・中村（2014）によるとこの構成には2つの目的があった。それは，(1) 堂々と購入することが望ましくない社会的評価にはつながらないことを自覚させる，つまり社会的評価懸念の無効化と，(2) 堂々と購入する人物の様子を見ることで行動の指針を明確にさせる，つまり相互作用混乱の無効化であった。

トレーニングの結果，待機群と比較してトレーニングを実施した群において

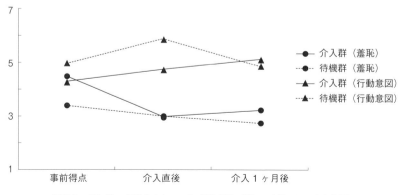

図7-1　コンドーム購入トレーニングの効果（樋口・中村，2014より作図）

トレーニング直後および1ヶ月後時点での羞恥の低減，およびトレーニング1ヶ月後時点でのコンドーム購入行動意図の増加が認められた（図7-1）。

このビデオフィードバック法を用いたコンドーム購入のトレーニングはインターネット上でのトレーニングへの応用についても検討が進められつつある（Higuchi & Nakamura, 2013, 2014, 2015）。またコンドーム使用時の羞恥低減のトレーニングも開発が行われており（Higuchi & Nakamura, 2016），今後のさらなる発展が期待される。

3. 社会的感情と健康増進

本章の最後に，ポジティブな社会的感情と健康との関連に関する研究をいくつか紹介する。

(1) ユーモアと健康

日常的な生活の中で，おもしろいことを言って笑ったり笑わせられたりすることはあるだろう。社会的な相互作用の中で生じるおもしろい，おかしいという心的現象であるユーモアは，一見すると単純なようではあるが，健康との関連で言えばいろいろと複雑な側面がある。

このユーモアを扱うセンスと健康との関連が指摘されている。ソーントン（Thornson et al., 1997）は多次元ユーモアセンス尺度を構成したが，その尺度項目には例えば"他の人を笑わせることには自信がある"や"私はおもしろいこと言って場を和ませることができる"といったユーモアの社会的な使用が含まれている。そしてこれらの項目への反応で測定されるユーモアセンスは，抑うつやネガティブな自尊心と負の相関が示されている。

またユーモアにはいくつかの種類があると想定した塚脇・平川（2012）は，駄洒落や言葉遊びなどに代表される遊戯的なユーモアの使用の程度は抑うつと負の相関があることを明らかにした。またからかいなどに代表される攻撃的ユーモアの表出は，それが相手との関係構築を目的として使用された場合には不安や抑うつと負の相関，そして主観的ウェルビーイングやソーシャルサポートと正の相関があることが示された。

これらの研究結果からは，因果の方向性は不明ではあるが，ユーモアと健康との望ましい関連性を読み取ることができる。しかしユーモアについては一概にそうとは結論づけることができない指摘もある。上述の塚脇・平川（2012）は，からかいなどの攻撃的ユーモアが不満発散を目的として表出される場合には，不安および抑うつと正の相関が，ソーシャルサポートと負の相関があることを示している。つまり，ユーモアが健康に対してネガティブな影響をもたらす可能性もある点には留意したい。

(2) 感謝と健康

感謝とは典型的には，「個人にとって価値があると評価しているものを，他者が意図的に提供してくれた，もしくは提供してくれようとした時に感じる肯定的感情」と定義される（e.g., Emmons & McCullough, 2003）。

この感謝が主観的ウェルビーイングに及ぼす影響を検討したエモンズとマッカロー（Emmons & McCullough, 2003）は，その日1日を振り返って感謝したことを5つ記載させる場合（感謝条件）と，面倒だったことを記載させる場合や他者よりも自分が優れている点を記載させる場合，何も記載させない場合といった条件との比較を行った。10週間（実験1），2週間（実験2），3週間（実験3）のいずれの介入を行った場合であっても，感謝条件ではそれ以外の条件よりも人生への満足度やポジティブな気分が高くなることが示された。また体調不良の少なさや運動量といった身体的な問題に対しても，感謝条件の参加者は好転することが示された。

感謝を数えるというこの介入の効果は，スペイン（Martínez-Martí et al., 2010）や香港（Cheng et al., 2015）での検討によっても確認されているが，相川ら（2013）が日本で行った検討ではその効果が確認されなかった。統制条件の設定方法によって感謝を数えることの介入の効果には大きな差があるとしたメタ分析の論文も存在することから，今後よりいっそうの検討が期待される（Davis et al., 2016; Wood et al., 2010）。

感謝に関しては，社会心理学の領域においてもその機能が注目されている。社会の中でより望ましい他者を見つけ，記憶し，その他者との結びつきを促すことこそが感謝の機能であると社会心理学者のアルゴーは論じている（Algoe,

2012)。すなわち人は感謝を感じるからこそ，適切な人間関係を構築していくことができるというのである。

社会の中で適切な人間関係を構築していくこととは，まさにWHO憲章前文が謳う健康の1側面である"社会的良い状態（social well-being）"に他ならない。他者とのよりよい結びつきを作り出す第一歩となり，さらにそれが身体的・心理的な健康へとつながっていく。社会的感情はそのような可能性を持った感情である。

引用文献

相川 充・矢田さゆり・吉野優香（2013）．感謝を数えることが主観的ウェルビーイングに及ぼす効果についての介入実験　東京学芸大学紀要 総合教育科学系I, 64, 125-138.

Algoe. S. B. (2012). Find, remind, and bind: The functions of gratitude in everyday relationships. *Social & Personality Psychology Compass, 6,* 455-469.

有光興記（2014）．自己意識的感情の経験的定義の言語間比較　感情心理学研究, 22, 53-59.

Azaiza, F., & Cohen, M. (2006). Health beliefs and rates of breast cancer screening among Arab women. *Journal of Women's Health, 15,* 520-530.

Berggren, U., Carlsson, S. G., Gustafsson, J. E., & Hakeberg, M. (1995). Factor analysis and reduction of a Fear Survey Schedule among dental phobic patients. *European Journal of Oral Sciences, 103,* 331-338.

Burton, C. M., & King, L. A. (2004). The health benefits of writing about intensely positive experiences. *Journal of Research in Personality, 38,* 150-163.

Cheng, H., Chao, A., Liao, M., Lin, J., Huang, H., Chou, H., Chang, T., Chen, W., Kuo, H., & Lai, C. (2010). An exploration of Papanicolaou smear history and behavior of patients with newly diagnosed cervical cancer in Taiwan. *Cancer Nursing, 33,* 362-368.

Cheng, S. T., Tsui, P. K., & Lam, J. H. M. (2015). Improving mental health in health care practitioners: Randomized controlled trial of a gratitude intervention. *Journal of Counseling and Clinical Psychology, 83,* 177-186.

Consedine, N. S., Krivoshekova, Y. S., & Harris, C. R. (2007). Bodily embarrassment and judgment concern as separable factors in the measurement of medical embarrassment: Psychometric development and links to treatment‐seeking outcomes. *British Journal of Health Psychology, 12,* 439-462.

Consedine, N. S., Magai, C., & Neugut, A. I. (2004). The contribution of emotional characteristics to breast cancer screening among women from six ethnic groups. *Preventive Medicine, 38,* 64-77.

Dahl, D. W., Gorn, G. J., & Weinberg, C. B. (1998). The impact of embarrassment on condom purchase behavior. *Canadian Journal of Public Health, 89*, 368–370.

Dahl, D. W., Manchanda, R. V., & Argo, J. J. (2001). Embarrassment in consumer purchase: The roles of social presence and purchase familiarity. *Journal of Consumer Research, 28*, 473–481.

Davis, D. E., Choe, E., Meyers, J., Wade, N., Varjas, K., Gifford, A., Quinn, A., Hook, J. N., Van Tongeren, D. R., Griffin, B. J., & Worthington Jr, E. L. (2016). Thankful for the little things: A meta-analysis of gratitude interventions. *Journal of Counseling Psychology, 63*, 20–31.

Emmons, R. A., & McCullough, M. E. (2003). Counting blessings versus burdens: An experimental investigation of gratitude and subjective well-being in daily life. *Journal of Personality and Social Psychology, 84*, 377–389.

遠藤寛子 (2009). 怒り経験の筆記が精神的健康に及ぼす影響 感情心理学研究, *17*, 3–11.

遠藤寛子・湯川進太郎 (2013). 対人的ネガティブ感情経験の開示と被開示者の反応―女子大学生を対象に― 心理学研究, *84*, 1–9.

Farraye, F. A., Wong, M., Hurwitz, S., Puleo, E., Emmons, K., Wallace, M. B., & Fletcher, R. H. (2004). Barriers to endoscopic colorectal cancer screening: Are women different from men? *The American Journal of Gastroenterology, 99*, 341–349.

Gascoigne, P., Mason, M. D., & Roberts, E. (1999). Factors affecting presentation and delay in patients with testicular cancer: Results of a qualitative study. *Psycho-oncology, 8*, 144–154.

Hägglund, D., Walker-Engström, M. L., Larsson, G., & Leppert, J. (2003). Reasons why women with long-term urinary incontinence do not seek professional help: A cross-sectional population-based cohort study. *International Urogynecology Journal, 14*, 296–304.

Helgeson, V. S., Cohen, S., Schulz, R., & Yasko, J. (2000). Group support interventions for women with breast cancer: Who benefits from what? *Health Psychology, 19*, 107–114.

Helgeson, V. S., Cohen, S., Schulz, R., & Yasko, J. (2001). Long-term effects of educational and peer discussion group interventions on adjustment to breast cancer. *Health Psychology, 20*, 387–392.

Helweg-Larsen, M., & Collins, B. E. (1994). The UCLA multidimensional condom attitudes scale: Documenting the complex determinants of condom use in college students. *Health Psychology, 13*, 224–237.

樋口匡貴・中村菜々子 (2009). コンドーム購入行動に及ぼす羞恥感情およびその発生因の影響 社会心理学研究, *25*, 61–69.

樋口匡貴・中村菜々子 (2010). コンドーム使用・使用交渉行動意図に及ぼす羞恥感情お

よびその発生因の影響　社会心理学研究, 26, 151-157.
樋口匡貴・中村菜々子（2014）．コンドーム購入行動を阻害する羞恥感情の研究―VTR を使用したコンドーム購入集団トレーニングの効果―　周　玉慧（編）　現代日本の社会心理と感情（pp. 77-95）　中央研究院人文社会科学研究中心専書
Higuchi, M., & Nakamura, N. (2013). Effects of internet-based video-feedback training for reducing embarrassment when purchasing condoms. *Proceedings of the 13th European Congress of Psychology*.
Higuchi, M., & Nakamura, N. (2014). Effects of internet-based video-feedback training for reducing embarrassment when purchasing condoms: Two month follow-up of a randomized trial. *Proceedings of 28th International Congress of Applied Psychology*.
Higuchi, M., & Nakamura, N. (2015). Effects of internet-based video-feedback training for reducing embarrassment when purchasing condoms: One year follow-up. *Proceedings of The 14th European Congress of Psychology*.
Higuchi, M., & Nakamura, N. (2016) Effects of Internet-based training for reducing embarrassment when using condoms. *Proceedings of the 31st International Congress of Psychology*.
Kang, H. S., Thomas, E., Kwon, B. E., Hyun, M. S., & Jun, E. M. (2008). Stages of change: Korean women's attitudes and barriers toward mammography screening. *Health Care for Women International*, 29, 151-164.
小林志津子・斉藤繭子・片岡明美・大野真司・中村清吾・福井次矢・小山　弘・新保卓郎（2006）．日本人女性の乳癌検診受診行動の促進要因と阻害要因の検討　日本乳癌検診学会誌, 15, 69-74.
Martínez-Martí, M. L., Avia, M. D., & Hernández-Lloreda, M. J. (2010). The effects of counting blessings on subjective wellbeing: A gratitude intervention in a Spanish sample. *The Spanish Journal of Psychology*, 13(2), 886-896.
Miller, R. S. (2001). Shyness and embarrassment compared: Siblings in the service of social evaluation. In W. R. Croizer & L. E. Alden (Eds.), *International handbook of social anxiety* (pp. 281-300). Chichester, Sussex: Wiley.
Moore, S. G., Dahl, D. W., Gorn, G. J., & Weinberg, C. B. (2006). Coping with condom embarrassment. *Psychology, Health & Medicine*, 11, 70-79.
Moore, S. G., Dahl, D. W., Gorn, G. J., Weinberg, C. B., Park, J., & Jiang, Y. (2008). Condom embarrassment: Coping and consequences for condom use in three countries. *AIDS Care*, 20, 553-559.
中村　真（2006）．発達相互作用論と高次の社会的感情について―理論的検討と質問紙調査による検証―　宇都宮大学国際学部研究論集, 22, 129-146.
中村　真・伊藤美加（2014）．特集「感情概念について考える」巻頭言　感情心理学研究, 22, 51-52.

Pennebaker, J. W. (1997). Writing about emotional experiences as a therapeutic process. *Psychological Science, 8*, 162–166.

Pennebaker, J. W., & Beall, S. K. (1986). Confronting a traumatic event: Toward an understanding of inhibition and disease. *Journal of Abnormal Psychology, 95*, 274–281.

Randles, D., & Tracy, J. L. (2013). Nonverbal displays of shame predict relapse and declining health in recovering alcoholics. *Clinical Psychological Science, 1*, 149–155.

Tangney, J. P. (1995). Shame and guilt in interpersonal relationships. In J. P. Tangney & K. W. Fischer (Eds.), *Self-conscious emotions: The psychology of shame, guilt, embarrassment, and pride* (pp. 114–139). New York: Guilford Press.

Thorson, J. A., Powell, F. C., Sarmany-Schuller, I., & Hampes, W. P. (1997). Psychological health and sense of humor. *Journal of Clinical Psychology, 53*, 605–619.

塚脇涼太・平川　真（2012）．ユーモア表出及びその動機と心理社会的健康　パーソナリティ研究, *21*, 53–62.

Wall, K. M., Rocha, G., Salinas-Martínez, A., Baraniuk, S., & Day, R. (2010). Modifiable barriers to cervical cancer screening adherence among working women in Mexico. *Journal of Women's Health, 19*, 1263–1270.

Wood, A. M., Froh, J. J., & Geraghty, A. W. (2010). Gratitude and well-being: A review and theoretical integration. *Clinical Psychology Review, 30*, 890–905.

第8章
心的外傷体験と健康

畑中美穂

　本章では，災害や事故など普段の生活では考えられないような耐え難い出来事に遭遇した際に，我々の心身がどのような状態になるのかを考える。耐え難い体験（心的外傷体験）によって引き起こされる種々のストレス症状を概説した後に，ストレス症状を減少させ心身の健康を回復するための技法を紹介し，最後に心的外傷体験からの回復過程で生じる心理的な変化について触れる。

1. 心的外傷性ストレス

(1) 心的外傷体験とは

　一般に，心身に負担をもたらすような状態をストレス，その原因をストレッサと呼ぶが（第4章参照），普段の生活では考えられないような悲惨な出来事への遭遇も我々の心身に過度の負担を強いるストレスととらえられる。ただし，日常に多く見られるストレスとは異なり，自身の命が脅かされたり，大けがをしたり，他者の死傷を目撃したり，といった余りに過酷な出来事は精神的に強い衝撃を伴うため，時間が経過しても不安や苦痛をもたらし続けることがある。出来事自体が過ぎ去った後にも長期にわたり精神的影響を及ぼし続けるような体験を心的外傷（トラウマ）体験（traumatic experience）と言う。

　心的外傷体験には，自然災害，人為災害，事故，戦争，テロ，犯罪や虐待等の被害など，誰にでも大きな苦悩を引き起こすような，著しく脅威的あるいは破局的な体験が当てはまる。また，自身が直接的な被害者である場合に限らず，惨事への職務上の関与（救援，報道など）も心的外傷体験となりうる（Hatanaka et al., 2010; 畑中ら，2004）。ただし，アメリカ精神医学会（American Psychiatric Association: APA）の診断基準である『精神疾患の診

1. 心的外傷性ストレス

表 8-1 心的外傷後ストレス障害（PTSD）の診断に係る心的外傷体験の基準
（APA, 2013 高橋・大野訳 2014 を一部改変）

実際にまたは危うく死ぬ，重症を負う，性的暴力を受ける出来事への，以下のいずれか1つ（またはそれ以上）の形による曝露：

1. （上述のような）心的外傷的出来事を直接体験する
2. 他人に起こった出来事を直に目撃する
3. 近親者または親しい友人に起こった心的外傷的出来事を耳にする
   ※家族または友人の死（危うく死にそうになった出来事を含む）は，暴力的または偶発的なものに限る
4. 心的外傷的出来事の強い不快感を抱く細部に，繰り返しまたは極端に曝露される体験をする（仕事に関連するものでない限り，電子媒体，テレビ，映像，または写真による曝露には適用されない）
   （例：遺体を収集する緊急対応要員，児童虐待の詳細に繰り返し曝露される警官）

断・統計マニュアル第5版（DSM-5）』では，心的外傷体験を表8-1のようにより厳密に限定している（APA, 2013）。

(2) 心的外傷体験後に見られるストレス症状

　心的外傷体験後に現れるストレス症状には，表8-2に示す5つの症状がある（APA, 2013）。第1は，目の前で起こっていることが現実のものとは思えないという現実感の消失や，感覚の麻痺，一時的に出来事を思い出すことが困難になる健忘などが含まれる解離症状である。第2は，心的外傷体験に関わる記憶やイメージが何度もよみがえる再体験症状である。意図に反して記憶やイメージがよみがえる場合が多いため，侵入症状とも呼ばれる。中でも，場面が瞬間的に切り替わったかのように，心的外傷体験に関わる光景が頭の中に突然現れる現象は，フラッシュバックと呼ばれている。第3は，心的外傷体験を思い出さないようにするために，その時の体験に関わるモノや場所を避けるという回避症状である。その体験を思い起こさせるようなモノや場所に近づいた際に，大きな不安や負担を感じたり，発汗や動悸等の身体症状が生じたりする状態も，その事柄を無意識的に避けようとしている反応と考えられ，回避症状の一種ととらえられる。第4は，幸福や愛情などポジティブな情動を持続的に感じられなくなるという陰性気分である。体験から1ヶ月以上経過した後にも，恐怖，怒り，罪悪感，恥などのネガティブな感情状態が持続したり，孤立感が強まる

表 8-2 急性ストレス障害（ASD）と心的外傷後ストレス障害（PTSD）の症状
（APA, 2013 をもとに作成）

	急性ストレス障害（ASD）	心的外傷後ストレス障害（PTSD）
①解離	周囲または自分自身の現実が変容した感覚 （例：他者の視点から自分を見ている，時間の流れが遅い） 心的外傷的出来事の重要な側面を想起することが困難になる（解離性健忘）	
②再体験 （侵入）	心的外傷的出来事の反復的，不随意的，および侵入的で苦痛な記憶 反復的で苦痛な夢，夢の内容や生起する情動が心的外傷出来事と関連している 心的外傷的出来事が再び起こっているように感じたり，そのように行動する （例：フラッシュバック）※見当識を失うかたちで症状が現れる 心的外傷的出来事に関わるモノ，あるいは類似するモノをきっかけとして生じる，強烈で長引く心理的苦痛または顕著な生理的反応	
③回避	心的外傷的出来事自体の，あるいは心的外傷的出来事と密接に関わる苦痛な記憶，思考，感情の回避や，それらを回避しようとする努力 心的外傷的出来事に関わる苦痛な記憶，思考，感情を呼び起こし得るモノ（人，場所，会話など）の回避や，それらを回避しようとする努力	
④陰性気分 （認知と気分の陰性変化）	ポジティブな情動（幸福，満足，愛情など）を体験することが持続的にできない	
		自分自身や他者，世界に対する持続的で過剰に否定的な信念や予想 （例：「すべて私が悪い」「誰も信用できない」「世界は実に危険だ」） 自分自身や他者への非難につながる，心的外傷出来事の原因や結果についての持続的で歪んだ認識 持続的なネガティブな感情状態（恐怖，怒り，罪悪感，恥など） 重要な活動への関心もしくは参加の著しい減退 他者から孤立している，または疎遠になっている感覚
⑤覚醒亢進 （過覚醒）	睡眠障害（例：入眠や睡眠維持の困難，または浅い眠り） 人や物に対する言語的あるいは身体的攻撃として示される苛立ちと激しい怒り 過度の警戒心 集中困難 過剰な驚愕反応	
		無謀な，または自己破壊的な行動

注：④「陰性気分」は急性ストレス障害の診断基準であり，「認知と気分の陰性変化」は心的外傷後ストレス障害の診断基準である。

こともある。また，認知がネガティブに変化することもある。具体的には，自身や他者，世界に対する否定的な信念や予想（「誰も信用できない」「世界は実に危険だ」など）を持つようになる。第5は，日常的に不安が高まり，過度の興奮状態に陥る覚醒亢進（過覚醒）症状である。具体的には，眠れなくなったり，イライラしたり，仕事に集中できなくなったり，過剰に警戒したり，といった反応が当てはまる。こうした反応は，異常な事態に対する正常な反応ととらえられており，心的外傷体験後には多くの人に見られるものである。

　アメリカ精神医学会の診断基準（DSM-5）によれば，心的外傷体験後に表8-2に示す5種の症状領域のうち，下位症状が9つ以上，また，3日間以上（最長で1ヶ月以内）持続して，当人が激しい苦痛を感じており，症状のために仕事や対人関係に大きな問題が生じるといった日常生活への支障が生じている場合，急性ストレス障害（Acute Stress Disorder: ASD）と診断される。また，再体験，回避，認知と気分の陰性変化，覚醒亢進の4症状が1ヶ月以上持続し，著しい苦痛や生活への支障が生じている場合には心的外傷後ストレス障害（Post-traumatic Stress Disorder: PTSD）と診断される。

　心的外傷体験の後には，上述したストレス症状以外にも，様々な心身の不調や適応上の問題が見られ得る（金，2001）。例えば，不安が過呼吸や手足の震え，めまいなどの身体症状となって現れたり，抑うつ症状が生じたり，周囲から孤立してしまい引きこもりに至ったりすることがある。また，PTSDは，うつ病や物質使用障害（アルコールや薬物に関わる依存と乱用），不安症（全般性不安障害，パニック発作など）としばしば併存することが知られている（Keane & Kaloupek, 1997; Kessler et al., 1995）。

（3）ストレス症状の経過

　多くの場合，心的外傷体験の直後には一定のストレス症状と主観的苦痛が生じるが，生活に著しい支障をきたす「障害」とはみなされない程度であり，時間経過とともに徐々に低減していく（図8-1）。これが通常の反応である。しかし，時間が経過してもストレス症状が低減せず遷延する場合があり，心的外傷体験から1ヶ月後以降に上述の診断基準を満たすとPTSDと診断される。また，当初はPTSDと診断されなくとも，長期間（6ヶ月以上）経た後でストレス症

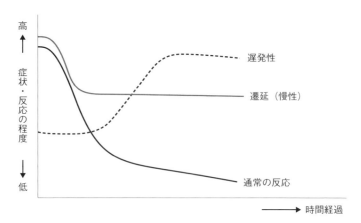

図 8-1　ストレス症状の時間経過（松井，2011）

状が深刻化し，PTSD を発症することもある。これは遅発性 PTSD と呼ばれる。

　時間経過とともにストレス症状が低減する通常の反応を示していても，一度低減したストレス症状が心的外傷体験を想起させる何らかの刺激により再燃することもある。特に，心的外傷体験に深く関わる日にストレス症状が悪化する現象がよく見られ，これは命日（記念日）反応と呼ばれる。

　アメリカの無作為抽出調査では，心的外傷体験を有する者の割合は 56％（男性 61％，女性 51％）であり，アメリカ精神医学会の診断基準（DSM-Ⅲ-TR または DSM-Ⅳ）に基づく PTSD に生涯のうちに罹患する人の割合（生涯有病率）は 7〜8％と推定されている（Kessler et al., 1995, 2005）。したがって，心的外傷体験を実際に経験する人は比較的多いが，そうした体験をしたすべての人が PTSD と診断されるわけではない。また，PTSD に罹患する人の割合は心的外傷体験の種類によって大きく異なり，女性の性暴力被害者は 46％，戦闘帰還兵は 39％，自然災害の被災者は 4〜5％とされている（Kessler et al., 1995）。日本国内の調査では生涯有病率は 1.27％とアメリカの調査よりもかなり低く報告されており（川上，2010），PTSD の発症は国や文化の影響を受けるとも考えられている。

(4) PTSDの危険因子

PTSD発症の可能性を高める要因は，心的外傷体験以前から存在する前トラウマ要因，心的外傷体験の最中や直後に見られる周トラウマ要因，心的外傷体験から一定期間後に生じる後トラウマ要因に分けられる（APA, 2013）。前トラウマ要因には，女性であることや，成人の場合には心的外傷体験時の年齢が若いことといった人口統計学的特性の他，小児期の逆境，過去の心的外傷体験，精神疾患の既往歴などが含まれる。周トラウマ要因には，心的外傷体験の過酷さ，生命の危険（の認知），身体への傷害など，精神的衝撃の大きさに影響し得る要因が含まれる。心的外傷体験の最中に生じてその後も持続する解離症状（周トラウマ期解離）もまた危険因子の1つである。後トラウマ要因には，ASDの発症，不適切な対処，心的外傷体験を思い出させるものに引き続き繰り返し曝露されること，周囲からのソーシャルサポートの乏しさなどが含まれる。ストレス症状の遷延化を防ぎ，PTSDを予防するには，上記の要因に注意を払い，必要に応じて早期に専門家による介入につなぐことが重要と考えられる。

2. 心的外傷体験後のアプローチ

(1) PTSDの治療法

PTSDは，ストレス症状のために日常生活に支障が生じ，心的外傷体験以前のような毎日を送れなくなってしまう疾患である。心的外傷体験をした場合，その記憶を消し去ったり，体験前の自分に戻ったりすることはできないが，ストレス症状が低減すれば，以前の生活に近い暮らしや社会復帰が可能となり，心的外傷体験による実質的な被害をなくすことができる。つまり，PTSDの治療のゴールは，生活を取り戻すことにある。現在，PTSDに対して有効性が確認されている治療法には，薬物療法以外に，曝露療法や認知療法といった認知行動療法と，眼球運動による脱感作と再処理法（Eye Movement Desensitization and Reprocessing: EMDR）がある（Foa et al., 2009）。

1）認知行動療法

認知行動療法とは，文字通り，認知と行動に焦点を当てた治療法のことである。PTSD治療の場合には，心的外傷体験によって生じてしまった歪んだ考え

方（認知）や問題行動を修正することを目指す。

認知行動療法の一種である曝露療法では，治療的かつ支持的で安全な状況において心的外傷体験に関連する情報へ患者を繰り返し直面させる。恐怖を感じはするが現実的には安全な刺激と向きあうことを，不安が減少するまで続ける。これにより，心的外傷体験に関連する刺激に対する逃避や回避といった反応の消去（馴化）が促進される。また，つらく苦しい記憶に慣れることにより，思い出すことへの不安や恐怖が減じる。

曝露療法とは異なる認知行動療法のアプローチもある。心的外傷体験に関わる認知や解釈の歪みに対して，より焦点を当てて修正することを目指す手法（認知療法，認知処理療法など）である。上述した通り（表8-2参照），PTSD症状の1つに，認知と気分の陰性変化がある。つまり，心的外傷体験をすると，日常生活に支障が生じるほど考え方が消極的で否定的になり，自己評価が著しく低下してしまったり，他者や世の中に対する不信感や怒りが過剰に高まったりすることがある。認知行動療法の治療では，心的外傷体験の前後で考え方がどのように変化したのか，不適切で非合理的な認知をしていないかを詳しく調べ，歪んだ認知を治療者と話し合いながら少しずつ修正し，現実的で論理的な考え方ができるように方向づけられる。例えば，「みんな敵だ」「自分の頭はおかしくなってしまった」といった歪んだ考え方を，「家族や友人が支えてくれている」「自分には，今，PTSDの症状が出ている」などの適切な考え方に変えていく。

2）EMDR

EMDRは，認知行動療法と同様に，心的外傷体験に関わる恐怖の克服と認知の歪みの修正を目指す治療法であるが，その特徴は，面談の最中に目を左右に動かす眼球運動を取り入れることにある。EMDR技法の創案者シャピロ（F. Shapiro）による治療過程は表8-3に示す8段階から構成される。もともとは治療者が指を左右に振り，患者がその指の動きを目で追うという手順がEMDRの最初の型であったが，指ではなく光源を目で追ったり，左右の膝を叩いたり，両手に持ったブザーを左右交互に押したり，と眼球運動に限らず様々な交互運動が用いられるようになった。

EMDRはPTSD症状の改善に有効な治療技法であることが実証されてい

表 8-3 EMDR の治療過程 (Shapiro & Maxfield, 2002)

1. 患者の生育歴の確認と治療計画
   患者の準備性や治療への抵抗を評価する
2. 治療の準備
   治療同盟を確立し促進する
   心理教育を行い,治療技法の概要を説明する
   治療中に起こりうる心的外傷性ストレス反応への対処法について示唆し,
   トラウマが再活性化しても客観的見方を維持する方法を教える
3. 評価
   心的外傷体験の記憶に関する評価を行う
   実際にどのような症状が出ているか,主観的苦痛尺度などで評価する
4. 脱感作と再処理法
   心的外傷体験の記憶についての嫌なイメージや考え方を思い浮かべる
   治療者が1秒間に1回の割合で指を左右に動かすのを追視する(約20秒間の眼球運動)
   深呼吸とリラックス
   イメージや考え方に変化があれば治療者に報告する
   ※このセットを数回繰り返す
5. 肯定的認知の植え付け
   苦痛なイメージが薄れてきたら(脱感作),
   眼球運動をしながら肯定的で望ましい認知を思い浮かべる
6. 身体の確認
   緊張や不快感が持続しているかを確認する
   緊張や不快感が報告された場合は,落ち着くまで眼球運動を行う
7. 終了
   苦痛な情動や記憶の出現に対処できるよう,リラクセーションや肯定的イメージの視覚化などの手法を教える
8. 再評価
   症状を再評価して効果を確認する

る。しかし,治療過程のどの部分がどの症状に対して有効なのかについて,詳細は明らかになっていない。また,現在のところ,眼球運動や他の交互運動による治療効果の増大は裏付けられておらず(Chemtob et al., 2000; Davidson & Parker, 2001),EMDR の PTSD 症状に対する有効性は,眼球運動以外の治療過程に由来する可能性もある。

(2) 心的外傷体験後の早期介入

心的外傷体験直後の急性期にストレス症状を低減し,PTSD 等の長期にわた

る心理的症状を予防するために有効性が実証されている治療法は，現在のところ認知行動療法のみである。しかし，急性期においてすべての人に個人的な治療を提供することは，特に大規模災害など被災者が多い場合には資源的に難しく，また必ずしも必要ではない。心的外傷体験に遭遇した人々に対してどのような早期介入が望ましいか，現在もなお模索が続いている。

　最近では，早期介入モデルとして，災害やテロの直後の心理的支援法として効果が知られている要素をまとめあげたサイコロジカル・ファースト・エイド（Psychological First Aid: PFA）に注目が集まっている（National Child Traumatic Stress Network and National Center for PTSD, 2006）。このモデルにおいて重視されている点は，心的外傷体験をした人々に，共感的な方法で，現実的かつ実際的な心理的援助を提供することである。具体的には，生じる可能性のあるストレス反応の知識や自分でできる対処方法，周囲（家族や地域）からの援助を求める方法などの情報提供をし，安全や安心の確保につながるように実際のニーズを正確にとらえ満たすことを目指す。

　1980年代に急速に広まった惨事ストレスデブリーフィング（Critical Incident Stress Debriefing: CISD）も早期介入技法の1つである。これは，惨事の体験者が複数人で集まり，惨事に関わる様々な事柄を話し合うことにより，ストレス反応の低減とPTSDの予防を図るグループ介入技法である。当初，CISDは災害救援者のための介入技法として開発されたものの，被災者（被害者）本人や，癌患者，流産後の女性など救援者以外の人々にも実施されるようになり，次第に効果に対する懐疑的な意見が強まっていった。CISDにはストレス症状を低減する効果がないという指摘ばかりか，悪影響を報告する研究も存在する。CISDによる単回の介入は推奨されなくなり，その後，事前教育やフォローアップなどを含めた包括的な対策パッケージの一要素としてCISDを実施する提案もなされているが，CISDを含む包括的な対策の有効性は未だ決着を見ていない。

　早期介入の役割は，ストレス症状や苦悩の低減だけでなく，心的外傷体験をした人々をモニターし，リスクの高い個人を早く見つけてフォローし，早期治療を可能にするところにもある。こうした点を重視して，災害救援組織などではPTSD予防のための独自の対策が展開されるようになってきている。しか

し，早期介入モデルの評価研究は不足しており，効果検証が大きな課題となっている。早期介入の大前提は，「なによりも，害を与えないこと（First, Do no harm）」であり，特定の早期介入技法が正常な回復過程を阻害しないことの保証が強く求められる。

(3) 筆記開示による健康増進効果

PTSDの治療法としてではないが，ペネベーカー（J. W. Pennebaker）は心的外傷体験やストレスフルな経験の開示（disclosure）に関する研究を精力的に行い，筆記開示（writing disclosure）によって心身の健康に良い影響がもたらされるという結果を繰り返し示している。一連の研究の端緒となったペネベーカーらの研究（Pennebaker & Beall, 1986）では，健康な大学生を対象に，過去の心的外傷体験（この実験では，本人が主観的に強い精神的衝撃を受けた体験を広義の心的外傷体験ととらえている）について，1日15分間，4日間連続で筆記を求めた。その結果，一時的には精神的な動揺や生理的な覚醒が高まったが，より長期的な影響として，実験から6ヶ月後に測定された医療機関受診回数は減少した。

この知見に触発され，筆記開示に関する研究が数多く行われるようになった。効果が示された測定指標は，上述した病院の受診回数などにより測定される健康状態の他，心理的ウェルビーイング（Greenberg et al., 1996），学校への適応（Pennebaker et al., 1990），免疫機能の促進（Esterling et al., 1994）など多岐にわたる。また，こうした研究をまとめて筆記開示の健康増進効果について統計的に検討した研究（メタ分析）においても有効性が示唆されている（Smyth, 1998; Frattaroli, 2006）。

筆記開示による健康増進効果は，以下の2点に由来すると考えられている（Lepore & Smyth, 2002）。第1は，心的外傷体験（あるいはストレスフルな体験）に注意を向け，恐怖や苦痛をもたらし続けている記憶に馴れることである。第2は，当該経験の理解や洞察を深めたり，経験の意味をとらえ直したりする中で生じる認知の変化（認知的再体制化）である。これらのうち，前者は，安全な環境で心的外傷体験に向き合い，ネガティブな感情や問題行動を徐々に消去することを目指す曝露療法に，後者は，心的外傷体験によってネガティブな

方向に歪んだ認知を修正することを目指す認知行動療法に通じるところがある。つまり，筆記開示の健康増進効果のメカニズムは，上述したPTSD症状の改善に対して有効性が認められている治療法の主たる要素と整合している。

心的外傷体験に関する筆記開示法（筆記療法）は，認知行動療法による治療セッションの最中やホームワークとして補助的に利用されており，筆記開示法の治療的有効性を示唆する研究もある（Lange, 1996; Lange et al., 2001）。低コストで簡便に実施できるため筆記開示は治療場面への応用可能性を秘めた技法であるが，厳密に統制された実験室実験によって検討されてきた筆記開示の健康増進効果が，統制されていない実際の医療場面において適用されるのか，という一般化可能性の問題は慎重に検討する必要がある。治療への応用のために，どのような条件で高い効果が得られるかをより明らかにし，有効な筆記開示の手続きを確立していくことが望まれる。

3. 心的外傷体験からの回復

(1) 外傷後成長

心的外傷体験は，様々なストレス症状を引き起こし，我々の健康状態を悪化させる。しかし，ただ苦しく耐え難い思いをするばかりでなく，過酷な経験をきっかけに自分自身や他者との関係，ひいては人生観全体に対する見方が肯定的な方向へ変化することがある。このような危機的で困難な出来事に対処しようともがき苦しむ中でもたらされ得る変化を外傷後成長（post-traumatic growth: PTG）という。

PTGは5つの側面により整理されている（Tedeschi & Calhoun, 1996）。第1は，「他者との関係」に焦点が当てられた成長であり，人に対してより思いやりの心を持つようになるような変容である。第2は，「新たな可能性」が見出されるといった変容であり，その体験なしではあり得なかったような新しい道筋が出てくるという変化である。第3は，「人間としての強さ」の自覚であり，出来事後の苦悩やもがきの過程で，自分に対する自信が出てきたり，自らの強さが実感されたりすることを指す。第4は，「精神性的変容」であり，スピリチュアルな事柄への理解の深まりや，信仰心が強まるなどの宗教上の変容に関する

体験が含まれる。第5は，「人生に対する感謝」の念が生じることであり，命の大切さや日々の尊さに対する気付きなどが含まれる。

　アメリカ人を対象とした研究では上記5つの領域がそれぞれ同定されているが，日本人を対象とした研究では，「精神性的変容」と「人生に対する感謝」が分離されず（Taku et al., 2007），PTGの側面は国や文化によって異なる可能性も指摘されている。また，これら5側面の他に，例えば，大きな病気をした後に健康管理により気をつけるようになる，といった個々の体験に特有の様々な成長があると考えられる。

(2) 外傷後成長と関連する要因

　PTGは，心的外傷体験によって，それまでに持っていた価値観や信念が脅かされ，その再構築が必要となった結果としてもたらされると考えられている。つまり，自身の価値観が大きく揺さぶられ，それらが崩れてしまうような衝撃的な経験をし，もがき苦しみながら価値観や信念を積み上げ直す時にPTGが生じうる。PTGの生起プロセスの中では，誰かに話すこと（開示）と，出来事が自分にとってどのような意味を持つのかをとらえ直すことが重要な要因とされている。心的外傷体験の直後は，本人の意思によらず繰り返し考えてしまう侵入的思考（反芻）が生じやすい。しかし，適切なタイミングで安心できる相手と場所に恵まれて話をすることができると，自動的で侵入的であった思考が，意図的で熟慮的な思考に変化していき，体験から学んだことや体験の意味に目が向くようになるという。

　心的外傷体験に特有のストレス症状とPTGとの関連を検討した研究では，逆U字型の関係が報告されている。すなわち，ストレス症状が軽すぎる時も重すぎる時もPTGが生じる程度は低く，ストレス症状が中程度の時にPTGが最も大きく生じる（Calhoun & Tedeschi, 2006）。ストレス症状が軽い場合は，体験によって自身の価値観が揺さぶられる程度が低いためにPTGが生じにくい一方，ストレス症状が重い場合はあまりの精神的衝撃の強さのために肯定的な変容に至らないものと解釈されている。

(3) 心的外傷体験からの回復を支える要因

　心的外傷体験をしても全員が PTSD や ASD のように深刻な状態に陥るわけではない。大半の人は一時的にストレス症状で苦しんでも，大きな問題を呈することなく，回復や適応をしている。このように，同じような過酷な体験をしても，健康が著しく害される人もいればそうでない人もいる，という個人差を説明するために，レジリエンス（resilience）という概念が注目を集めている。レジリエンスとは，"困難で脅威的な状態にさらされることで一時的に心理的不健康の状態に陥っても，それを乗り越え，精神的病理を示さず，よく適応している"（小塩ら，2002）状態を指す概念である。簡単に言えば，レジリエンスは，心理的な傷つきや落ち込みから立ち直る回復力のことである。

　レジリエンスを規定する要因は，生得的な気質と関連の強い資質的レジリエンス要因と，発達の過程で後天的に身につけやすい獲得的レジリエンス要因とに大別される（平野，2010）。資質的レジリエンス要因には，将来に対して肯定的な期待を保持する「楽観性」，体調や感情をコントロールする「統御力」，積極性と忍耐力によって目標や意欲を持ちそれらを実行する「行動力」，他者との関わりを好む「社交性」という4つの要素が含まれる。獲得的レジリエンス要因には，問題を積極的に解決しようとする意志を持ち解決方法を学ぼうとする志向性を意味する「問題解決志向」，自分自身の考えや特性について理解と把握をする傾向を表す「自己理解」，他者の心理を認知的に理解あるいは受容しようとする「他者心理の理解」という3つの要素が含まれる。前者は持って生まれた特性であるが，後者は努力や教育によって高めることが可能な能力である。すなわち，困難な経験から立ち直り回復する力は，生まれ持った特性だけで決まるわけではなく，部分的にではあれ，誰しもが身につけ伸ばしていくことができる可能性がある。

　レジリエンスと PTG との関連を検討した研究では，両者の間に正の関連が見られ，この関連は PTSD 症状が軽い群よりも重い群において強いと報告されている（Duan et al., 2015）。レジリエンスが高いほど，つらい体験をした後の PTG がより強く現れ，この関連は，精神的衝撃が非常に強い体験をしたことがうかがわれる深刻なストレス症状を呈している時にさえ見られるのである。レジリエンスは，心的外傷体験の影響を受けない強さではなく，つらい体験を対

処しようともがき苦しむ過程を支え，PTGを促す要因であると考えられる。

　心的外傷体験の後にPTGが生じることは様々な文化圏で繰り返し確認されている。これは人間の可能性を示す重要な知見である。しかし，どの程度の期間が経過するとPTGが生じるのかは人によって様々であり，長い期間を経てもPTGの実感がない人もいる。耐え難い体験をし苦しみの最中にある人に対して，周囲の人々が過度に成長を期待し，「つらい体験から何かを学ぶべきだ」という態度をとるようなことがあれば，苦しんでいる人をさらに追い込む可能性があることは自覚しておきたい。

　心的外傷体験がもたらす影響について理解をし，苦しみを抱える人を支援するために，心理学や精神医学において様々な研究や臨床的実践が行われている。本章で紹介した知見はその一部であるが，耐え難い経験をした人をいかに支え助けることができるか，科学的知見に基づく検討が進むよう，さらなる研究が期待される。

引用文献

American Psychiatric Association (2013). *Diagnostic and statistical manual of mental disorders* (5th ed.): *DSM-5*. Washington, DC: American Psychiatric Association. (アメリカ精神医学会　髙橋三郎・大野　裕（監訳）（2014）. DSM-5 精神疾患の診断・統計マニュアル　医学書院)

Calhoun, L. G., & Tedeschi, R. G. (2006). *The handbook of posttraumatic growth: Research and practice*. Mahwah, NJ: Lawrence Erlbaum Associates Publishers.

Chemtob, C. M., Tolin, D. F., van der Kolk, B. A., & Pitman, R. K. (2000). Eye movement desensitization and reprocessing. In E. B. Foa, T. M. Keane, & M. J. Friedman (Eds.), *Effective treatments for PTSD: Practice guidlines from the Internationl Society for Traumatic Stress Studies* (pp. 139–154). New York: Guilford Press.

Davidson, P. R., & Parker, K. C. H. (2001). Eye movement desensitization and reprocessing (EMDR): A meta-analysis. *Journal of Consulting Clinical Psychology*, 69, 305–316.

Duan, W., Guo, P., & Gan, P. (2015). Relationships among trait resilience, virtues, post-traumatic stress disorder, and post-traumatic growth. *PLoS ONE*, *10* (5): e0125707. doi: 10.1371/journal.pone.0125707

Esterling, B., Antoni, M., Fletcher, M., Marguiles, S., & Schneiderman, N. (1994). Emotional disclosure through writing or speaking modulates Epstein-Barr virus

antibody titers. *Journal of Consulting and Clinical Psychology, 10*, 334-350.
Foa, E. B., Keane, T. M., Friedman, M. J., & Cohen, J. (2009). *Effective treatments for PTSD* (2nd ed.)*: Practice guidelines from the international society for traumatic stress studies*. New York: Guilford Press.
Frattaroli, J. (2006). Experimental disclosure and its moderators: A meta-analysis. *Psychological Bulletin, 132*, 823-865.
Greenberg, M. A., Wortman, C. B., & Stone, A. A. (1996). Health and psychological effects of emotional disclosure: A test of the inhibition-confrontation approach. *Journal of Personality and Social Psychology, 71*, 588-602.
Hatanaka, M., Matsui, Y., Ando, K., Inoue, K., Fukuoka, Y., Koshiro, E., & Itamura, H. (2010). Traumatic stress in Japanese broadcast journalists. *Journal of Traumatic Stress, 23*, 173-177.
畑中美穂・松井　豊・丸山　晋・小西聖子・高塚雄介 (2004). 日本の消防職員における外傷性ストレス　トラウマティック・ストレス, *2*, 67-75.
平野真理 (2010). レジリエンスの資質的要因・獲得的要因の分類の試み―二次元レジリエンス要因尺度 (BRS) の作成―　パーソナリティ研究, *19*, 94-106.
川上憲人 (2010). トラウマティックイベントと心的外傷後ストレス障害のリスク：閾値下PTSDの頻度とイベントとの関連　大規模災害や犯罪被害等による精神科疾患の実態把握と介入方法の開発に関する研究　平成21年度厚生労働科学研究費補助金（こころの健康科学研究事業）分担研究報告書, 17-25.
Keane, T. M., & Kaloupek, D. G. (1997). Comorbid psychiatric disorders in PTSD: Implications for research. *Annual New York Academy of Sciences, 21*, 24-34.
Kessler, R. C., Berglund, P., Demler, O., Jin, R., Merikangas, K. R., & Walters, E. (2005). Lifetime prevalence and age-of-onset distributions of DSM-IV disorders in the national comorbidity survey replication. *Archives of General Psychiatry, 62*, 593-602.
Kessler, R. C., Sonnega, A., Bromet, E., Hughes, M., & Nelson, C. B. (1995). Posttraumatic stress disorder in the national comorbidity survey. *Archives of General Psychiatry, 52*, 1048-1060.
金　吉晴（編）(2001). 心的トラウマの理解とケア　じほう
Lange, A. (1996). Using writing assignments with families managing legacies of extreme traumas. *Journal of Family Therapy, 18*, 375-388.
Lange, A., van de Ven, J. P., Schrieken, B., & Emmelkamp, P. (2001). Interapy. Treatment of posttraumatic stress through the Internet: A controlled trial. *Behavioral Research and Experimental Psychiatry, 32*, 73-90.
Lepore, S. J., & Smyth, J. M. (2002). *The writing cure: How expressive writing promotes health and emotional well-being*. Washington, DC: American Psychological Association.
松井　豊 (2011). 自分を守り，取材対象者を守る―ジャーナリストの惨事ストレスをどう

防ぐか　新聞研究, *720*, 54-57.
National Child Traumatic Stress Network and National Center for PTSD (2006). *Psychological first aid: Field operations guide* (2nd ed.). Los Angeles, CA: Author.
小塩真司・中谷素之・金子一史・長峰伸治 (2002). ネガティブな出来事からの立ち直りを導く心理的特性―精神的回復力尺度の作成―　カウンセリング研究, *35*, 57-65.
Pennebaker, J. W., & Beall, S. K. (1986). Confronting a traumatic event: Toward an understanding of inhibition and disease. *Journal of Abnormal Psychology, 95*, 274-281.
Pennebaker, J. W., Colder, M., & Sharp, L. K. (1990). Accelerating the coping process. *Journal of Personality and Social Psychology, 58*, 528-537.
Shapiro, F., & Maxfield, L. (2002). Eye movement desensitization and reprocessing (EMDR): Information processing in the treatment of trauma. *Journal of Clinical Psychology, 58*, 933-946.
Smyth, J. M. (1998). Written emotional expression: Effect sizes, outcome types, and moderating variables. *Journal of Consulting and Clinical Psychology, 66*, 174-184.
Taku, K., Calhoun, L. G., Tedeschi, R. G., Fil-Rivas, V., Kilmer, R. P., & Cann, A. (2007). Examining posttraumatic growth among Japanese university students. *Anxiety, Stress & Coping, 20*, 353-367.
Tedeschi, R. G., & Calhoun, L. G. (1996). The posttraumatic growth inventory: Measuring the positive legacy of trauma. *Journal of Traumatic Stress, 9*, 455-471.

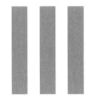

健康を取り巻く諸要因

第9章

生活習慣と社会的行動：喫煙・飲酒・食行動

西　信雄（1, 2節）／赤松利恵（3節）

　健康心理学では，健康に関連する行動を明らかにし，それらに対して治療や予防対策を行うが，習慣化する不健康行動には，社会性の強いものが多い。本章では，生活習慣として喫煙，飲酒，食行動を取り上げ，これらの健康問題の現状と治療や予防対策について紹介する。そして，社会性を伴うからこそ生じるこれらの健康問題に対して，健康心理学が行うアプローチと今後の課題について考える。

1. 喫　煙

（1）喫煙の現状

　喫煙は多くの生活習慣病の罹患，死亡の原因であり，禁煙はがん，循環器疾患，糖尿病，COPD（慢性閉塞性肺疾患）を中心とする非感染性疾患（Non-Communicable Disease: NCD）の予防に有効である。

　2014年の国民健康・栄養調査（厚生労働省）によると，現在習慣的に喫煙している者（20歳以上でたばこを毎日吸っている，または時々吸う日があると回答した者）の割合は男性が32.2%，女性が8.5%であり，近年低下傾向にある。年齢階級別に見ると，男性は30歳代と40歳代が44%で最も高く，女性は30歳代が14%で最も高かった。また，所得との関連では，現在習慣的に喫煙している者の割合は，世帯の所得が600万円以上の世帯員と比較して，男女とも200万円未満と200～600万円未満の世帯員で有意に高かった。

　喫煙による社会的損失については，医療経済研究機構（2010）が「喫煙者が一消費者として負担しきれずに喫煙者が属している共同体に負担させているコスト」を健康面，施設・環境面，労働力損失についてそれぞれ計算した結果，1

兆8千億円，2千億円，2兆4千億円の計4兆3千億円（2005年度）であった。また，参考値として計算している超過介護費および喫煙時間分の労働力損失を足し合わせると6兆4千億円であった。

(2) 喫煙対策の現状

　公衆衛生分野で初の国際条約である「たばこの規制に関する世界保健機関枠組条約」(Framework Convention on Tobacco Control: FCTC，以下，たばこ規制枠組条約）は，2003年5月の第56回世界保健総会で採択され，2005年2月に発効した。日本は2004年に批准しており，条約の発効と同時に日本における効力が発生した。

　日本が所属するWHO西太平洋地域では，2014年から2020年の非感染性疾患の予防と管理に関する戦略（World Health Organization Western Pacific Region, 2014）で，喫煙に対して非常に費用対効果の高い介入として次の施策を挙げている。

　①たばこ製品の物品税を上げることで，たばこ製品を入手しにくくする。

　②すべての屋内の職場，公共スペース，公共交通機関に完全な無煙環境を法的に作り出す。

　③効果的な健康の警告とマスメディアキャンペーンを通して人々に喫煙とたばこの煙の害を警告する。

　④すべての形式によるたばこ広告，販売促進，スポンサーシップを禁止する。

　日本では，健康日本21が2000年に開始された後，2003年5月に受動喫煙防止を盛り込んだ健康増進法が施行され，職場における受動喫煙対策や各自治体による路上喫煙禁止条例の施行等により喫煙率は低下してきた。

　健康日本21（第二次）（厚生科学審議会地域保健健康増進栄養部会，2012）では，①成人の喫煙率の減少（喫煙をやめたい人がやめる），②未成年者の喫煙をなくす，③妊娠中の喫煙をなくす，④受動喫煙の機会を有する者の割合の低下，の4つの目標が設定された。

　①は成人の喫煙率について，喫煙をやめたい人がやめることで減少を目指す目標項目である。ここでの喫煙率は，これまで合計100本以上，または6ヶ月以上たばこを吸っている（吸っていた）者のうち，「この1ヶ月間に毎日又はと

きどきたばこを吸っている」と回答した者の割合である．平成22年の現状値19.5％をもとに，喫煙者のうち，たばこをやめたいと回答した者（37.6％）がすべて禁煙した場合に到達する割合として目標値（平成34年度）は12％と設定された．②の現状値（平成22年）は中学1年生の男子1.6％，女子0.9％，高校3年生の男子8.6％，女子3.8％．③の現状値（平成22年）は5.0％であり，それぞれ目標値（平成34年度）は0％に設定された．④は日常生活で受動喫煙の機会を有する者の割合の低下を目指すもので，目標値（平成34年度）は行政機関と医療機関では0％，家庭で3％，飲食店で15％に設定されており，職場では目標値（平成32年）を受動喫煙のない職場の実現とされた．健康日本21（第二次）では，たばこ規制枠組条約に基づき，たばこ価格・税の引上げ，受動喫煙の防止，たばこの警告表示の強化，たばこ広告の包括的禁止，禁煙支援・治療の普及，未成年者への販売防止措置，リスクに関する教育・啓発等を今後も推進する必要があるとしている．

(3) 禁煙の治療

禁煙は，プロチャスカ（Prochaska, 1992）がステージモデル（the transtheoretical model）に基づき喫煙者が禁煙に至る行動過程を無関心期，関心期，準備期，実行期，維持期に分け，ステージによって禁煙に対する態度や行動が異なることを示したこともあり，健康心理学の研究テーマとしてしばしば取り上げられてきた（Otake & Shimai, 2001）．このステージモデルに基づき，喫煙の予防や禁煙の治療においてカウンセリング等の健康心理学的な介入が行われてきた（Otake & Shimai, 2003）．

ただ，喫煙の本質はWHOの国際傷害疾病分類第10版（ICD-10）において「精神作用物質による精神及び行動の障害」に分類されるニコチン依存症（F17.2）である．日本では2006年に健康保険の診療報酬にニコチン依存症管理料が新設された．これにより，喫煙によるニコチン依存症と診断された患者に医師がニコチン代替療法としての禁煙補助薬を処方できることとなった．さらに，2008年に経口禁煙補助薬としてバレニクリン（商品名チャンピックス®）が健康保険の適用となった．

医療機関が禁煙治療を実施するためには，敷地内禁煙，専任の看護師の配置，

呼気一酸化炭素濃度測定器の購入など厳しい施設基準が課せられ,「禁煙治療のための標準手順書」(日本循環器学会他, 2014) に沿って治療を行うことが求められている。なお,本標準手順書によると,健康保険等で禁煙治療のみを行った場合の自己負担額は,3割負担として8〜12週間で13,080円から19,660円程度であり,同期間に喫煙を続けた場合のたばこ代 (24,000円から36,000円) より安くなるとされている。

2. 飲　　酒

(1) 飲酒の現状

　飲酒は精神神経疾患や肝硬変,また種々のがんや循環器疾患など健康問題の原因となる一方,暴力や飲酒運転など社会問題の原因ともなる。

　2014年の国民健康・栄養調査 (厚生労働省) によると,飲酒習慣のある者 (20歳以上で週3日以上飲酒し,飲酒日1日当たり1合以上飲酒する者) の割合は,男性34.6%,女性8.2%であった。また,生活習慣病のリスクを高める量[1]を飲酒している者の割合 (20歳以上) は,男性が15.8%,女性が8.8%であり,年齢階級別に見ると男性では50歳代が最も高く23.8%,女性では40歳代が最も高く16.9%であった。

　なお,所得との関連では,生活習慣病のリスクを高める量を飲酒している者の割合は,世帯の所得が600万円以上の世帯員と比較して,男性では200万円未満の世帯員で有意に低く,女性では有意な差は見られなかった。

　アルコール関連問題の社会的損失を2008年のデータを用いて推計した結果,問題飲酒者の労働効率低下が2兆円,アルコールの害による早期死亡者の賃

---

1) 生活習慣病のリスクを高める飲酒量:清酒1合の純アルコール量が22gであることから,1日当たりの純アルコール摂取量で男性40g以上,女性20g以上を生活習慣病のリスクを高める飲酒量と定義し,以下の式で計算する。なお,1日5合以上の飲酒は,頻度にかかわらず,生活習慣病のリスクを高める量を飲酒しているとされる。
　　男性:「毎日×2合以上」+「週5〜6日×2合以上」+「週3〜4日×3合以上」+「週1〜2日×5合以上」+「月1〜3日×5合以上」
　　女性:「毎日×1合以上」+「週5〜6日×1合以上」+「週3〜4日×1合以上」+「週1〜2日×3合以上」+「月1〜3日×5合以上」

金喪失が1兆1千億円，アルコール起因疾患への医療費が1兆円等の計4兆1千億円であった（尾崎, 2012）。この額は，年間1兆5千億円程度の酒税収入よりも大きかった。

(2) 飲酒対策の現状

2010年5月の第63回世界保健総会で，「アルコールの有害な使用を低減するための世界戦略」（World Health Organization, 2011）が採択された。たばこ規制枠組条約のような法的拘束力は持たないものの，アルコール飲料の販売促進運動や価格政策（飲み放題の規制を含む），飲酒運転への対策など幅広い対策を加盟国に求めている。

WHO西太平洋地域における2014年から2020年の非感染性疾患の予防と管理に関する戦略（World Health Organization Western Pacific Region, 2014）で，有害なアルコール使用に対して非常に費用対効果の高い介入として次の施策を挙げている。

①商業的あるいは公共的なアルコールの入手しやすさを規制する。
②アルコールの広告と販売促進を制限あるいは禁止する。
③アルコール飲料の物品税を上げるなど価格政策を実施する。

健康日本21（第二次）では，①生活習慣病のリスクを高める量を飲酒している者の割合の減少，②未成年者の飲酒をなくす，③妊娠中の飲酒をなくす，の3つの目標が設定された。①については，現状値（平成22年）の男性15.3%，女性7.5%から約15%の低減を目指すため，目標値（平成34年度）は男性13%，女性6.4%と設定された。②の現状値（平成22年）は中学3年生の男子10.5%，女子11.7%，高校3年生の男子21.7%，女子19.9%であり，目標値（平成34年度）は0%に設定された。③の現状値（平成22年）は8.7%であり，目標値（平成26年）は0%に設定された。健康日本21（第二次）では，WHOの戦略（World Health Organization, 2011）を参考に，今後必要となる対策として①国民一般への情報提供，②教育の推進，③アルコール関連問題の早期発見と早期介入，④飲酒行動やアルコール関連問題等に対する調査・研究を挙げている。

なお，2013年12月にアルコール健康障害対策基本法が成立し，2014年6月に施行された。本法律では，アルコール健康障害の発生，進行および再発の各

段階に応じた防止対策を適切に実施するとともに，日常生活および社会生活を円滑に営むことができるように支援することを基本理念とし，飲酒運転，暴力，虐待，自殺等の問題に関する施策と有機的な連携を図ることとしている。

(3) アルコール依存症の治療

アルコール依存症等は，WHO の国際傷害疾病分類第 10 版（ICD-10）において「アルコール使用＜飲酒＞による精神及び行動の障害」（F10）に分類される。アルコール依存症の治療では，一生お酒を飲まない断酒の達成のため，通院・入院による身体疾患の治療および離脱症状への対処にあわせて，酒害教育，個人精神療法，集団精神療法などの心理社会的治療が行われる（アルコール依存症治療ナビの HP[2] より引用）。

まず，各都道府県・政令指定都市の精神保健福祉センターおよび全国の保健所では，アルコール関連問題の相談を受け付けている。また，WHO アルコール関連問題研究・研修協力センターである独立行政法人国立病院機構久里浜医療センターをはじめとする各地のアルコール専門医療施設において専門的な治療が受けられる。

アルコール依存症の治療薬として，これまでジスルフィラム（商品名ノックビン®），シアナミド（商品名シアナマイド）といった抗酒剤が用いられてきた。抗酒剤は服用中に飲酒すると不快な症状を引き起こすため断酒の継続に効果がある一方で，重症の肝硬変等がある場合は適応でなく，副作用により内服が継続しないという問題があった。2013 年 5 月に承認されたアカンプロサートカルシウム（商品名レグテクト®）は中枢神経系に作用し，飲酒に対する欲求を抑える断酒補助剤である。ただ，この新薬だけでも断酒を達成することは難しく，心理社会的治療と併用することとされている。

アルコール依存症の自助グループとして，断酒会や AA（アルコホーリクス・アノニマス）がある。断酒会は，公益社団法人全日本断酒連盟のもと全国各地の断酒会が組織化されており，参加者は実名を名乗って例会で体験を語り合う。断酒会は家族も参加が可能である。一方，AA は 1935 年に米国で開始

---

2) http://alcoholic-navi.jp/

された活動で，飲酒をやめたいと願うメンバーが組織を持たないグループに匿名で参加する。AA は原則として本人のみが参加する。

　アルコール依存症の心理社会的治療の介入法として，認知行動療法，動機づけ面接法，コーピングスキルトレーニングなどがある（厚生労働省 e-ヘルスネットの HP[3] より引用）。認知行動療法は，認知の歪みに気付いて認知のパターンや行動を変えることで最終的に飲酒行動も変えることを目標とする。動機づけ面接法は，クライアントの否認や抵抗のもととなる両価性（アンビバレンス）の探求と解決を図ることによって，クライエントのモチベーションを高めることをねらいとする。コーピングスキルトレーニングは，飲酒につながるような様々な状況やストレスに対しての適切な対処を考え，練習することによって，飲酒を避けることを目標とする。

3. 食 行 動

(1) 食行動の特徴

　食中毒を除き，1回の食行動が健康を害することはない。重要なのは日々繰り返される食習慣である。食行動について喫煙や飲酒行動にはない特徴を挙げると，まず，食行動は，がん，循環器疾患，糖尿病などの生活習慣病の原因になるだけでなく，「生きる」ために必要な習慣であるという点が挙げられる。「食べる」ことで，心臓が動き，体温が保たれている。摂取した食物のおかげで，我々の身体は作られ，思考できる。すべてのライフステージに関わる健康行動である。

　次に，食行動は，他の健康行動と異なり，行動変容の向かう方向性が複数あるという特徴がある。例えば，「タバコを止める」という健康行動では，「タバコ」という対象を「止める」という方向性が1つである。一方，食行動では食塩や脂質のように摂り過ぎてはいけない食品では「減らす」方向，野菜のような食品は「増やす」方向の目標が立てられる。食行動では，基本「止める」という目標はなく，「適量を守る」ことが目標になる。また，「食べる」行動の結果は，「美味しかった」という満足感や空腹が満たされた満腹感というポジティ

---

[3] https://www.e-healthnet.mhlw.go.jp/

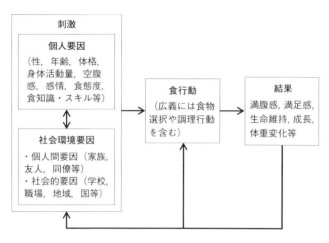

図 9-1　食行動を刺激による反応として考えたモデル

ブな結果が強いため，正の強化が働き，「止める」「減らす」方向への行動変容が難しい。例えば，食事量を減らすことにより，減量でき肥満が改善するというポジティブな結果はあるが，これは長期的な結果であり，短期的な結果である「満腹感」の方が食行動の刺激になりやすい。

　また，食行動の特徴として，対象となる「食物」があるという点が挙げられる。したがって，「食べる」という食行動の前には，「食物を選ぶ（食物選択）」という行動が必ずある。食物選択行動には，嗜好，見た目，値段といった食態度が影響するだけでなく，イライラしたら食べるといった感情や生理的欲求である空腹感が影響する。さらに，食行動には，社会環境要因が大きく影響する。地域に根づく伝統文化的な料理や行事食，近隣の飲食店や小売店の環境からの入手できる食物，メディアやソーシャルネットワークから入手する食や栄養に関する情報など，我々を取り巻く環境からの影響は大きい。さらに，「食べる」という食行動は，会食など社会的行動であることから，人間関係によっても変化する。

　以上の通り，食行動を刺激による反応として考えた場合，食行動には，多様な要因が絡んでいることが分かる（図 9-1）。食行動は，栄養や食の知識だけで成り立っているわけではないため，食行動の変容においては，栄養の専門家だけでなく，様々な専門のノウハウが必要であり，健康心理学の役割も必要であ

る。例えば，過食の原因がストレスの場合，ストレスマネジメントが必要になる。不合理な食信念があり，それが望ましくない食行動に影響しているのであれば，認知再構成が必要になる。「なぜ人によって，おいしさの感じ方が異なるのか」「なぜ，野菜を食べることを重要と思う人とそうでない人がいるのか」といった嗜好や食態度の理解にも，心理学の研究成果が役立つ。

(2) 現代社会における食生活や健康課題

　生命を維持し，健やかな成長と健康な心身の維持増進のためには，栄養バランスの整った適量を規則正しく食べることが基本となる。しかしながら，これが守られないのが現状である。現代社会における食生活や健康課題は，多様であり，ライフステージや社会環境によって異なる。ここでは，現代社会における主な食生活や健康課題を取り上げ，解説する。

1）偏　　食

　偏食は，ある特定の食べ物を好んで食べる，あるいは食べないといった食行動に偏りがある状態を指し，離乳期以降の子どもで課題となる食行動である。成長に問題が見られない限り，心配する必要はないが，保護者にとって，子育ての不安の原因になる。そこで，保護者は，「お菓子をそれ以上食べたらダメ」といった制限をかけたり，「野菜をもっと食べなさい」といった圧力をかけたりする。このような関わり方は，保護者の意思と反した行動や態度を導く。つまり，制限されるとその食べ物に対する子どもの欲求はさらに高くなり，圧力がかけられた食べ物を遠ざけようとする（Faith et al., 2004）。また，「野菜を食べたら，デザートを食べてよい」と，褒美を提示して，食べさせようとした場合も，圧力をかけた食べ物（この場合，野菜）の嗜好が低下することが報告されている（Birch et al., 1982）。

　保護者は偏食が継続するのではないかと心配し，偏食を改善させようとするが，偏食は変化し，成長とともに改善されることが多い。例えば，1歳半から3歳にかけて嫌いな食べ物があると回答した場合でも，半数はその食べ物が変化していた（會退ら，2013）。子どもの頃に無理やり食べさせられた記憶がある大学生は現在もその食べ物を食べないと回答した人が多かったという報告もある（Batsell et al., 2002）。子どもは，周囲の人の食行動の真似をすることが知られ

ていることから (Brown & Ogden, 2004), 強制的な言葉がけより, おいしそうに食べる姿を子どもに見せる方が効果的だと言える.

2) 孤　食

孤食とは, 一人で食事をすることであり, 個食と書かれる場合もある. しかし, 個食と書いた場合, 一緒に食べていても, 個々の食事が異なるという意味も含まれる. 孤食は食事内容と関連しており, 共食頻度が高い子どもは, 果物・野菜の摂取が多く, 炭酸飲料の摂取量が低いことが報告されている (Larson et al., 2007).

孤食は1990年代以降に問題視されてきた食行動である. 両親の共働きや食の多様化などのライフスタイルの変化から, 家族が揃って食事をすることが減ってきた. 孤食は家族とのコミュニケーションの場を減少させる. 食事は「楽しい」場であることを理解することは子どもにとって重要なことである. 子どもの頃の食卓を「楽しかった」と思い出す成人は, 野菜を摂取しており, バランスの良い食事をとっていた (Ainuki et al., 2013). したがって, 共食は重要であるが, どのように一緒に食べるかも大切である.

孤食の課題は, 近年は高齢者にまで及んでいる. 今後さらに, 高齢化する社会において, どのような対策をとるべきか考えなければならない.

3) 不規則な食事時間・欠食

ライフスタイルの変化の1つに夜型生活や睡眠時間の減少が挙げられ, これらは, 不規則な食事時間や欠食の原因となる. 中でも, 夕食時間が遅くなり, その影響で朝食を欠食するケースが多い. 夕食時間が遅くなる要因は, 子どもでは塾通い, 成人では残業時間の増加である. 遅い夕食が問題視されるのは, 肥満につながると考えられているからである. 例えば, 肥満者では夕食時間が遅い者が多いことが報告されている (Berg et al., 2009). しかしながら, 時間が遅いことが直接影響しているのではなく, 夕食時間が遅いと摂取量が増え, 体重増加につながるのではないかという考えもあり, 夕食時間と肥満との関連のエビデンスは確立されていない.

夕食時間が遅くなると摂取量が増える要因としては, 昼食からの時間が開き, 空腹感が強いことの他, 成人においては残業などのストレスが過食を導いている可能性もある. 夕食時間を21時以前と以降で分け, 主観的ストレスが高い

者と低い者の過食状況を調べたところ，21時以降の食事であっても主観的ストレスが低い者は，21時以前の者と同じであったが，主観的ストレスが高い者は夕食を食べ過ぎると回答した（Suzuki et al., 2015）。この研究結果からも，ストレスは，夕食の食べ過ぎを助長することが考えられる。食べ過ぎを減らすためには，夕食時間を早めるほか，残業を減らしたり，ストレスマネジメントも必要であることが分かる。

4）やせ・低栄養

現在，低栄養と過剰栄養が混在するダブルバーデン（double burden malnutrition, 栄養障害の二重苦）が世界で問題になっている。日本も例外ではない。日本における低栄養による痩せの課題は，大きく分け，若年女性と高齢者で見られるが，その原因は異なる。

思春期から青年期にかけ見られる若年女性の痩せの問題は，痩せ指向によるものである。「太ることがこわい」「食物のことで頭がいっぱいである」といった痩せ指向が深刻になると摂食障害になる危険性が高い。EAT（eating attitudes test）は，摂食態度を測り，摂食障害をスクリーニングする尺度の1つである（Garner & Garfinkel, 1979; 向井, 2001）。若年女性の痩せ指向の背景には，「痩せていることが良い」というボディイメージが社会によって作られていることが挙げられている。若年女性があこがれるモデルの体型は，彼女たちの体格に対する価値観を作る。

近年，若年女性の痩せの問題は，妊婦の健康・栄養問題にまで及んでいる。それは，痩せている妊婦から産まれる子どもは，低体重児であるが将来生活習慣病のリスクが高いことが報告されているからである。胎児の成長は，妊娠に気付く前から始まっているため，妊娠前からの食生活管理が大切である。

高齢者の痩せの問題は，1人暮らしによる，簡単な食事や惣菜や加工食品の利用の増加が原因とされている。高齢者の痩せに運動不足が加わると，ロコモティブシンドロームやフレイルといった機能低下状態の問題になる。「食べる」ことは「生きる」ことと言われるように，「食べたい」という気持ちと生きる意欲は相互に関係している。生きがいを持つことが健康的な食生活につながる。

5）肥　　満

肥満はメタボリックシンドロームや生活習慣病のリスクファクターであるこ

とから，肥満改善・予防は重要である。日本では，特に中高年男性で肥満が課題となっている。体重増加は，エネルギーの摂取と消費の不均衡によるものであり，飽食とモータリゼーションによる運動不足が原因として挙げられる。

肥満者は，空腹感という内的刺激より，食べ物が近くにある，匂いといった外的刺激によって食行動が起こる外発反応性が高いことが報告されている (Shachter, 1968)。いつどこでも食べる物が手に入る便利になった現代社会では外的刺激に弱い者は，刺激のコントロールを意識する必要があるであろう。しかしながら，食べることを我慢する（抑制的摂食）は，脱抑制といって抑制がとれた際，過食することが知られている (Hearman & Polivy, 1980)。

DEBQ (The Dutch Eating Behavior Questionnaire: Van Strien et al., 1986; 今田, 1994) と TFEQ (Three-Factor Eating Questionnaire: Stunkard & Messick, 1985; 足達ら, 1992) は，肥満者の食行動の傾向を測る尺度として，古くから知られている尺度である。DEBQには，外発的摂食，情動的摂食，抑制的摂食，TFEQには，自発的な食事制限，脱抑制，空腹感の下位尺度が含まれる。これらを用いて，食行動を把握することで，肥満の予防・改善に活用できる。

(3) 食習慣改善の取組み
1) 臨床的アプローチと予防的アプローチ

実際，望ましい食生活へのアプローチは，すでに健康課題を抱えている臨床的アプローチと健康維持増進を目的とする予防的アプローチがある。

臨床的アプローチは，主に病院やクリニックで行われる。疾患を抱えていることから，栄養相談など個別対応が中心となる。集団を対象としたものでは，糖尿病教室といった集団教室や摂食障害やアルコール依存症など同じ健康課題を抱えた患者が集まり（セルフヘルプグループ）において行われるグループカウンセリングがある。食や栄養に関しては，日本では，管理栄養士の資格を持った専門家がいるが，臨床の現場では，医師，看護師の他，健康心理士などのコメディカルスタッフとチームを組んであたることが多い。

予防的アプローチは，学校，職場などの組織や地域で行われる。日本には栄養教諭制度があり，各学校では食育年間計画が立てられ，学校給食を生きた教材として活用しながら，食育活動が行われている。成人を対象としたアプロー

チでは，日本ではメタボ健診と呼ばれる特定健康診査・特定保健指導があり，40歳以上の成人は健診を受け，リスクファクターが高い者は保健指導を受けなければならない。職場によっては，健康教室を開催したり，社員食堂においてヘルシーメニューを提供したりし，社員の健康維持増進を支援している。また，地域では保健センターが，住民の健康管理を支援している。乳幼児健診や自営業者，年金生活者の健康診査・保健指導を実施している。

近年，社会環境と健康の関連性が指摘され，教育的な取り組みだけでなく，環境的な取り組みも重視されてきている。つまり，知識があっても健康的な食事が入手できない環境であれば，実践できない。食環境整備は，食物へのアクセス（地域におけるヘルシーレストランの認定）と情報へのアクセス（栄養成分表示の義務化）の2つに分けられる。環境的な取り組みでは，制度や法的整備とあわせて，組織や地域全体で取り組む工夫が必要である。

2）行動科学の応用

食習慣の改善においても，行動科学の理論やモデル，概念，技法が応用される（表9-1）。しかし，他の健康行動と同じように，食行動でも活用できるとは限らない。モデルや理論と食行動の特徴をよく理解して，活用する必要がある。

表9-1 食習慣改善における行動科学の応用例

臨床的アプローチ
例：糖尿病患者を対象とした栄養相談
・余分な食物は買わないよう，買い物リストを作ることを勧める（刺激統制）
・食べたくなったら，温かいお茶を飲むよう，助言する（行動置換）
・目標が達成した時のごほうびを一緒に考える（オペラント強化）
・おやつの断り方を練習する（ロールプレイング）
・血糖値を測り，食事内容ともに記録するよう，勧める（セルフモニタリング）
・家族や友人に，減量することを宣言させる（行動契約）
・家族や友人に目標を説明し，協力してもらうよう，助言する（ソーシャルサポート）

予防的アプローチ
例：小学校における野菜摂取促進の食育活動
・食べられるようになった野菜を思い出させる（過去の成功体験）
・味見でもいいので，一度口にしてみるよう，進める（スモールステップ）
・苦手な野菜を克服した友人の話を聞く機会を作る（モデリング）
・コマーシャルを作らせることで，野菜のメリットを考えさせる（結果期待）

引用文献

足達淑子・藤井久仁子・山上敏子 (1992). 日本人における Three-Factor Eating Questionnaire による自発的な食事制限の特徴と減量との関係　行動療法研究, 18, 54–66.

Ainuki, T., Akamatsu, R., Hayashi, F., & Takemi, Y. (2013). Association of enjoyable childhood mealtimes with adult eating behaviors and subjective diet-related quality of life. *Jounal of Nutrition Education and Behavior, 45*, 274–278.

會退友美・赤松利恵・杉本尚子 (2013) 幼児期前期における嫌いな食べ物の質的変化に関する縦断研究　栄養学雑誌, 71, 323–329.

Batsell, W. R. Jr, Brown, A. S., Ansfield, M. E., & Paschall, G. Y. (2002). "You will eat all of that!" a retrospective analysis of forced consumption episodes. *Appetite, 38*, 211–219.

Berg, C., Lappas, G., Wolk, A., Strandhagen, E., Torén K., Rosengren A., Thelle D., & Lissner, L. (2009). Eating patterns and portion size associated with obesity in a Swedish population. *Appetite, 52*, 21–26.

Birch, L. L., Birch, D., Marlin, D. W., & Kramer, L. (1982). Effects of instrumental consumption on children's food preference. *Appetite, 3*, 125–134.

Brown, R., & Ogden, J. (2004). Children's eating attitudes and behaviour: A study of the modelling and control theories of parental influence. *Health Education Research, 19*, 261–271.

Faith, M. S., Scanlon, K. S., Birch, L. L., Francis, L. A., & Sherry, B. (2004). Parent-child feeding strategies and their relationships to child eating and weight status. *Obesity Research, 12*, 1711–1722.

Garner, D. M., & Garfinkel, P. E. (1979). The Eating Attitudes Test: An index of the symptoms of anorexia nervosa. *Psychological Medicine, 9*, 273–279.

Herman, C., & Polivy, J. (1980). Anxiety, restraint and eating behavior. *Journal of Abnormal Psychology, 84*, 666–672.

今田純雄 (1994). 食行動に関する心理学的研究 (3) ―日本版DEBQ 質問紙の標準化　広島修大論集, 34, 281–291.

医療経済研究機構 (2010). 禁煙政策のありかたに関する研究―喫煙によるコスト推計―報告書　医療経済研究・社会保険福祉協会医療経済研究機構

厚生科学審議会地域保健健康増進栄養部会 次期国民健康づくり運動プラン策定専門委員会 (2012). 健康日本21 (第2次) の推進に関する参考資料平成24年7月 Retrieved from http://www.mhlw.go.jp/stf/shingi/2r9852000002ddhl-att/2r9852000002ddxn.pdf (2016年5月2日)

厚生労働省健康局健康課 (2015). 平成26年国民健康・栄養調査結果の概要 Retrieved from http://www.mhlw.go.jp/file/04-Houdouhappyou-10904750-Kenkoukyoku-Gantaisakukenkouzoushinka/0000117311.pdf (2016年5月2日)

Larson, N. I., Neumark-Sztainer, D., Hannan, P. J., & Story, M. (2007). Family meals during adolescence are associated with higher diet quality and healthful meal patterns during young adulthood. *Journal of American Dietetic Association, 107,* 1502–1510.

向井隆代（2001）．人格障害と問題行動・日本版EAT-26　堀　洋道（監修）　心理測定尺度集Ⅲ—心の健康をはかる（適応・臨床）　サイエンス社

日本循環器学会・日本肺癌学会・日本癌学会・日本呼吸器学会（2014）．禁煙治療のための標準手順書　第6版　Retrieved from http://www.j-circ.or.jp/kinen/anti_smoke_std/pdf/anti_smoke_std_rev6.pdf（2016年5月2日）

Otake, K., & Shimai, S. (2001). Adopting the stage model for smoking acquisition in Japanese adolescents. *Journal of Health Psychology, 6,* 629–643.

Otake, K., & Shimai, S. (2003). Effects of stage-matched intervention against smoking acquisition: A thirteen-month follow-up study in junior high school. *Japanese Journal of Behavioral Medicine, 10,* 34–43.

尾崎米厚（2012）．アルコール関連問題の社会的損失の推計　平成23（2011）年度厚生労働科学研究費補助金疾病・障害対策研究分野循環器疾患・糖尿病等生活習慣病対策総合研究（わが国における飲酒の実態把握およびアルコールに関連する生活習慣病とその対策に関する総合的研究）

Prochaska, J. O., & DiClemente, C. C. (1992). Stages of change in the modification of problem behaviors. *Progress in Behavior Modification, 28,* 183–218.

Shachter, S. (1968). Obesity and eating: Internal and external cues differentially affect the eating behavior of obese and normal subjects. *Science, 161* (3843), 751–756.

Stunkard, A. J., & Messick, S. (1985). The three-factor eating questionnaire to measure dietary restraint, disinhibition and hunger. *Journal of Psychosomatic Research, 29,* 71–83.

Suzuki, A., Sakurazawa, H., Fujita, T., & Akamatsu, R. (2015). Overeating, late dinner, and perceived stress in Japanese workers Obesity Research & Clinical Practice. doi:10.1016/j.orcp.2015.08.005

Van Strien, T., Frijters, J., & Bergers, G. P. (1986). The Dutch Eating Behavior Questionnaire (DEBQ) for assessment of restrained, emotional, and external eating behavior. *International Journal of Eating Disorders, 5,* 295–315.

World Health Organization (2011). *Global strategy to reduce the harmful use of alcohol.* Geneva: World Health Organization.

World Health Organization Western Pacific Region (2014). Western pacific regional action plan for the prevention and control of noncommunicable diseases (2014-2020). World Health Organization.

第10章
睡眠と身体活動

福田一彦（1, 2節）／尼崎光洋・煙山千尋（3, 4, 5節）

　健康を維持する健康習慣として，睡眠不足や運動不足は健康リスクとされている。本章では，前半では睡眠を取り上げ，睡眠に関する基礎的な現象を学び，睡眠の乱れによって引き起こされる様々な健康問題とその対策について理解する。後半では，身体活動の現状と目標，評価法，身体活動量増加の必要性と健康増進のための介入研究について紹介する。これらを通して睡眠や身体活動における健康心理学的アプローチについて考える。

1. 睡眠とは何か

(1) 睡眠とは受動的な現象ではない

　睡眠は，複数の神経機構や内分泌機構が関わる複雑な過程であり，疲労の結果生じるような受動的で単純な活動停止状態ではない。疲労があろうとなかろうと一定の時間帯になれば睡眠が生じやすい状態が積極的に作られる。

　睡眠とは脳の中の睡眠（と覚醒）をコントロールする機構が脳の他の部分を睡眠（や覚醒）という状態に制御する，より積極的なプロセスにより生じている現象である。視床下部の後部から中脳にかけていわゆる「覚醒中枢」が存在し，視床下部の前部には「睡眠中枢」が存在する。これらの働きにより睡眠と覚醒状態が作られるが，それとは別にREM睡眠を制御している中枢が脳幹の中脳，橋，延髄に存在する。さらに，睡眠と覚醒の制御には，複数の液性のメカニズムが関与している。また，さらに睡眠と覚醒を含めた生体の状態の周期的な変化を，視床下部にある生物時計機構が制御している。このように睡眠（と覚醒）の出現には複数の機構が同時に複雑に関与しているのである。

(2) 睡眠の基礎的現象

睡眠の状態によって様々な電気生理学的指標が変化する。睡眠段階の国際判定基準（Rechtschaffen & Kales, 1968）では，睡眠段階を判定するために，最低限，中心部（C3もしくはC4）の脳波（EEG），眼球運動（EOG），オトガイ筋の筋電図（EMG）の電気生理学的指標を記録することが求められている。この基準に従って，睡眠は異なる段階に分類されている（図10-1）。覚醒時，安静閉眼状態でいる時には，頭頂部から後頭部を中心にしてα波（8〜13Hz）が出現する。眠気が強くなってくると，左右に振れる振り子状のゆっくりとした眼球運動（緩徐眼球運動 Slow Eye Movements: SEM）が生じる。次に連続して出現していたα波が断続的に生じるようになり，α波に代わってθ波（4〜7Hz）が出現するようになる。睡眠段階は20秒か30秒を1区間（epoch）として判定するが，α波の出現が，この1区間の半分を下回った場合に，その区間

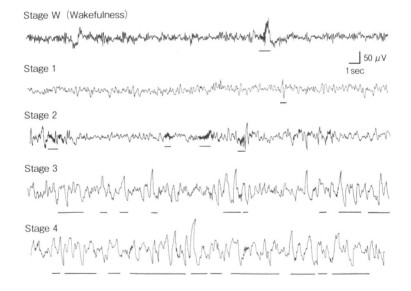

図10-1　各睡眠段階（NREM睡眠）の脳波（Rechtschaffen & Kales, 1968）
覚醒（Stage 1）の下線は体動による筋電図ノイズを示している。Stage 1 の下線は，頭頂部鋭波（瘤波），Stage 2 の下線は睡眠紡錘波，Stage 3 と 4 の下線は睡眠徐波を示している。

を睡眠段階1と判定する。睡眠段階1は，θ波を中心とした低振幅の脳波像を特徴とする。行動的にも睡眠の状態であり，脳波像も明らかに変化しているが，眠っていたことを自覚できない場合もある。また，睡眠段階の判定には用いられないが，この段階に特有の脳波として頭頂部鋭波（vertex sharp wave）もしくは瘤波（hump wave）と呼ばれる脳波がある。さらに睡眠の過程が進むと睡眠紡錘波（sleep spindle）やK複合波（K complex）と呼ばれる脳波が出現する。睡眠紡錘波かK複合波の出現をもって睡眠段階2と判定する。この段階になると起こされた場合には，眠っていたことをほとんどの人が自覚する。その後，周波数が低く振幅の大きな，いわゆる大徐波（high voltage slow wave）が出現するようになる。これらの中で周波数が2Hz以下で振幅が75μV以上の波の出現が判定区間の20%を超えた場合に，睡眠段階3と判定される。さらに，この大徐波が判定区間の50%を超えた場合に睡眠段階4と判定される。睡眠段階3と4を合わせて徐波睡眠（SWS: slow wave sleep）と呼ぶ。

　以上をまとめると，睡眠が「深く」なるほど脳波の徐波化が進むということができる。一方，これらの睡眠段階とは異質な睡眠段階が1つ存在する。脳波は睡眠段階1とよく似た低振幅の脳波像を示し，覚醒時のそれによく似た急速眼球運動（REMs: rapid eye movements）が出現する。これらの特徴からは覚醒状態に近い浅い睡眠であることがうかがわれるが，筋電図のレベルは他の睡眠段階よりもさらに低い値を示し，抗重力筋は弛緩する。急速眼球運動（REMs: rapid eye movements）を伴うことからレム（REM）睡眠と呼ばれる。この睡眠段階は1953年にシカゴ大学で見出された（Aserinsky & Kleitman, 1953）。この睡眠段階の発見によって，それまで見出されていた他の睡眠段階を総称して（REM睡眠以外の睡眠という意味で）ノンレム（Non REMもしくはNREM）睡眠と呼ぶようになった。

　このレム睡眠の時に実験参加者を覚醒させるとほぼ80%の確率で夢の報告が得られる。それ以外の睡眠段階（ノンレム睡眠）でも，夢の報告がないわけではないが，出現率は低く，その内容も夢というよりは思考様のものが多いとされる（Nielsen, 2000）。睡眠中は交感神経系の活動が低下するが，レム睡眠中は心拍数や呼吸数が上昇し，かつ変動が大きくなる。このことを「自律神経系の嵐」と呼ぶ。レム睡眠は約90分の周期で繰り返し出現するが，実際には1〜

2時間の範囲で変動し，その平均が約 90 分であるということであり，正確に 90 分で繰り返し出現するというわけではない。

徐波睡眠（睡眠段階 3+4）は，夜間睡眠の前半に集中して出現する。また，この出現量は睡眠の前の覚醒時間の関数であるとされる。一方，レム睡眠は睡眠の後半で出現量が増加し，明け方のレム睡眠は 1 時間以上持続するものも珍しくない。

(3) 生物リズムと睡眠

地球上のほとんどすべての生物には約 24 時間の周期を示すリズムが備わっている。この周期的な変化は時間的な手がかりのない恒常環境下でも持続することから，環境の 24 時間周期を反映したものではなく，生物内部の時計機構によって生み出されたものであることが分かる。このリズムは約 24 時間の周期を示すことから，サーカディアン（Circadian, 概日）リズムと呼ばれる。サーカディアンリズムは，環境の周期的変化がない場合でも持続するが，その周期は完全に 24 時間ではないため，環境の 24 時間周期から徐々にずれていく。この状態をフリーラン（free-run, 自由継続）と呼ぶ。この周期は動物種により異なっており，ヒトやラットのフリーラン周期は 24 時間よりも長いが，マウスのフリーラン周期は 24 時間よりも短いとされる。フリーランしている状態の動物に対して，時間的な手がかり（同調因子, Zeitgeber, synchronizer）を導入すると，それに対して同調するという性質がある。例えば，恒常明（constant light）条件で飼育しているラットに，24 時間中 2 時間だけ暗期を導入する（Light Dark 22:2）と，夜行性動物であるラットの活動は 2 時間の暗期に集中して現れるようになる。恒常環境下で自律的なリズムを継続する性質を自律性，時間的な手がかりに同調する性質を同調性と呼び，これらはサーカディアンリズムの基本的な性質とされる。

サーカディアンリズムは様々な同調因子に影響を受けるが，その中でも光による影響は非常に強いと考えられている。フリーラン状態の動物の夜の前半に相当する時間帯に光曝露を行うと，サーカディアンリズムの位相は後退するが，夜の後半から早朝に該当する時刻に光曝露を行うと位相は逆に前進する。

サーカディアンリズムは，ほとんどすべての細胞に存在する複数の時計遺

伝子の働きにより，身体の様々な器官に時計機構があると考えられるが，それらを統御する主時計（master clock）と考えられるのが視交叉上核（SCN: suprachiasmatic nucleus）である。視交叉上核は視床下部に存在し，視神経からの側枝により外界の光の情報を受け取っている（網膜視床下部路，retinohypothalamic tract）。また，錐体や桿体などの視細胞とは別に，網膜上にある網膜神経節細胞のうち1〜2%が光感受性を持ち（内因性光感受性網膜神経節細胞，ipRGC: intrinsically photosensitive retinal ganglion cells），特に短波長（460〜480nmにピーク）のいわゆるブルーライトに反応することが知られている（Berson et al., 2002）。ヒトは他の動物よりも強い数千ルクスという高照度の光に反応すると，かつては言われてきたが，100ルクス程度の低い照度の光に対しても用量依存的に反応することが明らかにされている（Boivin et al., 1996）。また，上述のipRGCの働きにより短波長の光に対して特に反応性が高いことなどが明らかにされてきている。

このように，短波長の光は我々の生物リズムに顕著な影響を及ぼす。しかし，現在の日本の住宅には，ブルーライトを多く含む「白くて明るい」照明が使われており，明らかに睡眠を夜型化させることに寄与していると考えられる。日本では当たり前の白くて明るい夜の室内照明は，欧米の住宅では皆無である。住宅の照明条件についてもっと真剣に改善することを議論すべきだろう。

生物時計は様々な生体現象のサーカディアンリズムに影響を与えているが，生物時計の影響を強く受ける現象と，比較的生物時計の支配から自由な現象とが存在する。例えば，深部体温やREM睡眠，ホルモンの中でもリズム依存性のホルモンと呼ばれるコルチゾールやメラトニンの日内変動は生物時計の強い支配を受け，交代勤務などで昼夜逆転の生活をしてもすぐに同調するわけではない。これに対して睡眠覚醒リズム自体は，深部体温などと比較すると生物時計の強い支配を受けているわけではない。これらの体内のリズム現象は通常同期して生じるが何らかの理由によって同期が外れるといわゆる内的脱同調（internal desynchronization）と呼ばれる状態となり，様々な問題の原因となる。

2. 睡眠と健康

(1) 睡眠の乱れによる健康への被害

　先に述べたように，一般には睡眠の量的な側面が健康に関して議論されることが多く，しかも，睡眠不足が問題にされることが多い。たしかに，特に我々日本国民に関しては，世界的に睡眠時間が極端に少ない国民であるとされており，日本において，睡眠不足の問題が中心に議論されるのは仕方のないことであろう。しかし，では睡眠の量が少ないことが問題で，睡眠は多くとることが望ましいのかというと，必ずしもそうではない。図10-2は，睡眠時間の長さと死亡に対するリスクとの関係に関するデータ（Kripke et al., 2002）であるが，

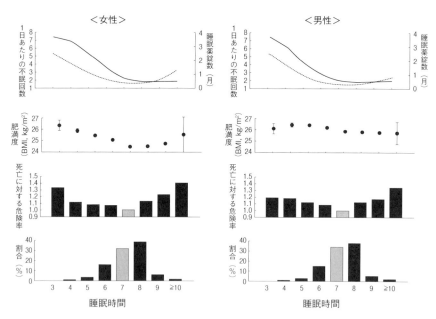

図10-2　睡眠時間の長さと不眠，肥満度，死亡リスク

左側が女性（636,095名），右側が男性（480,841名）のデータ。上から，申告された不眠の割合と，1ヶ月あたりの服用している睡眠薬の錠数（1段目）。肥満度（BMI: Body Mass Index）（2段目）。7時間台の睡眠時間と比較した場合の死亡に対する危険率（3段目）。それぞれの睡眠時間の人数比（4段目）死亡に対するリスクは，睡眠時間が短い場合だけではなく，長い場合にも上昇することが分かる（Kripke et al., 2002）。

睡眠時間が短い場合だけではなく，睡眠時間が長い場合でも死亡に対するリスクは上昇する。このような関係は，日本を含め，多くの国で確認されており普遍的な現象であると考えられる。さらに同様の関係は睡眠時間と動脈硬化のリスク因子との間にも認められる（Kaneita et al., 2008）。

このように，睡眠は単純な量で割り切れる現象ではない。睡眠にはその背景のメカニズムとして，生物時計の存在を無視することはできない。睡眠は疲労の結果受動的に生じる現象ではなく，疲労していようがいまいが，夜の時間帯になれば覚醒していようとしても眠ってしまい，昼間に努力して眠ろうとしても夜の時間帯に比較すれば中々眠ることができないものである。睡眠の量が極端に少ない場合も極端に多い場合にも同じような問題が生じることは，その背景として睡眠覚醒リズムの乱れが両者に存在すると考えられるのではないだろうか。睡眠覚醒リズムの乱れによって起こる問題は非常に多い。乳がんのリスクは，人工放射線の被曝量の多い医療従事者よりも交代制勤務者で高いという研究成果もあり（Moser et al., 2006），また，男性のがんである前立腺がんのリスクは，日勤者に比較して，固定夜勤の場合で1.5倍から2倍，交代制勤務者の場合は3倍という研究もある（Kubo et al., 2006）。世界保健機関のがん研究機関であるIARC（International Agency for Research on Cancer）は2007年にがんのリスクファクタの1つとして交代性勤務をリストに加えている（Straif et al., 2007）。

不眠はうつ病の随伴症状とかつては考えられてきたが，不眠症状はしばしばうつの発症よりも先行することが知られており（Johnson et al., 2006），随伴症状というよりは，むしろ重要なリスクファクタの1つであると考えられるようになっている。例えばある研究ではうつ病の症状がなく，抗うつ剤の服用経験のない555名の一般人を対象に，終夜睡眠ポリグラフを行い，不眠症状とうつ症状についての質問紙調査を実施し，この4年後にうつ症状を発症しているかどうかを調べたところ，不眠に関する症状を頻繁に訴えていたものほど，4年後のうつ病の発症率が高かった（Szklo-Coxe et al., 2010）。このように，睡眠の問題を解決することが，うつの予防として寄与する可能性があるのである。

また，不登校（Fukuda & Hozumi, 1987）や認知症の問題行動（Ancoli-Israel et al., 2003; Okawa et al., 1991）（家庭内暴力，徘徊など）と睡眠覚醒リズムの間

に密接な関係があることが知られ，睡眠覚醒リズムを正常化することで，これらの症状を軽減できることが知られている。また，思春期の子どもたちは，睡眠不足を補ったり，夜に勉強するために，夕方に長い仮眠をとることが多いが，このような習慣を持つ生徒は，そうでない生徒よりもむしろ日中の眠気は強く，精神症状も悪化している。この背景には，そうすることで，睡眠覚醒リズムをかえって乱していることが原因として考えられる（Fukuda & Ishihara, 2006）。

(2) ではどうすれば良いのか

　一般の人たちの睡眠と健康との関係についての考え方とは，先に述べたように，量的に「足りているか」どうかという視点でのみ議論されていると言ってよいだろう。その結果，普段足りていない睡眠を補おうとして，日中などに長い睡眠をとったり，週末に朝寝坊をして睡眠時間を確保しようとする「戦略」をとることが多い。しかし，この「健康戦略」は，健康に寄与するどころか，睡眠覚醒リズムを乱すこととなり，かえって心身の健康を阻害している。このようなことが生じることの背景としては，一般の人たちの中に，睡眠（と覚醒）を生物リズムの制御下にある現象としてとらえる考え方が浸透していないことが考えられる。睡眠覚醒リズムを後退（夜更かし朝寝坊化）させたり，睡眠と覚醒の夜と昼のリズムのメリハリを低下させたりする行為がいかに健康を阻害しているかという知見と，睡眠と覚醒の習慣を規則的にすることの大切さを伝えていくことが重要であると考える。即効性は期待できないが，現在，低下している喫煙率や，子どもの未治療歯の数なども，このような地道な努力によって実ったものである。啓発活動を怠ることなく継続することが重要であろう。

3. 身体活動の現状と目標

(1) 身体活動とは

　身体活動と運動は，同義語のように使用される場合もあるが，学術的には明確に分けられている。身体活動の定義には，カスパーソンら（Casperson et al., 1985）の定義をはじめ様々あるが，日本では厚生労働省（2013）の「健康づくりのための身体活動基準2013」の中で，次のように定義している。身体活動

（physical activity）とは，「安静にしている状態よりも多くのエネルギーを消費する全ての動作」を意味する。この身体活動は，「生活活動」と「運動」に分けられ，生活活動とは，「日常生活における労働，家事，通勤・通学等」の活動であり，運動とは，「体力（スポーツ競技に関連する体力と健康に関連する体力を含む）の維持・向上を目的とし，計画的・継続的に実施される」活動のことを意味する。

（2）日本の身体活動の現状と目標

ところで，実際に日本人はどのくらいの身体活動をしているのだろうか。日本において，「週7回以上」運動・スポーツを実施している子どもの割合は，4-9歳で49.8%であり，10-19歳で35.5%であった（笹川スポーツ財団，2015a，2015b）。一方で，過去1年間に全く運動・スポーツを行わなかった子どもは，4-9歳で3.7%であり，10-19歳で13.2%であった。4-9歳の子どもの半数が定期的に身体を動かしているのに対し，10代では定期的に身体を動かす割合が減少している。こうした傾向は，大学生において顕著に現れる。例えば，日本の小中高校生では，少なくとも週1回程度の身体を動かす体育授業の時間が確保されているのに対し（文部科学省，2008a，2008b，2009），大学では一部の大学を除いて，体育は選択科目の扱いになっている。そして，運動部活動・サークルに所属しない大学生は余計に運動・スポーツを実施する機会を失い，約4-6割の大学生が運動・スポーツをしていない状況が報告されている（相澤ら，2014；望月ら，2013）。そのため，大学生で運動習慣を身に付ける働きかけが各大学に求められる。

日本の成人以降の身体活動における現状としては，平成26年国民健康・栄養調査の報告によれば（厚生労働省，2016），運動習慣者[1]の割合は，男性31.2%，女性25.1%であり，年齢階級別に見ると，その割合が最も低いのは，男性では30歳代（13.1%），女性では20歳代（10.1%）であった。一方，運動習慣者の割合が最も高いのは，男女ともに70歳以上（男性42.6%，女性36.3%）であった。また，歩数の状況は，平均歩数は男性7,043歩，女性6,015歩であり，男性の歩

---

[1] 国民健康・栄養調査では，運動実施時間が1回あたり30分以上，運動の実施頻度が週2回以上，運動の実施期間が1年以上継続している者を運動習慣者と定義している（厚生労働省，2016）。

数だけこの10年間で有意に減少していた．年齢階級別に見ると，平均歩数が最も低いのは，男女ともに70歳以上（男性5,276歩，女性4,195歩）であった．一方，平均歩数が最も高いのは，男性では30歳代（8,488歩），女性では20歳代（7,028歩）であった．これらの報告では，運動習慣という観点でとらえると20歳代や30歳代の運動が不足しているように思えるが，歩数という活動を合わせて考えると，20歳代や30歳代の身体活動が不足しているとは言い難い．このように，運動という一側面だけでとらえるのではなく，身体活動という幅広い概念で人の活動をとらえることが必要である．

なお，健康日本21（第2次）では，身体活動を重点的な対策を実施する必要のある課題としてとらえ，身体活動（生活活動・運動）に関する目標を定めている．具体的には，日常生活における1日あたりの歩数の増加（約1,500歩），運動習慣者の割合の増加（約10％増加），住民が運動しやすいまちづくり・環境整備に取り組む自治体数の増加（47都道府県）を目標としている（厚生労働省，2012）．年代別の詳しい歩数と運動習慣者の割合の目標値については，「健康日本21（第2次）の推進に関する参考資料（厚生労働省，2012）」を参照してほしい．

(3) 推奨される身体活動量

推奨される身体活動量は，各国によって定められており，世界的な基準は，WHO（2010）「健康のための身体活動に関する国際勧告」に定められている．WHOが推奨する健康づくりのための身体活動レベルの一部を紹介すると，5-17歳では，「1日当たり60分の中‐高強度の身体活動を毎日行うこと」，18-64歳では「週あたり150分の中強度有酸素性身体活動，または，週あたり75分の高強度有酸素性身体活動，または，同等の中‐高強度身体活動を組み合わせた身体活動を行うこと」，65歳以上では「筋力トレーニングは週2回以上，大筋群を使うトレーニングをすること」と定められている．

日本で推奨される身体活動量の基準は，厚生労働省（2013）の「健康づくりのための身体活動基準2013」によれば，18-64歳の日常生活で体を動かす身体活動（生活活動・運動）の基準は，「強度が3メッツ以上の身体活動を23メッツ・時／週[2)]行う．具体的には，歩行またはそれと同等以上の強度の身体活動

を毎日60分行う」としている。また，スポーツや体力づくり運動で身体を動かす運動基準は，「強度が3メッツ以上の運動を4メッツ・時/週行う。具体的には，息が弾み汗をかく程度の運動を毎週60分行う」としている。65歳以上の身体活動（生活活動・運動）の基準は，「強度を問わず，身体活動を10メッツ・時/週行う。具体的には，横になったままや座ったままにならなければどんな動きでもよいので，身体活動を毎日40分行う」としている。

　現段階では，健康づくりのための身体活動基準2013において，18歳未満の定量的な身体活動量の基準が定められていない。そこで，公益財団法人日本体育協会の子どもに特化した身体活動量に関わるガイドラインであるアクティブ・チャイルド60minを参照すると，「子どもは，からだを使った遊び，生活活動，体育・スポーツを含めて，毎日，最低60分以上からだを動かしましょう」とし，子どもにおける身体活動量の推奨量を定めている（日本体育協会，2010）。また，文部科学省（2012）の幼児期運動指針によれば，「幼稚園，保育所などに限らず，家庭や地域での活動も含めた一日の生活全体の身体活動を合わせて，幼児が様々な遊びを中心に，毎日合計60分以上，楽しく体を動かすことが望ましい」としている。

　このように，各世代ごとに推奨される身体活動量が異なるが，一体，その身体活動量をどのように評価・測定したら良いのだろうか。

4. 身体活動の評価法

(1) 身体活動の評価の必要性

　日常生活におけるヒトの総消費エネルギー量は，50-70%が基礎代謝量，7-10%が食物摂取による食事誘発熱産生が占め，残りは身体活動量によって決

---

2) メッツ・時とは，運動強度の指数であるメッツに運動時間を乗じたものである。メッツ (MET: metabolic equivalent) とは，身体活動におけるエネルギー消費量を座位安静時代謝量（酸素摂取量で約3.5 ml/kg/分に相当）で除したものである。酸素1.0リットルの消費を約5.0kcalのエネルギー消費と換算すると，1.0メッツ・時は体重70kgの場合は70kcal，60kgの場合は60kcalとなる。このように標準的な体格の場合，1.0メッツ・時は体重とほぼ同じエネルギー消費量となるため，メッツ・時が身体活動量を定量化する場合に用いられる。なお，歩行が3メッツ，ラジオ体操第1が4メッツである。詳しくは，「健康づくりのための身体活動基準2013」を参照して欲しい。

まる（Ravussin & Bogardus, 1992）。身体活動によるエネルギー消費量は，一日当たりの総消費エネルギー量の平均30％程度であり，運動が総消費エネルギー量に占める割合は小さく，エネルギー消費量は運動以外の身体活動が大部分を占めている（田中，2008）。すなわち，運動をして，日常生活でも活動的な人ほど総消費エネルギー量が高いことになる。

身体活動の評価法は，身体活動によって消費されるエネルギー量を計測することが中心的に行われてきた。代表的な方法として，ヒューマンカロリーメーター（Human Calorimeter），二重標識水法（Doubly labeled water method），呼気ガス分析による酸素摂取量測定法（例えば，ダグラスバック[3]法），心拍数法，歩数などを機器によって推定する推定法，日誌法や質問紙法などがある（LaPorte et al., 1985; 李ら，2000；内藤，2001; Paffenbarger et al., 1993；辻岡，1997）。身体活動の評価法にはそれぞれ特徴があり，研究者は，それぞれの評価法の使用目的や実施にかかるコスト等の条件に応じて適切な評価法を採用している。このような評価法を用いる1つの理由として，例えば，身体活動を増加させるための働きかけ，いわゆる介入を行った際に，その介入に効果があるのかを科学的に検証するために評価法が必要となる。ここでは，よく用いられている身体活動の評価法である質問紙と機器による推定法について紹介する。

(2) 質問紙法

簡便さや経済的な理由から，対象者数が多い大規模調査の場合によく用いられる方法が質問紙法であり，数多くの身体活動質問票が存在する（Chinapaw et al., 2010; Forsén et al., 2010; 李ら，2000; 内藤，2001; Pereira et al., 1997; van Poppel et al., 2010; 辻岡，1997）。代表的なものとして，全世界的に統一された基準で身体活動量を評価するために，従来の身体活動に関する質問を参考に国際標準化身体活動質問票（International Physical Activity Questionnaire: IPAQ）（Craig et al., 2003）が作成され，その後，世界標準化身体活動質問票（Global Physical Activity Questionnaire: GPAQ）（Bull et al., 2009）が作成された。IPAQは，平均的な1週間における高強度および中等度の身体活動を行

3）呼気を貯留するための大きな袋。

う日数および時間を質問するものである。仕事中，移動中，家庭内，レジャータイムなどの生活場面別に質問する Long Version と，強度別のみで質問する Short Version の 2 種類がある（村瀬ら，2002）。IPAQ の日本語版は，Web で公開されている[4]。また，GPAQ の日本語版も作成されている（井上ら，2016）。

(3) 機器による推定法

　身体活動量を機器によって推定する代表的な方法には，歩数を測定しつつ，歩行時だけでなく，日常生活など様々な活動を測定することが可能な 3 次元の加速度計を内蔵した活動量計が主流である。活動量計は軽量で小型であり，その形状は，腰装着型，腕時計やリストバンドの腕装着型，鞄や衣服のポケットに入れるポケットイン型があり，これらは不快感が少なく装着することができる。

　活動量計では，内蔵されている加速度計に基づいて活動強度を推定しているので，機種間によって加速度と活動強度との関係式が異なり，加速度計の種類によって推定の方法，ひいては推定精度に大きな違いがある（田中，2009）。幅広く利用されている活動量計（例えば，Yamax 製 SW-200，スズケン製生活習慣記録機ライフコーダ）を用いると，これまでの研究の知見と比較検討しやすい。ただし，研究者向けの活動量計であると，比較的に価格が高価であるため，大規模な調査での利用は難しい。

5. 身体活動量増加の必要性

(1) 身体活動不足の健康へのリスク

　定期的な運動をはじめ，身体活動が病気予防や健康増進につながる一方で，身体活動が不足すると健康を害することが報告されている。例えば，WHO（2010）の「健康のための身体活動に関する国際勧告」によると，身体活動が不足している状態である「身体活動不足」が全世界の死亡に対する危険因子の第 4 位であった。日本では，生活習慣病による死亡に寄与する危険因子としては，

---

4) http://www.tmu-ph.ac/pdf/short_version_usual_week.pdf（2016 年 4 月 25 日アクセス）

身体活動不足は喫煙，高血圧に次いで3番目の危険因子として報告されている（Ikeda et al., 2012）。また，健康に対するリスクとしては，身体活動不足は肥満や喫煙に匹敵すると報告がなされ（Lee et al., 2012），身体活動不足は「パンデミック（世界的な大流行）」であるとの報告もある（Kohl et al., 2012）。こうした現状を踏まえ，世界的にも身体活動を増進する仕掛けづくりが必要である。

(2) 身体活動がもたらす有用性と健康増進のための介入

定期的な運動をはじめ，身体活動が生活習慣病の発症リスクおよび総死亡率を予防・改善する事が多くの研究により明らかとなっている（Lee et al., 2012）。例えば，身体活動量が少ない人を基準とした場合，身体活動量が多い人では，男性では0.80倍，女性では0.69倍に死亡リスクが低下することが報告されている（Inoue et al., 2008）。その他には，うつ病の改善といったメンタルヘルスの向上にも効果的である（武田・内田，2013）。さらに，運動の促進・継続が医療費の削減につながることが報告されている（長野経済研究所，2014）。このように身体活動は健康に寄与する行動である。

健康に寄与することが報告されている身体活動を促進させるためには，自己効力感などの心理社会的要因に働きかける必要がある（尼崎・煙山，2013；尼崎ら，2014）。例えば，身体活動に関するニューズレターを閲覧することにより，身体活動の実施に対する自己効力感が高められ，さらには，身体活動の試行や継続につながることが報告されている（島崎ら，2014）。また，環境要因に働きかけることでも身体活動が促進される。例えば，小学生が授業の合間にある休み時間で使用するボールなどの遊具を提供するだけでも身体活動の促進に貢献することが報告されている（石井ら，2015）。これらのように，日常生活をわずかに変化させるアプローチだけでも，身体活動が促進されるのである。

引用文献

相澤勝治・斎藤　実・久木留　毅（2014）．大学生における運動習慣の実態調査　専修大学スポーツ研究所紀要, 37, 35-41.

尼崎光洋・煙山千尋（2013）．大学生における身体活動へのHealth Action Process Approachの適用　スポーツ心理学研究, 40, 125-137.

尼崎光洋・煙山千尋・森 和代（2014）. Health Action Process Approach を用いた勤労者の運動量の検討　健康心理学研究, 27, 53-62.

Ancoli-Israel, S., Gehrman, P., Martin, J. L. Shochat, T., Marler, M., Corey-Bloom, J., & Levi, L. (2003). Increased light exposure consolidates sleep and strengthens circadian rhythms in severe Alzheimer's disease patients. *Behavioral Sleep Medicine, 1*, 22–36.

Aserinsky, E., & Kleitman, N. (1953). Regularly occurring periods of ocular motility and concomitant phenomena during sleep. *Science, 118*, 361–375.

Berson, D. M., Dunn, F. A., & Takeo, M. (2002). Phototransduction by retinal ganglion cells that set the circadian clock. *Science, 295*, 1070–1073.

Boivin, D. B., Duffy, J. F., Kronauer, R. E., & Czeisler, C. A. (1996). Dose-response relationships for resetting of human circadian clock by light. *Nature, 379*, 540–542.

Bull, F. C., Maslin, T. S., & Armstrong, T. (2009). Global Physical Activity Questionnaire (GPAQ): Nine country reliability and validity study. *Journal of Physical Activity & Health, 6*, 790–804.

Caspersen, C. J., Powell, K. E., & Christenson, G. M. (1985). Physical activity, exercise, and physical fitness: Definitions and distinctions for health-related research. *Public Health Reports, 100*, 126–131.

Chinapaw, M. J., Mokkink, L. B., van Poppel, M. N., van Mechelen, W., & Terwee, C. B. (2010). Physical activity questionnaires for youth: A systematic review of measurement properties. *Sports Medicine, 40*, 539–563.

Craig, C. L., Marshall, A. L., Sjöström, M., Bauman, A. E., Booth, M. L., Ainsworth, B. E., ...Oja, P. (2003). International physical activity questionnaire: 12-country reliability and validity. *Medicine and Science in Sports and Exercise, 35*, 1381–1395.

Forsén, L., Loland, N. W., Vuillemin, A., Chinapaw, M. J., van Poppel, M. N., Mokkink, L. B., ...Terwee, C. B. (2010). Self-administered physical activity questionnaires for the elderly: A systematic review of measurement properties. *Sports Medicine, 40*, 601–623.

Fukuda, K., & Hozumi, N. (1987). A case of mild school refusal: Rest-activity cycle and filial violence. *Psychological Reports, 60*, 683–689.

Fukuda, K., & Ishihara, K. (2006). Evening naps and delayed night-time sleep schedule typically found in Japanese adolescents is closely related with their daytime malfunctioning. *Sleep and Biological Rhythms, 2*, S45–S46.

Ikeda, N., Inoue, M., Iso, H., Ikeda, S., Satoh, T., Noda, M., ...Shibuya, K. (2012). Adult mortality attributable to preventable risk factors for non-communicable diseases and injuries in Japan: A comparative risk assessment. *PLoS Medicine, 9*, e1001160.

Inoue, M., Iso, H., Yamamoto, S., Kurahashi, N., Iwasaki, M., Sasazuki, S., ...Japan Public Health Center-Based Prospective Study Group. (2008). Daily total physical activity level and premature death in men and women: Results from a large-scale population-based cohort study in Japan (JPHC study). *Annals of Epidemiology, 18,* 522-530.

井上　茂・中田由夫・大河原一憲・岡　浩一朗・小熊祐子・高田和子・田中茂穂・田中千晶 (2016). プロジェクト研究の概要とGPAQ日本語版の作成　体力科学, *65,* 155.

石井香織・高橋亮平・青柳健隆・間野義之・岡　浩一朗 (2015). 休み時間の用具提供による小学校児童の身体活動推進の効果　日本健康教育学会誌, *23,* 299-306.

Johnson, E. O., Roth, T., & Breslau, N. (2006). The association of insomnia with anxiety disorders and depression: Exploration of the direction of risk. *Journal of Psychiatric Research, 40,* 700-708.

Kaneita, Y., Uchiyama, M., Yoshiike, N., & Ohida, T. (2008) Associations of usual sleep duration with serum lipid and lipoprotein levels. *Sleep, 31,* 645-652.

Kohl, H. W. 3rd., Craig, C. L., Lambert, E. V., Inoue, S., Alkandari, J. R., Leetongin, G., ...Lancet Physical Activity Series Working Group. (2012). The pandemic of physical inactivity: Global action for public health. *Lancet, 380,* 294-305.

厚生労働省 (2012). 健康日本21 (第二次) の推進に関する参考資料 Retrieved from http://www.mhlw.go.jp/bunya/kenkou/dl/kenkounippon21_02.pdf (2016年4月25日)

厚生労働省 (2013). 健康づくりのための身体活動基準2013 Retrieved from http://www.mhlw.go.jp/stf/houdou/2r9852000002xple-att/2r9852000002xpqt.pdf (2016年4月25日)

厚生労働省 (2016). 平成26年国民健康・栄養調査報告書 Retrieved ffrom http://www.mhlw.go.jp/bunya/kenkou/eiyou/dl/h26-houkoku.pdf (2016年4月25日)

Kripke, D. F., Garfinkel, L., Wingard, D. L., Klauber, M. R., & Marler, M. R. (2002). Mortality associated with sleep duration and insomnia. *Archives of General Psychiatry, 59,* 131-136.

Kubo, T., Ozawa, K., Mikami, K., Wakai, K., Fujino, Y., Watanabe, Y., ...Tamakoshi, A. (2006). Prospective cohort study of the risk of prostate cancer among rotating-shift workers: Findings from the Japan collaborative cohort study. *American Journal of Epidemiology, 164,* 549-555.

LaPorte, R. E., Montoye, H. J., & Caspersen, C. J. (1985). Assessment of physical activity in epidemiologic research: Problems and prospects. *Public Health Reports, 100,* 131-146.

Lee, I. M., Shiroma, E. J., Lobelo, F., Puska, P., Blair, S. N., Katzmarzyk, P. T., & Lancet Physical Activity Series Working Group (2012). Effect of physical inactivity on major non-communicable diseases world-wide: An analysis of burden of disease and life expectancy. *Lancet, 380,* 219-229.

李　廷秀・川久保　清・原田亜紀子・小林廉毅 (2000). 疫学調査における身体活動量評価

法　日本循環器管理研究協議会雑誌, 35, 116-124.
望月知徳・桑原　潤・富田寿人（2013）.大学生の生活習慣,運動実施状況及びスポーツ情報への接触形態に関する調査研究　静岡理工科大学紀要, 21, 83-93.
文部科学省（2008a）.小学校学習指導要領 Retrieved from http://www.mext.go.jp/component/a_menu/education/micro_detail/__icsFiles/afieldfile/2010/11/29/syo.pdf（2016年4月25日）
文部科学省（2008b）.中学校学習指導要領 Retrieved from http://www.mext.go.jp/a_menu/shotou/new-cs/youryou/chu/__icsFiles/afieldfile/2010/12/16/121504.pdf（2016年4月25日）
文部科学省（2009）.高等学校学習指導要領 Retrieved from http://www.mext.go.jp/component/a_menu/education/micro_detail/__icsFiles/afieldfile/2011/03/30/1304427_002.pdf（2016年4月25日）
文部科学省（2012）.幼児期運動指針　幼児期運動指針ガイドブック Retrieved from http://www.mext.go.jp/a_menu/sports/undousisin/1319772.htm（2016年4月25日）
Moser, M., Schaumberger, K., Schernhammer, E., & Stevens, R. G.（2006）. Cancer and Rhythm. *Cancer Causers Control, 17,* 483-487.
村瀬訓生・勝村俊仁・上田千穂子・井上　茂・下光輝一（2002）.身体活動量の国際標準化―IPAQ日本語版の信頼性,妥当性の評価　厚生の指標, 49, 1-9.
長野経済研究所（2014）.スポーツ政策調査研究（スポーツの経済効果に関する調査研究）調査報告書　平成26年度長野経済研究所
内藤義彦（2001）.日常生活における身体活動量の評価『質問紙による身体活動量評価法』（特集：身体活動量評価の現状と意義）　運動疫学研究, 3, 7-17.
Nielsen, T. A.（2000）A review of mentation in REM and NREM sleep: 'Covert' REM sleep as a possible reconciliation of two opposing models. *Behavioral and Brain Sciences, 23,* 851-866.
日本体育協会（監修）　竹中晃二（編）（2010）.アクティブ・チャイルド60min.―子どもの身体活動ガイドライン―　サンライフ企画
Okawa, M., Mishima, K., Hishikawa, Y., Hozumi, S., Hori, H., & Takahashi, K.（1991）. Circadian rhythm disorders in sleep-waking and body temperature in elderly patients with dementia and their treatment. *Sleep, 14,* 478-485.
Paffenbarger, R. S. Jr., Blair, S. N., Lee, I. M., & Hyde, R. T.（1993）. Measurement of physical activity to assess health effects in free-living populations. *Medicine and Science in Sports and Exercise, 25,* 60-70.
Pereira, M. A., FitzerGerald, S. J., Gregg, E. W., Joswiak, M. L., Ryan, W. J., Suminski, R. R., ...Zmuda, J. M.（1997）. A collection of Physical Activity Questionnaires for health-related research. *Medicine and Science in Sports and Exercise, 29,* S1-205.
Ravussin, E., & Bogardus, C.（1992）. A brief overview of human energy metabolism and

its relationship to essential obesity. *The American Journal of Clinical Nutrition, 55*, 242S–245S.

Rechtschaffen, A., & Kales, A. (1968). *A manual of standardized terminology, techniques and scoring system for sleep stages of human subjects*. Brain Information Service/Brain Research Institute, University of California.

笹川スポーツ財団（2015a）．子どものスポーツライフ・データ 2015―4〜9 歳のスポーツライフに関する調査報告書　笹川スポーツ財団

笹川スポーツ財団（2015b）．青少年のスポーツライフ・データ 2015―10 代のスポーツライフに関する調査報告書　笹川スポーツ財団

島崎崇史・竹中晃二・加藤光典・吉澤真理子（2014）．地域住民の身体活動・運動実施を支援するヘルス・コミュニケーション介入の効果検証―スモールチェンジ方略を用いた検討　SSF スポーツ政策研究, *3*, 142-149.

Straif, K., Baan, R., Grosse, Y., Secretan, B., Ghissassi, F. E., Bouvard, V., Altieri, A., Benbrahim-Tallaa, L., & Cogliano, V. (2007). Carcinogenicity of shift-work, painting, and fire-fighting. *The Lancet Oncology, 8*, 1065–1066.

Szklo-Coxe, M., Young, T., Peppard, P. E., Finn, L. A., & Benca, R. M. (2010). Prospective associations of insomnia markers and symptoms with depression. *American Journal of Epidemiology, 171*, 709–720.

武田典子・内田　直（2013）．うつ病運動療法の現状と展望　ストレス科学研究, *28*, 20-25.

田中茂穂（2008）．運動・身体活動と公衆衛生（5）：日常生活における生活活動評価の重要性　日本公衆衛生雑誌, *55*, 474-477.

田中茂穂（2009）．総論 エネルギー消費量とその測定方法　静脈経腸栄養, *24*, 1013-1019.

辻岡三南子（1997）．身体活動量―その評価方法と健康への影響　慶應保健研究, *15*, 10-18.

van Poppel, M. N., Chinapaw, M. J., Mokkink, L. B., van Mechelen, W., & Terwee, C. B. (2010). Physical activity questionnaires for adults: A systematic review of measurement properties. *Sports Medicine, 40*, 565–600.

World Health Organization. (2010). Global recommendations on physical activity for health. Retrieved from http://whqlibdoc.who.int/publications/2010/9789241599979_eng.pdf（2016 年 4 月 25 日）（国立健康・栄養研究所（2010）．健康のための身体活動に関する国際勧告（WHO）日本語版 Retrieved from http://www0.nih.go.jp/eiken/programs/kenzo20120306.pdf（2016 年 4 月 25 日））

第11章
女性の健康

廣川空美

　女性の方が男性よりも長生きである，というのは世界的にほぼ一貫して見られる事実である。そして，日本は女性の平均寿命が世界有数の長寿国である一方で，健康寿命との差が大きいことには注意しなければならない。また，女性のライフサイクルによって健康状態が変化することにも目を向けなければならない。がんや循環器疾患など死亡につながる重篤な疾患では，男性中心に話題が取り上げられがちであるので，本章においては，女性の健康問題について概説する。

1. 女性の健康問題

　日本の近年の主要な死因別死亡率（平成26年度）を見ると，男性では，全体と同じく，悪性新生物（がん）が1位，心疾患が2位，3位が肺炎，4位が脳血管疾患となっている（厚生労働省，2016）。それに対して女性では，1位，2位は同じだが，3位が脳血管疾患，4位が老衰で，肺炎は5位である。これは，女性の方が長寿であることの反映でもあるが，対応するべき健康問題に違いがあることを意味する。

(1) 女性特有の疾病
　女性の健康問題を取り上げる時に，身体的器官として女性に特有の疾患と，女性に多い疾患とに区別することができる。まず，はじめに女性特有の疾患を見ていく。図11-1は平成26年度患者調査による女性特有の身体疾患の推計患者数（対千人）の年次推移を示している。図11-1から，近年，女性の不妊症，更年期症状，月経障害，子宮頸部の異形成の患者数が増加傾向にあることが分

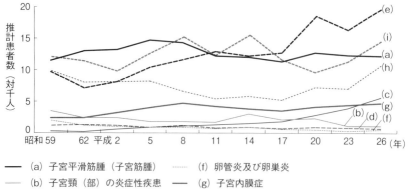

- (a) 子宮平滑筋腫（子宮筋腫）
- (b) 子宮頸（部）の炎症性疾患
- (c) 子宮頸（部）の異形成
- (d) 無月経
- (e) 女性不妊症
- (f) 卵管炎及び卵巣炎
- (g) 子宮内膜症
- (h) 月経障害
- (i) 閉経期及びその他の閉経周辺期障害（更年期症状）

図 11-1　女性特有の身体疾患の年次推移 （厚生労働省，2016）

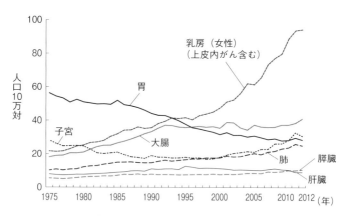

図 11-2　女性におけるがんの部位別年齢調整罹患率の年次推移
（国立がん研究センターがん対策情報センター，2015）

かる。女性の不妊症の患者数が増加傾向にある点については，近年の晩婚化や30〜40歳代の出生率が上昇していることに関連していると考えられる。

　図11-2のがんの部位別年齢調整罹患率の年次推移を見ると，乳がんの罹患率が年々上昇していることが分かる。また，子宮がんの罹患率は1990年ごろまでは減少傾向にあり，それ以降は横ばいであったが，2000年以降上昇傾向に

ある。女性のがんの部位別の年齢調整死亡率では，近年，1位が大腸，2位が肺，3位が胃であるが，乳がんの死亡率は上昇傾向にあり，子宮がんの死亡率も近年緩やかな上昇傾向にある。

(2) 女性に多い身体疾患

　女性の方が男性よりも長生きだということは，時代や場所，また人間以外の動物にも共通する一方，病気の罹患率は女性の方が男性よりも高いことが指摘されている（Short et al., 2013）。これは，全般的には，女性が男性よりも多く罹るのは重篤な疾患ではなく，慢性的な疾患である割合が高いと考えると分かりやすい。

　厚生労働省の患者調査の主な傷病の総患者数で，女性が男性よりも割合が多い疾病は，脂質異常症（高脂血症）や骨折，気分障害や認知症であった（厚生労働省, 2016）。その他関節リウマチや全身性エリテマトーデスといった自己免疫疾患も女性に多く見られる疾患である（Darnall & Suarez, 2009）。

　自己免疫疾患は，免疫システムが自己とそうでないものとを区別できず，自分の体の細胞を攻撃するような自己抗体を作りだしてしまう疾病である。女性が高い頻度で罹患していることや，発症の年齢分布が活発な生殖活動や閉経期の時期と一致していることから，女性ホルモンが原因であるとの指摘もある（Chrisler, 2001）。

2. 女性に多い精神疾患や心身の不調

(1) 精神疾患

　精神医学領域の疾患における性差では，うつ病の生涯有病率については，女性が男性の約2倍高いとされている。不安障害全般についてのアメリカにおける疫学調査によると，男性では25.4%に対し女性では36.4%で，日本の調査では男性6.9%に対し女性では10.2%であった（吾妻ら, 2011）。パニック障害は，アメリカでは男性3.1%に対し女性6.2%，日本では男性0.7%，女性1.1%，心的外傷後ストレス障害（PTSD）はアメリカで男性3.6%，女性9.7%，日本では男性0.4%，女性1.1%と女性に多く見られている（吾妻ら, 2011）。統合失調症の生涯

有病率はアメリカにおいては1.3%，日本においては0.6%とされている（川上・堤, 2007）。世界各国の調査や報告書から，統合失調症の平均の生涯発症率は0.7%であると報告されており，男性が女性の1.4倍高いが，有病率に性差はなく，発症年齢が男性の方が女性よりも早いことが知られている（橋本ら, 2011）。パーソナリティ障害の有病率については，男性では妄想性，反社会性，自己愛性，統合失調型，強迫性パーソナリティ障害が多いが，女性では境界性，演技性，依存性パーソナリティ障害が多いとされる（中尾, 2011）。また，アルツハイマー型認知症の有病率，罹患率はともに男性より女性の方が高いことが知られている。アメリカの推計有病率は男性で7.05%，女性で11.48%とされている（光田ら, 2011）。日本の全国調査による65歳以上人口における推計認知症有病率は15.7%と報告されており，高齢化の影響を受けて高くなっている。中でもアルツハイマー型認知症が最も多く65.8%であり，その有病率は女性が男性の1.4倍であるとされている（朝田, 2013）。

(2) 女性の心身の不調

女性の健康において，月経は無視することができない。女性の心身の不調は，月経周期や，妊娠，閉経などの変化によって生じる場合も少なくない。以下では，これらの生理的変化と，それに伴う心身の不調について解説する。また，これは生理的現象であるだけではなく，女性の社会文化的役割に関連している点についても理解しておく必要がある。

1) 月経周期と心身の不調

初経を迎える年齢は12歳ごろとされており，このころになると脳下垂体からのホルモン分泌が促進され，卵巣の機能が活性化し，血中のエストロゲン濃度が高くなる。月経周期は，月経の初日から次の月経の前日までが1周期となる。まず視床下部からの性腺刺激ホルモン放出ホルモン（GnRH）が脳下垂体に作用して，2種類の性腺刺激ホルモン（ゴナドトロピン）を放出する（川瀬, 2006）。このうち卵胞刺激ホルモン（FSH）の作用で卵巣内の原始卵胞が発育し，1個が成熟卵胞になる。この成熟卵胞が，卵胞ホルモン（エストロゲン）を分泌し，子宮内膜が増殖する。一方の黄体刺激ホルモン（LH）の作用で成熟卵胞から排卵が起こる。排卵後に，卵胞は黄体という組織に変化し，黄体ホル

モン（プロゲステロン）を分泌する。プロゲステロンの作用で子宮内膜が厚くなり，受精卵が着床できる準備をする。しかし，排出された卵が受精しなかった場合，着床が起こらず，子宮内膜が不要になり，血液とともに排出される。これが月経である（図11-3）。

女性の方が男性よりも不安・気分障害が多い傾向があることは述べたが，この性差が見られるようになるのが12歳より少し前ごろであることが示されている（Kessler, 2003）。また，月経前3～10日頃に精神症

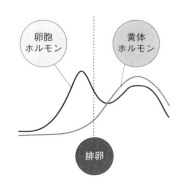

図11-3　女性ホルモンの分泌量変化
（安達，2003）

状や身体症状が起こり，月経開始することで消失するといった月経前症候群（premenstrual syndrome: PMS）が見られる（川瀬，2006）。主な精神症状は抑うつ感や不安，イライラ感で，主な身体症状には乳房のはり，腹部の膨満感，頭痛や四肢のむくみなどである。

2）妊娠・出産・育児と心身の健康

妊娠維持には主にエストロゲン，プロゲステロンと蛋白ホルモンであるヒト絨毛性ゴナドトロピン（hCG），ヒト胎盤ラクトーゲン（hPL）が働く（定月ら，2012）。まず，受精卵が着床する子宮内膜では，プロゲステロンの作用で受精卵を受け入れやすくする。hCGは卵巣で黄体を刺激し，妊娠黄体へと変化させる。妊娠初期の妊娠12～13週頃では妊娠黄体からエストロゲンやプロゲステロンが分泌されるが，これらは徐々に胎盤から分泌される。胎盤からはhCGやhPLも分泌され，hPLは乳腺の増殖や胎児の発育を助ける。エストロゲンのエストロン（E1）やエストラジオール（E2）も胎盤から分泌され，妊娠末期にかけて増加する。高レベルのエストロゲンやプロゲステロンは，子宮などに変化をもたらし，分娩準備を整える役割がある。

分娩で胎盤が体外に排出されると，胎盤から分泌されていたエストロゲンとプロゲステロンは急激に減少する（定月ら，2012）。分娩後，プロゲステロンやエストロゲン濃度が低下することにより，プロラクチンが乳腺に活発に働きかけ乳汁の生産を始める。乳児の吸う刺激によって視床下部を刺激し，下垂体後

葉からオキシトシンが分泌される。このオキシトシンが子宮を収縮させる作用があり，子宮を元の状態に復元する助けとなる。

出産数日後（特に3日後）に涙もろさや抑うつ感，不安や睡眠障害などの精神症状と頭痛，疲労感などの身体症状が観察されることがある。こういった症状はマタニティー・ブルーズ（maternity blues）と呼ばれているが，精神科診断では疾患とはみなされず，産褥期特有の神経内分泌変動と関連した一過性の内分泌精神症候群と考えられている（岡野, 2004）。

しかし，退院後も症状が持続し，産後うつ病に移行する場合がある。産後うつ病は産後に生じる代表的な疾患であり，性ホルモンや甲状腺ホルモンなどの神経内分泌との関連が示唆されている一方，精神疾患の既往歴や社会的資源の少なさ，望まない妊娠などの心理社会的要因がリスク要因になることも指摘されている（岡野, 2004）。

産後は育児という新たな役割を担うため，育児ストレスや育児不安など，育児が母親のウェルビーイングの低さや心身の不健康状態に影響することが，これまで様々な研究から指摘されてきた（McLanahan & Adams, 1987; 佐藤ら，1994）。しかしながら近年，育児が持つポジティブな側面に焦点を当てた研究も行われている。例えば，親にとって育児は日常生活での他の活動に比べてポジティブ感情や人生の意義を強める要因であり（Nelson et al., 2013），育児という経験を通して主観的幸福感が高まることが示唆されている（Nelson et al., 2014）。

3）閉経と心身の不調

卵巣機能の完全な停止が閉経であるが，日本人における閉経年齢の中央値は50.54歳，10パーセンタイル値45.34歳，90パーセンタイル値56.34歳と報告されている（高松・小川, 2011）。この閉経を中心とした生殖期から老年期への移行を更年期と呼ぶ。閉経前2～8年にわたり，卵胞期の延長を主体とする月経周期の延長があり，FSH値の上昇とエストロゲンの低下を認めるようになり，月経の12ヶ月以上の停止がある場合，閉経と診断される。

閉経前後に起こるのぼせや発汗などの血管運動神経障害症状を中心とする自律神経失調症状や，情緒不安定・うつ状態などを中心とする精神神経症状のような不定愁訴を総称して，更年期障害としている。発症要因には，エストロゲ

ンの低下の他に，社会心理的な要因があるとされている。すなわち，更年期障害の症状には人種差・文化差が見られ，社会・文化的な違いが影響していると指摘されている。例えば，日本人女性は欧米人女性に比べ，更年期の血管運動神経障害症状を訴える頻度が少なく（Lock, 1994），その理由の1つに，大豆製品を含む栄養摂取が関連している可能性が指摘されている（Nagata et al., 1998）。

エストロゲンは骨の形成を促進し，骨吸収を抑制する働きがあるため，エストロゲン低下は骨量の減少につながる（高松・小川, 2011）。閉経とともに骨粗しょう症のリスクが高くなる。また，エストロゲンは，脂質代謝・血圧調節・糖代謝などの動脈硬化の危険を低下する作用を持つ。そのため，エストロゲンの低下は，LDLコレステロールの上昇と，HDLコレステロールの低下，中性脂肪を上昇させる。このことにより閉経後の女性において脂質異常症，高血圧症や肥満などの頻度が増加する（秋下, 2010）。さらに，エストロゲンは，脳血流量の増加や，記憶・認知機能などと関連することが知られている。これらの結果，閉経後の女性では，骨粗しょう症，心筋梗塞や脳梗塞などの動脈硬化性疾患，さらにアルツハイマー病の発症が増加する（秋下, 2010）。

3. 女性の疾病予防と健康増進

厚生労働省は女性の平均寿命と健康寿命の差が大きいこと，ライフサイクルによる健康の変化などに注目し，女性の健康支援対策事業を推進している（厚生労働省, 2009）。その目的は，一人ひとりの女性が自らの健康に目を向け，日常生活の中や保健・医療サービスの利用を通じて主体的な健康づくりを実践できるよう支援し，その効果を評価し，女性の健康づくりを推進するための具体的かつ効果的な対策を図ることとしている。

都道府県や保健所を設置する市の136自治体には，(1) 思春期から30歳代における健康支援事業，(2) 中高年期（特に更年期とその前後に重点）における健康支援事業，(3) 女性のがん（子宮がん（子宮頸がんや子宮体がん），乳がんおよび卵巣がん等）支援事業に関する取り組みの実施を委託している。思春期から30歳代の女性を対象にした取り組みでは，月経周期や妊娠出産，適切な栄

養摂取や身体活動の重要性,「やせすぎ」による健康リスク等の女性の健康づくりに関する情報の提供や健康教育に焦点が当てられている。中高年期の女性を対象にした取り組みでは,更年期の女性に多い健康上の悩みや問題に対処するための知識の提供や健康教育に焦点が当てられている。女性のがんに関しての取り組みでは,子宮頸がんの細胞診やマンモグラフィによる乳がん検診の受診率向上を図るための啓発活動,がんについての理解を深めるための重点的な健康教育や健康相談等に焦点が当てられている。

(1)"やせ"と食行動の問題

平成26年度国民健康・栄養調査における女性の年代と肥満・やせの割合について示しているのが図11-4である。肥満(BMI≧25)の割合は50歳代以降増加している一方,やせ(BMI<18.5)の割合が最も多いのが15〜19歳で年齢とともに割合が低下する。一部の国を除くと国際的に肥満者の割合は男性よりも女性の方が多い傾向にあるが(WHO, 2015),日本人の若年層(10歳代〜20歳代)の女性においては「やせすぎ」による健康への影響が懸念されている。

1998年に実施された食行動異常の全国調査においては(大野・玉腰, 1999),神経性無食欲症の有病率は0.083〜0.119%,神経性大食症の有病率は0.043〜

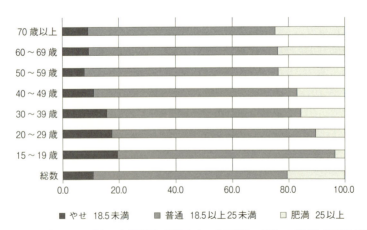

図11-4 女性のBMIの状況―年齢階級,肥満度(BMI)別割合―総数15歳以上〔妊婦除外〕
(厚生労働省, 2016)

0.059%と推定され，5年間の間に4倍に増加しているとされる。これらの食行動異常は90%が女性に見られており（大野・玉腰，1999），身体的な影響として無月経や低体温，乳房萎縮，精神的な影響としては抑うつ感や対人関係の不良，ヒステリー，引きこもり，自殺念慮などが多く見られることが示されている（中井ら，2002）。食行動異常を引き起こす2大誘因として，ストレス（特に対人関係のストレス）とダイエット行動が指摘されている（中井ら，2002）。

　女性の痩身願望はボディイメージ（自分自身の体型に対する知覚）の歪みに関連しているが，その根底には女性特有の体型の変化を気にする思春期の女性の心理と，細身のモデルに細い服を着させるような服飾業界の販売戦略の影響がある（鈴木，2014）。このようなメディアからの影響だけでなく，両親や仲間との関係性によって食行動異常が引き起こされることが指摘されており（Quiles Marcos et al., 2013），女性の心理や社会文化的な背景を考慮する必要がある。

(2) 喫煙と飲酒の問題

　女性の喫煙率の年次推移を見ると，全体的には減少傾向にあるが，20歳～50歳代の女性は60歳代以上の女性よりも喫煙率が高く，若年層で喫煙が増えてくる可能性が懸念される。妊娠中の喫煙率については，日本の法律では喫煙が禁止されている。最も若い15歳～19歳の喫煙率が10%を超えている（厚生労働省，2016）。

　妊娠中の喫煙により，出生時の新生児体重が軽くなることが指摘されており，健康日本21（第2次）の目標においても，妊娠中の喫煙をなくすことが挙げられている。また，家庭において，パートナーからの受動喫煙を受ける者の割合を低下させることも目標として掲げられている。

　女性の飲酒行動の年次推移を示したのが図11-5である。全体的に増加傾向にあるが，20歳代の女性の飲酒は減少している。アルコール吸収と代謝には性差がある（増井ら，2006）。体重に対し同量のアルコールを摂取した場合，血中アルコール濃度は女性の方が高くなる傾向にあり，依存症に発展する期間も男性よりも短いとされる。これは，女性の胃粘膜におけるアルコール脱水素酵素の活性や，体内の水分比が男性よりも低いことから説明されている。

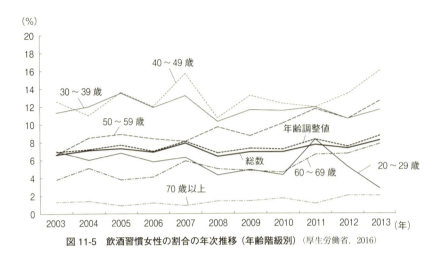
図 11-5 飲酒習慣女性の割合の年次推移（年齢階級別）（厚生労働省, 2016）

妊娠中の飲酒の調査データでは，ほぼ全年代で10%未満である。母親が妊娠中に飲酒した場合，子どもの出生時体重が低く，分娩異常や出産異常も多く見られ，出生後の子どもの発達の遅れや神経過敏，不登校などの心理的問題などが飲酒していない母親と比べて多いことが指摘されている（増井ら, 2006）。妊婦の飲酒による胎児性アルコール症候群（Fetal Alcohol Syndrome）の子どもは，出生後に広範囲な中枢神経系の障害を持っていることが明らかになっており，成長するにつれて神経・精神症状を呈することが報告されている。

これらのことから，思春期の早い時期から喫煙やアルコールの影響について教育を行う必要性があり，特に妊娠中の女性に対する啓発とサポートが必要であると言える。

(3) 身体活動とがん検診

健康日本21では，身体活動や定期的な運動が総死亡率や虚血性心疾患や糖尿病，高血圧，骨粗しょう症などの罹患率を低減し，高齢者においては寝たきりや死亡を減少させる効果のあることを述べている。しかし，女性は男性よりも運動習慣のある人の割合が低い。成人後には身体活動が低下する傾向にあり，健康日本21（第2次）では，20歳から64歳の女性の運動習慣の割合を33%にすることが目指されている。しかしながら，この年齢層の女性の運動習慣のあ

3. 女性の疾病予防と健康増進

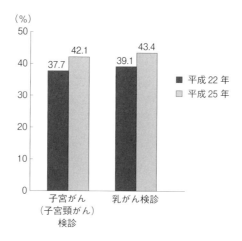

注
1) 入院者は含まない。
2) 平成22年までは「子宮がん検診」として調査しており，平成25年は「子宮がん（子宮頸がん）検診」として調査している。
3) 平成22年調査までは，がん検診の受診率については，上限を設けず40歳以上（子宮がん検診は20歳以上）を対象年齢として算出していたが，「がん対策推進基本計画」（平成24年6月8日閣議決定）において，がん検診の受診率の算定の対象年齢が40歳から69歳（子宮がん（子宮頸がん）は20歳から69歳）までになったことから，平成25年調査については，この対象年齢にあわせて算出するとともに，平成22年以前の調査についても，この対象年齢にあわせて算出し直している。

図11-6　女性の子宮がん・乳がん検診を受診した40歳から69歳（子宮がん（子宮頸がん）検診は20歳から69歳）の割合（厚生労働省，2015）

る割合は，計画時よりもむしろ低下傾向にあり，平成26年では約17.5%である。厚生労働省はこのような女性における身体活動・運動の状況について，妊娠・出産，育児など女性特有の要因に加え，介護の負担など身体活動が低下する社会的要因に言及している。

　がんの対策については，平成18年のがん対策基本法により，国や地方自治体が責任を持ってがん対策を推進することが定められ，「がん対策推進基本計画」ではがん検診の受診率を50%以上とすることが掲げられた。5年後の見直しを経て，「5年以内に受診率50%（胃，肺，大腸は当面40%）」が掲げられている。子宮頸がんは20歳以上，乳がんは40歳以上を対象に，2年に1度の検診を推進している。図11-6は子宮がん（子宮頸がん）検診と乳がん検診の受診

率について示している．平成 22 年から平成 25 年にかけて受診率は向上しているが，50％には至っていない．

4. 女性の健康と心理社会的要因

　"ジェンダー（gender）"は社会的・文化的な性を意味し，社会や文化の影響を受け，認知や感情，行動に影響を及ぼす性役割（gender role）についての自己意識の違いを指す（Darnall & Suarez, 2009）．染色体によって決定される生物学的な性を意味する"sex"とは異なり，ジェンダーは社会がそれぞれの性別に期待する役割や行動に関連する心理社会的要因である．男女の性役割の違いを強調するような社会においては，女性の教育の機会，就業の機会，経済資源の不平等につながり，女性の健康に影響を及ぼしている可能性を理解しておきたい．

(1) 女性の社会経済的地位と健康

　貧困等の社会経済的地位（SES: Socio-Economic Status）の低さは心身の健康リスクに悪い影響を及ぼすことが知られているが，厚生労働省の平成 25 年国民生活基礎調査による貧困率は 16.1％と OECD 加盟国の中で 6 番目に高い水準にある（厚生労働省, 2013）．女性の貧困率は男性よりも高く，特に母子世帯や高齢者の一人暮らし世帯に多い．日本人女性の貧困のリスクの高さの背景には，日本の社会に根強くある「男は仕事，女は家庭」という性役割分業の意識が影響していると指摘されている（本庄, 2015）．例えば，30 歳代の女性の労働力率は結婚，出産，育児に関連して下がり，ひと段落した 40 歳代頃に復職して再度上昇するという特徴的な M 字型カーブを示している．

　このように，女性の (1) 教育歴の低さ，(2) 勤続年数の短さ，(3) 職位の低さ（管理職の少なさ），(4) 低賃金の非正規雇用の多さ，(5) 転職回数の多さが，男女間の社会経済的な不平等を招き，女性の貧困と健康リスクを高めることになっている（本庄, 2015）．さらには，貧困率が母子世帯で高いことから，女性の社会経済的地位の低さは女性本人の健康だけではなく，子どもたちの健康にまで影響を及ぼす要因であることに注意をしなければならない．

(2) 女性の多重役割とワーク・ライフ・バランス

　結婚している人は男女ともに身体的に健康で，心理的にも幸福であり，死亡リスクが低いことが知られている（本庄，2014）。特に女性にとって結婚は経済的安定を得る重要な手段となるが，夫の収入のみに頼らざるを得ない場合，夫の裁量によって著しく社会経済的地位が低下する危険性をはらんでいる。経済的に女性が自立するためには，結婚後も就業を継続することになり，「仕事も家庭も」といった多重役割が女性に課せられることになる。平成23年社会基本調査では，共働き夫婦において，夫が家事・育児に費やす生活時間が39分に比べ，妻は4時間43分とほとんどを女性が行っている（総務省，2011）。

　女性が結婚後に就労する場合，一定の収入や職業アイデンティティ，自信を得られる反面，妻，母親，職業人といった役割間の葛藤を引き起こすことになる。つまり，既婚女性にとっては，仕事と家庭の両立を実現しようとするほど「ワーク・ライフ・バランス（仕事と生活の調和）」が困難になっている（本庄，2014）。

引用文献

安達知子（2003）．子宮，卵巣の病気と治し方　講談社
秋下雅弘（2010）．性ホルモンと老年疾患　日本健康医学会雑誌，*19*, 46–49.
朝田　隆（2013）．都市部における認知症有病率と認知症の生活機能障害への対応　平成23年度～平成24年度総合研究報告書（厚生労働科学研究費補助金認知症対策総合研究事業）Retrieved from http://www.tsukuba-psychiatry.com/wp-content/uploads/2013/06/H24Report_Part1.pdf（2016年7月12日）
吾妻　壮・壁下康信・武田雅俊（2011）．性差からみた不安障害・強迫性障害・PTSD　臨床精神医学，*40*, 183–187.
Chrisler, J. C. (2001). Gendered bodies and physical health. In R. K. Unger (Ed.), *Handbook of the psychology of women and gender*. NewYork: Wiley.（クリスラー，J. C.　廣川空美（訳）（2004）．ジェンダー化された身体と身体的健康　森永康子・青野篤子・福富　護（監訳）　女性とジェンダーの心理学ハンドブック（pp. 342–358）　北大路書房）
Darnall, B. D., & Suarez, E. C. (2009). Sex and gender in psychoneuroimmunology research: Past, present, and future. *Brain, Behavior, and Immunity*, *23*, 595–604.
橋本亮太・大井一高・安田由華・福本素由己・梅田知美・山森英長・武田雅俊（2011）．性差からみた統合失調症　臨床精神医学，*40*, 163–166.

本庄かおり（2014）．ジェンダーが健康に与える間接的影響　経済セミナー，676, 36-41.
本庄かおり（2015）．女性の貧困と健康　公衆衛生，79, 116-120.
川上憲人・堤　明純（2007）．職場でみられる精神障害とその対応　職場におけるメンタルヘルスのスペシャリストBOOK（pp. 101-169）　培風館
川瀬良美（2006）．人間発達における女性の特質　川瀬良美（著）　月経の研究（pp. 1-30）　川島書店
Kessler, R. C. (2003). Epidemiology of women and depression. *Journal of Affective Disorders, 74*, 5-13.
国立がん研究センターがん対策情報センター（2015）．がんの部位別年齢調整罹患率の年次推移　Retrieved from http://gdb.ganjoho.jp/graph_db/index?lang=ja（2016年4月18日）
厚生労働省（2013）．平成25年国民生活基礎調査の概況　Retrieved from http://www.mhlw.go.jp/toukei/saikin/hw/k-tyosa/k-tyosa13/dl/03.pdf（2016年7月21日）
厚生労働省（2015）．Ⅲ世帯員の健康状況　平成25年国民生活基礎調査の概況　Retrieved from http://www.mhlw.go.jp/toukei/saikin/hw/k-tyosa/k-tyosa13/dl/04.pdf（2016年6月24日）
厚生労働省（2016）．5 主な傷病の総患者数　平成26年（2014）患者調査の概況　Retrieved from http://www.mhlw.go.jp/toukei/saikin/hw/kanja/14/dl/05.pdf（2016年6月23日）
厚生労働省（2016）．平成26年 患者調査（傷病分類編）Retrieved from http://www.mhlw.go.jp/toukei/saikin/hw/kanja/10syoubyo/dl/h26syobyo.pdf（2016年6月23日）
厚生労働省（2016）．第2部 身体状況調査の結果　平成26年国民健康・栄養調査報告　Retrieved from http://www.mhlw.go.jp/bunya/kenkou/eiyou/dl/h26-houkoku-05.pdf（2016年6月23日）
厚生労働省（2016）．第4部 年次別結果　平成26年国民健康・栄養調査報告　Retrieved from http://www.mhlw.go.jp/bunya/kenkou/eiyou/dl/h26-houkoku-07.pdf（2016年6月23日）
厚生労働省健康局総務課（2009）．女性の健康支援対策事業等の報告とりまとめ　Retrieved from http://www.mhlw.go.jp/bunya/kenkou/pdf/woman_torimatome.pdf（2016年6月20日）
Lock, M. (1994). Menopause in cultural context. *Experimental Gerontology, 29*, 307-317.
増井麻依子・河野由理・森　雅美（2006）．わが国における女性アルコール依存症を巡る諸問題　名古屋市立大学看護学部紀要，6, 1-6.
McLanahan, S., & Adams, J. (1987). Parenthood and psychological well-being. *Annual Review of Sociology, 13*, 237-257.
光田輝彦・工藤　喬・武田雅俊（2011）．認知症と性差　臨床精神医学，40, 211-216.
Nagata, C., Takatsuka, N., Inaba, S., Kawakami, N., & Shimizu, H. (1998). Association of

diet and other lifestyle with onset of menopause in Japanese women. *Maturitas, 29,* 105–113.

中井義勝・久保木富房・野添新一・藤田利治・久保千春・吉政康直・稲葉　裕・中尾一和（2002）．食行動異常の臨床像についての全国調査　心身医学, *42,* 729–737.

中尾和久（2011）．パーソナリティ障害の性差　臨床精神医学, *40,* 197–203.

Nelson, S. K., Kushlev, K., English, T., Dunn, E. W., & Lyubomirsky, S. (2013). In defense of parenthood: Children are associated with more joy than misery. *Psychological Science, 24,* 3–10.

Nelson, S. K., Kushlev, K., & Lyubomirsky, S. (2014). The pains and pleasures of parenting: When, why, and how is parenthood associated with more or less well-being? *Psychological Bulletin, 140,* 846–895.

岡野禎治（2004）．マタニティー・ブルーズから産褥精神病まで　日本女性心身医学会雑誌, *9* (1), 82–86.

大野良之・玉腰暁子（1999）．中枢性食行動異常症　厚生省特定疾患対策研究事業・特定疾患治療研究事業未対象疾患の疫学像を把握するための調査研究班：平成11年度研究業績集, 266–310.

Quiles Marcos, Y., Quiles Sebastián, M. J., Pamies Aubalat, L., Botella Ausina, J., & Treasure, J. (2013). Peer and family influence in eating disorders: A meta-analysis. *European Psychiatry, 28,* 199–206.

定月みゆき・堤　治・坂上明子・森　恵美・大月恵理子（2012）．妊娠期における看護　森　恵美・高橋真理・工藤美子・堤　治・定月みゆき・坂上明子…新井陽子（著）母性看護学各論（pp. 46–160）医学書院

佐藤達也・菅原ますみ・戸田まり・島　悟・北村俊則（1994）．育児ストレスとその抑うつ重症度との関連　心理学研究, *64,* 409–416.

Short, S. E., Yang, Y. C., & Jenkins, T. M. (2013). Sex, gender, genetics, and health. *American Journal of Public Health, 103,* S93–S101.

総務省（2011）．平成23年社会生活基本調査　生活時間に関する結果 Retrieved from http://www.stat.go.jp/data/shakai/2011/pdf/youyaku2.pdf（2016年7月21日）

鈴木裕也（2014）．社会的要因からみた摂食障害　心身医学, *54,* 154–158.

高松　潔・小川真里子（2011）．更年期のホルモン変化に基づく疾患と病態　臨床検査, *55,* 221–231.

WHO (2015). World Health Statistics 2015. Retrieved from http://www.who.int/gho/publications/world_health_statistics/EN_WHS2015_Part2.pdf?ua=1

山末英典・加藤進昌（2011）．性差と自閉症　臨床精神医学, *40,* 153–160.

第12章

健康と医療

遠藤公久

　少子・超高齢時代を迎え，"豊かな長寿社会"の実現に向け，医療・介護・福祉の面でも問題が山積している。本章では，日本の死因の第1位で，死因率も増加の一途を辿っている悪性新生物（がん）を具体例に取り上げ，①健康寿命の延長に向けた予防面の取り組みについて，②治療満足度や治療参加への動機づけに重要な医療者とのコミュニケーションの改善に向けた取り組みについて，③退院後，長期化する療養生活を最期まで安心して生活できるための支援活動の取り組みについて考える。

1. はじめに

　いま日本は，少子化・超高齢化の時代を迎えている。全人口に占める65歳以上の割合は2010年で23.0%，今後（出生中位・死亡中位と仮定すると）2030年には31.6%（14歳以下の割合は10.3%），さらに2060年には39.9%（14歳以下が9.1%）になるとの予測が発表されている（国立社会保障・人口問題研究所, 2013）。このような急速な高齢化は，高齢者の患者数に見合うだけの介護の担い手の量的不足，「老老介護」や「認認介護」（認知症家族の介護者が認知症になっても介護にあたる）などの介護負担の増大をもたらしている。また，医療費の増大，ベッド数の不足，入院期間の短縮化により，また疾患の慢性化もあり，在宅での療養生活がさらに長期化することが予想される。終末期には，自宅で最期を迎えたいと希望していても（実際その希望は多い），現状ではそれに応えられるだけの十分な在宅医療体制（地域包括ケア体制）が整備されていない。

　"豊かな長寿社会"の実現を目指して，医療・介護・福祉面における諸問題に

ついても，1つひとつ取り組んでいかなければならない。

　ここでは，最も身近な生活習慣病の1つでもあり1981年以来，日本の死因の第1位で，誰もが（2人に1人が罹患する）罹患の可能性があり，現在でも死亡率は増加の一途を辿っている，また予後の療養生活も長い悪性新生物（がん）を取り上げ，健康心理学がどのような貢献が可能か考察する。そこで，①本人が長く健康で自立した生活が送れることが介護負担を軽減することから，健康寿命の延長に向けた予防的取り組みとして，がん検診の受診率向上のための取り組みについて，②患者・家族の治療への満足度や動機づけにとって，医療者との良好なコミュニケーションは不可欠であることから（がん告知なども含め），医療者とのコミュニケーションの改善に向けた取り組みについて，③退院後，長期化する療養生活を最期まで安心して生活できるために，地域における患者と家族の心のケアの取り組みについて考える。

2．健康寿命の延長に向けた予防的取り組み

(1) がん検診受診率の向上

　近年がん治療を巡って医療技術の進歩は目覚ましく，患者の生存率や延命率は大幅に向上してきている。2007年に「がん対策基本法」が施行され，「がん予防および早期発見」「がん医療の均てん化」「研究の推進」が提言された。2012年には「がん対策推進基本計画（第2期）」が発表され，がんになっても安心して暮らせる社会の構築を目指し，教育，就労に関わる対策も盛り込まれ，総合的な取り組みが継続されている。

　しかし，がん患者数は，1981年から2009年の約30年の間に人口10万人にあたりの死亡率が倍増している（厚生労働省大臣官房統計情報部「人口動態統計」）。また，がん検診受診率は，2013年に実施された「国民生活基礎調査」によれば，胃がん，肺がん，大腸がんで男性は41.4〜47.5％，女性は33.8〜37.4％であった。また，子宮頸がん検診は42.1％，乳がんで43.4％であった。日本の子宮頸がんや乳がんの検診は，2013年のOECD（経済協力開発機構）加盟国30か国の中でも最低レベルに位置している（米国では子宮頸がん，乳がんともそれぞれ8割台）。このため，日本においては，がん検診の受診率をあげる

ことが喫緊の課題である。

　守田ら（2011）は，受診行動の背後にある心理社会的要因を明らかにすることを目的に，東京都A市住民を対象に，がんに対する態度や健康信念（HBM）など認知因子とがん検診の受診行動との関連を検討した。対象者は，40歳から74歳合計1,000人を無作為抽出し郵送法にて質問紙調査を実施し48.6％の回収率であった。その結果，「がん医療に関する不安」「自己効力感」「がん恐怖」「負担・障害」「家族の影響（検診や予防）」「親しい友人の影響（検診や予防）」の因子が受診行動と関係が強かった。受診率を向上させるためには，社会経済的な条件の改善（例えば経済水準など）は当然必要であるが，同時に心理社会的な因子を健康教育等によって変容させることも合わせて重要であることが示された。

　平井（2015）は，日本の乳がん検診率の低さに着目し，受診率向上のための行動変容を試みている。まず乳がん検診の受診行動の行動変容モデルを開発し，対象者を目標意図（検診を受けるつもりというような行動そのもの意図），実行意図（いつどこで検診を受けるかなど具体的な計画を形成する意図），がん脅威からセグメントに分けた。次に3つのセグメント（受診意図あり群，受診意図なしかつがん脅威あり群，受診意図なしかつがん脅威なし群）の心理的特性を考慮したメッセージ（リーフレット）を作成し，それらを郵送して受診状況を調べた（テイラード介入）。その結果，こうした介入群は通常の統制群（従来の自治体の作成したメッセージを送付された群）に比べ受診率が向上し（介入群：19.9％，統制群：5.8％），各セグメントと統制群との間にも同様な有意差が認められた。がん検診受診率と関連要因に関わる調査研究は多いが，このように行動変容にまで踏み込んだ介入研究は少ない。健康心理学として今後も対象者の健康態度に即した情報内容の発信とその効果について，他のがん検診についても検討していくことが期待される。

(2) がんの予防とヘルスリテラシー

　現代はがんに関わる情報が氾濫している。中には信頼性の低い情報もかなり見られる。そのような情報に惑わされることなく，適切な情報を取捨選択できるリテラシーが求められる。WHOはこのリテラシーをヘルスリテラシーと呼

び「健康の維持・増進のために情報にアクセスし，理解し，活用する動機や能力を決定する認知的，社会的スキル」と定義している。ヘルスリテラシーは，健康情報を改善し，効果的に活用することで，エンパワーメント（自分の健康に影響する意思決定や行動をコントロールできるようになること）にとって重要であるとされる。欧米では，患者・家族が主体的に医療職とコミュニケーションを図るうえで必要なスキルとして注目されている。その理由として，ヘルスリテラシーが低い患者は，医学知識の正しい理解や，検査結果の理解に乏しく，不健康状態に陥りやすいからである（Sparks & Villagran, 2010）。

　ナットビーム（Nutbeam, 2000）はヘルスリテラシーとして，①基本的／機能的ヘルスリテラシー：basic/functional health literacy：（狭い意味のヘルスリテラシーで，日常生活場面で効果的に機能するための読み書き能力や統計的数値・情報を理解すること），②伝達的／相互作用的リテラシー：communicative/interactive literacy（社会的スキルも含め，日常的活動に活発に参加し，様々な健康情報や経験を入手したり，意味を引き出したり，相互に交換しあったり，新しい情報を変わりゆく状況の改善に活用すること）③批判的ヘルスリテラシー：critical literacy（より高度な認知的スキルであり，情報を批判的に分析し，その情報を生活上の出来事や状況をコントロールするために利用すること）を提唱した。ソレンセンら（Sorensen et al., 2012）は，ヘルスリテラシーに関するこれまでの定義や概念モデルを整理し，ヘルスリテラシー能力として，医療情報のアクセス／獲得力，理解力，処理／評価力，適用／利用力の4つにまとめている。

　がん検診の受診行動は，こうしたヘルスリテラシーに基づく行動として理解できる。健康心理学としては①対象者のヘルスリテラシーを把握し，行動変容に向けた効率的な情報提供やコミュニケーションのあり方，②長期的なヘルスリテラシー向上を目指した，学校教育や生涯教育などの健康教育（がん予防教育），③医療者・専門家およびメディア側の「提供される情報のわかりやすさ」を向上させるコミュニケーションのあり方，等の検討が期待される。

3. 患者・家族：医療者コミュニケーションの改善に向けた取り組み

(1) がん患者・家族の心理状態と医療者とのコミュニケーション

がん告知を受けた場合，直後には疑念，否認，孤立，絶望，抑うつ，不安，怒り，集中力低下，不眠症，食思不振など様々な心理的反応が生まれる（Massie & Holland, 1990）。"がん＝死"というイメージは根強く，不可避な反応とも言える。先の見えない"疾患"の世界への恐怖や不安，時に絶望の中にいる患者の心理的辛さを，身体面，心理面，社会面，そして実存的（スピリチュアル）な面における喪失体験および将来への不確実性の観点から理解することは有用であろう（栗原, 2006）。また，苦悶しているのは患者だけではなく，家族も情緒的ストレスを強く受けている（Bolger et al., 1996）。"第二の患者"と称される家族は，患者同等に，時にそれ以上に大きなストレスを受けることもある（Rait & Lederberg, 1990）。

このような脆弱な患者・家族の心理状態に対して，安易な励ましをはじめとする不適切な言葉かけは社会的孤立感をいっそう深めてしまう（Spiegel & Classen, 2000）。また，病名告知，病状説明，治療方針の説明や決定などの際に，発信ばかりで傾聴の少ない態度，形式的な説明と理解できない専門用語の陳列，納得のいかない一方的押し付けなどインフォームド・コンセントに欠けるコミュニケーションには，失望や怒りさえ感じる。

こういった医療者の言動の背景には，医療者にコミュニケーションを軽視する態度や重要性の認識不足があった（箕輪・佐藤, 1999）。認識はあっても，コミュニケーションのスキル不足もあるだろう（Hill, 2011）。また，多忙な医療現場で短時間のうちに多くの患者に正確な診断と適切な治療方針を決断しなければならない医療状況や，医療現場が〈コンテクストの特殊性〉からプライバシーが失われ，診る側／診られる側の役割が固定化されやすい環境でもある（杉本, 2005）。その結果，医療者は，疾患に対する正確な情報を伝達することを重視するあまり，患者の voice of lifeworld（疾病の社会，文化的な文脈の言葉）を生活文脈から捉え理解するよりも，voice of medicine（技術的，医学専門的言葉）を重視したコミュニケーションに陥りがちでもある（Mishler, 1984）。

(2) 患者・家族にとって良好な医療コミュニケーションとは

それでは，患者・家族にとって，また医療者にとっても良好なコミュニケーションとはどのようなものであろうか。

松村（2007）によれば，その指標として，患者満足度増加，診療参加への意欲高揚，医療知識の増大と理解の深まり，アドヒアランス向上，疾患に対するアウトカム（回復，在院日数等），望ましくない患者行動減少（ドクターショッピング，医療過誤訴訟等），さらに医師自身の診療満足度増加などを挙げている。

中川（2001）によれば患者満足度，コンプライアンス，健康状態といった患者アウトカムを高める医師のコミュニケーション行動として情報提供行動（提供量の多さ，自発的説明，予防ケアの説明など）と情緒的行動（良い関係を築き維持することを目的とした行動）が挙げられるとしている。一方，患者からの情報収集行動は反対にアウトカムを低下させる行動であるという。

外来医療サービスが総合的満足度に及ぼす影響について大学病院外来患者を対象に調べたところ，患者満足度に最も強い影響力を持っていたのは，診療結果に関する「精神的苦痛の軽減（症状の軽快，医師によるはげまし，医師の説明の明瞭度など）」であり，次いで「医師の技術と能力の高さ」であった（長谷川，2007）。患者一人ひとりの心の苦痛に配慮したコミュニケーション（情緒的サポート）が患者満足度を高めるのに重要な役割を果たしていると言えよう。また，「関係性」（「相互依存性」を重視する文化）を重視する日本人にとって，患者の信頼関係の形成には，コミュニケーション内容もさることながら，医療者からの共感的なコミュニケーション（相槌などのパラ言語やNVCも含めて）が重要であるとの指摘もある（西垣，2005）。

このように患者・家族にとって病名告知，病状説明，治療方針の説明や決定の際に，医療者からの疾患や病状理解に必要な十分な情報（情報伝達），はげましや相槌や共感的なコミュニケーション（関係形成）を求めていると言える。

(3) 相互参加型のコミュニケーションに向けて

しかし今後，治療という共通目的に向かって協働しあう医療，「相互参加型医療（mutual participation model）」（池崎，2003）を推進していくためには，医療者のみならず，患者・家族もより能動的に治療への参加が必要である。

そこでここでは，医療者側のコミュニケーションの改善にむけた留意点（患者の個人差や多様性への配慮，医療者の健康信念，コミュニケーションスキル）と，患者・家族側の積極的参加に向けたコミュニケーションについて考える。

1）医療者側のコミュニケーションの改善に向けた留意点
①患者の個人差や多様性への配慮

医療者との信頼関係を築くのに，患者が医師のどの側面を重視しているかを知ることは有用である。西垣（2008）は，医師に対する信頼要因として「患者配慮的診断態度（患者中心的な診療態度と適切な医学的判断や技術）」「親しみやすさ・疎通性（医師の親しみすい雰囲気とコミュニケーションの容易性）」「権威・外面的評価（医師の知名度，属性など）」の3因子を抽出している。患者として重視する医師の信頼因子から患者タイプを「権威・親しみやすさ重視群」「患者配慮重視群」「道具的関わり群」に分類している。また日本では特に情緒的つながりや個人的親しさが信頼感に重要な役割を果たしているという。

また，一律な診察結果の説明や治療方針を伝達し理解を求めても必ずしもうまくいかないことから，患者・家族の医療情報の認知的側面における個人差にも配慮が必要であろう。そのためには，前述のヘルスリテラシーの個人差を測定し（Ishikawa et al., 2008; 石川，2011），そこに準じた情報提供を考えてみる。また，コンプライアンスの意図性を見極め（Pits & Phillips, 1997），理解や納得について確認をとる。患者が意図的にコンプライアンスを下げているとすると（医師の指示とは意図的に異なる行動をとる場合），一般論的な情報提供ではなく，より個人化した話し方（「あなたにとって何が大切か」），温かなで親しみやすい態度，励ましや冗談など緊張をほぐし理解と納得を高める配慮が必要であろう。

②医療者の健康信念の影響

一見客観的と思える医療者の病気の見立て（予防も発症も含め）などに，医療者自身の健康信念が影響するとの指摘がある。オグデン（Ogden, 2007）は，このような医療者側の健康信念は，臨床的問題の性質に関する信念（病因を生物医学的要因とするか心理社会的要因とするか），その病気の深刻さや治療可能性，その患者の個人情報（病歴，心理的状態，心理社会的環境，患者の受診理由），医療者のステレオタイプ，医療者の気分（肯定的な気分での診断は否定

的な場合よりも迅速でより正確)，医療者のプロフィール（人口統計的指標，経験歴など）などによって異なるとしている．同じ病気の見立てでも，知覚された罹患可能性 (susceptibility)，回復可能性，病気の重大さ (severity) などで個人差が現れやすいという．

③医療者のコミュニケーションスキルの向上

医療面接におけるコミュニケーションスキルについて，常住ら (2013) は，関連する評価尺度を概要し，Kalamazoo Consensus Statement (KCS) を参考に各尺度の評価項目を分類した結果，83％が KCS の 7 領域（信頼関係の構築，導入，情報収集，患者の視点の理解，情報共有，合意形成，まとめ）に分類できたという．例えば，〈信頼関係構築〉では「敬意を表す」「患者を認める」「患者に協力する意欲を示す」など敬意や共感を表すスキルが，また患者の視点の理解では「患者の背景情報を探る」「患者の考えや関心，期待を探る」「患者を認める」などが代表的なスキルであった．

がん告知の場合のような悪い知らせ (bad news) を患者・家族に伝えるにもトレーニングが必要である（内富・藤森，2007）．末永ら (2005) の住民を対象にした意識調査によれば，「自分ががんだったら，自分に告知してほしい」かの質問に 85％が肯定していた．多くの患者・家族が望んでいたことは，医療者から「今後の治療方針も伝える」「患者の質問に回答する」「わかりやすく伝える」などであり，また「主治医として責任をもって治療にあたることを伝える」など情緒的なサポートの提供も求めていた．また「余命について伝える」「他の医療者を同席させる」などを望むかどうかは個人差が大きかった (Fujimori et al., 2007)．悪い知らせを伝えるために米国臨床腫瘍学会の公式カリキュラムには SPIKES（場の設定，患者の病状認識，患者から招待，情報の共有，感情への対応，今後の方針および説明のまとめ）の手順が取り入れられている．また，日本で開発された SHARE (Supportive environment: サポーティブな環境設定, How to deliver the bad news: 悪い知らせの伝え方, Additional information: 付加的情報, Reassurance and Emotional support: 安心感と情緒的サポートの提供）は患者が医師に対して望むコミュニケーションスキルをまとめたものである（内富・藤森，2007）．

2) 患者・家族側のコミュニケーションの改善

患者の権利章典（アメリカ病院協会，1973）では，患者の生命と利益を守り，安全医療の実現のため，患者が自己決定権を主張し，安全安心で有効な医療が確保されるべきと謳っている。そのためには医療の提供者と受益者の交流がよりアサーティブな関係（相互尊重の関係）である必要がある。しかし，日本人の場合，短時間の診療時間に，日本人特有の遠慮から言いたいことが言えず，アサーティブな関係になれないことも多い。小川ら（2015）は，診察に対する満足度や主治医と話すことへのためらいと，がん患者コミュニケーションスキル（情報提供スキル，質問スキル，希望表明スキル，不安表現スキル，情報検証スキル）との関連を調べた。診察に対して満足度が高い患者ほど，患者による情報提供行動（患者が症状などについて話し，患者の意思決定に重要な役割を果たす行動）および情報検証行動（患者が医師から受け取った情報に対する理解を確かめる行動）が多かった。また，主治医と話すことへのためらい（「医師との関係性が壊れてしまうだろう」「医師に話しても事態は良くならないだろう」など）が少ない人ほど，年齢，がんの種類，就労状況に関係なく，自分の希望を明確に主治医に伝える行動をとっていた。医療場面で患者・家族が状況に適切なアサーティブなコミュニケーションを図れるように，トレーニングプログラムの開発とその効果について介入研究が今後の課題とも言えよう。

4. 退院後における患者や家族の心のケアへの取り組み

(1) 精神的治療を要する場合

入院中から継続して，サイコオンコロジー（精神腫瘍学）を学んだ精神科医や心療内科医が，適応障害（抑うつや不安），うつ病，せん妄（軽度ないし中程度の意識混濁，錯覚や幻覚・妄想などの認知・知覚障害を伴う特殊な意識障害）の治療を行っている（明智，2015）。デロガティス（Derogatis et al., 1983）は，3つのがんセンターへの通院／入院患者の32％が適応障害，6％が大うつ病，4％がせん妄と診断されると報告している。オガワら（Ogawa et al., 2010）の国立がんセンター東病院における緩和医療チームのデータによれば，18％が適応障害で8％が大うつ病，28％がせん妄と診断されている。通院患者に適応

障害が，入院患者にせん妄が多いといった診断の違いは患者の病態によるためであろう。がん患者に対する心理療法は，基本的には支持的精神療法がすべてに不可欠な要素であるとして，ワトソンとキセイン（Watson & Kissane, 2011）は，認知行動療法，認知分析療法，マインドフルネス療法，リラクセーションとイメージ療法，ナラティブ・セラピー，ディグニティセラピー，筆記による感情開示をがん患者への個人的心理療法モデルに挙げている（健康心理学がこの領域で果たす役割については，岩満（2015）を参照されたい）。

(2) 精神的治療を必要としない場合

必ずしも精神的治療を必要としない人たちでも，退院後の社会適応（職場復帰，近隣の人間関係，また家族内の役割変化などへの再適応）の不安は強い。がんは疾患部位を摘出しても再発転移の不安は払拭できず，本人のみならず家族にとっても長期の闘病生活を覚悟しなければならないからである。ここでは，退院後の患者・家族の苦痛軽減や介護負担軽減の一助として，病院や地域における患者（家族）同士のサポート活動について紹介する。

1）患者・家族同士のサポートプログラム

院内外での支援活動には，患者主体の自助活動（患者サロンや患者会などのピアサポート）と，専門家（医師，看護師，臨床心理士，医療社会福祉士など）主導の支援活動が挙げられる。活動内容としては，前者は病院内あるいは地域の公共施設を利用し，現（元）患者たちが，話し合いや助言，講演会などを企画運営し気軽にピアで相談できる場を提供している。一方，後者は主に病院内でのサポートグループ，間接的（電話など）な方法を用いたカウンセリングや情報提供（フォーラムやセミナー）などを実施している。2007年の「がん対策基本法」施行前後で，患者主体の自助活動は全国各地にさらに普及し，団体数はネット上の登録だけを見ても数倍（2006年167団体，2014年457団体）なっており，また，関東集中から全国的広がりを見せている（遠藤ら，2007；福井ら，2014）。

2）専門家主導による心のケア活動：サポートグループとその有効性

専門家主導によるサポートグループとは，グループという方法を用いた心理社会的介入の一形態である。アルコールや薬物依存やDVなど医療領域をは

じめ，発達・教育領域などにおいても幅広く実施されている。その目的は「意欲」「対処能力」「自己評価」「コントロール感」の向上，「情緒的苦痛」の軽減などにある。同病者同士の支え合いが大きなサポート源になりうること（疎外感の軽減），グループ内のメンバーが対処モデルになること，グループ体験の結果として「死を前にして十全に生きる」という人生の深さと意味を見出しうることなどの効果が報告されている（Spiegel et al., 1981; Spiegel & Bloom, 1983; Spiegel et al., 1989）。

　これまでの研究から，延命効果については否定的だが（Goodwin et al., 2001），①心理・感情的側面の変化（不安や抑うつ感の軽減，孤独感の緩和，コントロール感の回復など），②コーピング・スキルの改善，③疼痛緩和，④がんの医学的治療や生活に対する取り組み姿勢の変化（治療における患者自身の役割の認識，治療の過程におけるコントロール感，自己効力感の向上，生活全般にわたる QOL の向上，医師との円滑なコミュニケーションの改善），④その他（身体機能の改善，医療費の減少，在院日数の短縮化，外来通院回数の減少）などの効果が報告されてきた（Edmonds et al., 1999; Fawzy et al., 1995; Goldstein et al., 1996; Meyer & Mark, 1995）。

　グループを用いたこのような語りの場は，(helper-therapy 原則に基づく）相互に〈癒し‐癒される〉関係性の構築に有効である（遠藤，2014）。また，がん患者の実存的な悩みとして，孤独（関係性の喪失），生きる意味（意味の喪失），そして自由（アイデンティティの喪失）の問題が挙げられる。これらの悩みは孤独を感じる患者（家族）同士での出会い，有限な人生への優先順位の付け直しや死について率直な語り，そして残された時間を有効に使い，自分も誰かのために意味ある存在になれるとの気づきにより解決に向かうと言われる（Spiegel & Classen, 2000）。その意味で，患者（家族）同士がグループ内で語り合う場は貴重な体験と言えよう（例えば，こうしたサポートプログラムを通じ獲得された病の意味として，様々な気づき，人生や家族への感謝，前向きな対処，将来の方向性などが挙げられる（遠藤ら，2015））。また，個別カウンセリングとは異なり，現実場面への般化性，サポートの多次元性，経済性などの特徴がある（小谷，1990）。

　専門家主導によるこういった支援活動（サポートグループ）は，主に病院内

において，外来患者向けに無料，自由参加で，看護師や MSW が中心になり定期的に展開していることが多い。地域では，例えば保健師主導によるサポートプログラムを展開している保健所も少しずつであるが現れてきている。また，NPO がんサポートコミュニティーのように，地域開放型で専門家（医師，臨床心理士，看護師，社会福祉士）による総合的支援活動を展開しているところもある。今後，病院内外のこういった心のケア活動への参加機会が益々増えるであろう。また，心理職の国家資格化が進むと，病院内外で心理職中心のサポートグループも開催しやすくなる。そして，地域において専門家主導の支援活動への信頼が高まれば，患者・家族と地域拠点病院をつなぐ役割も期待される。

3）家族の心理的反応と家族レジリエンス

患者の病態によって家族の心理状態も大きく影響を受ける。例えば，表 12-1 に示したように，がん患者の家族の心理的反応を 4 期に分けることができる（がん情報サービス，2015）。慢性期から終末期へと療養生活が長期化すると，家族内ダイナミックスに変化が見られ，家族内役割の変化，周囲の人間関係，治療を巡る医師との意見の不一致，生活（食事など）の工夫の負担など，家族は常にストレス状態に陥りやすい（Sparks & Villagran, 2010）。邦訳がほとんどないが，こういったストレス状態にあるがん患者家族の QOL について測定が試みられている。安藤ら（2013）は，ワイズナー（M. A. Weitzner）らによって開発された CQOLC（Caregiver Quality of Life Index Cancer）の日本語版

表 12-1　家族の心理的反応（がん対策情報センターがん情報サービス，2015 より作成）

急性期（がん告知，再発直後など） 　患者本人と似た，否認，怒り，不安　不眠，食欲不振などの反応，人と話せない，外へ出られないなどの反応
慢性期（治療中や治療後の療養期） 　主治医や患者との意見不一致，これまでの日常生活が妨げられ犠牲になったという負担感，周囲に打ち明けられない孤独感などの反応
終末期（緩和ケア期） 　自分がそばにいることに意味があるのかという苦悩，症状が進んだことによる動揺や落ち込み，延命処置などの重要な決定が委ねられるストレス
悲嘆期（死別後） 　後悔，自責感，思い出の場所や物に気持ちが引き込まれる，外出したくないといった悲嘆反応などの反応

を作成した。その結果,『心理的負担感』(「私は悲しく感じている」),『介護肯定感』(「関係がより親密になってきている」),『経済的負担』(「経済的な見通しは不安定である」),『介護による生活の支障』(「患者さんを守らなくてはならないことが私を苦しめる」)の因子が抽出されている。家族がどのような時期にあるかにより QOL は異なると予想されるが, 介護を通じ家庭内の人間関係が良くなったり, 自分自身の生きがいが増えるなどの肯定的側面も含まれている点が興味深い。

　人が「逆境, トラウマ, 悲劇, 脅威, あるいは重大なストレス源に直面したとき, それにうまく適応していく過程」「元の (健康な) 状態に戻ること "bouncing back"」(APA, 2010) をレジリエンス (resilience) という。ウォルシュ (Walsh, 1996) は, 家族を1つのシステムととらえ, その関係性や機能面から「直面する危機的状況や永続するストレスを乗り越える過程」を家族レジリエンスと概念化した。また, その要因として3領域9過程を挙げている (Walsh, 2003)。〈信念システム〉領域では「逆境に意味を持たせる」「肯定的見通し」「超越性とスピリチュアリティ」が,〈組織的パターン〉領域では「柔軟性」「結びつき」「社会的経済的資源」が, そして〈コミュニケーション／問題解決〉領域では「明晰性」「オープンな情動表出」「協働的な問題解決」から構成されている。家族レジリエンスの測定に関わる研究は少なく, 日本でも緒についたばかりで (大山・野末, 2013；得津・日下, 2006), 今後の研究に期待したい。

　家族レジリエンスを高めていくためにどのような介入が必要であろうか。高橋 (2013) による家族レジリエンスの Rodgers 概念分析の結果から,〈帰結〉の「家族機能の新しいパターンの確立」と「家族の成長」に至る〈属性〉として家族の「相互理解の促進」「対処行動の変化」「日常の維持」家族内外の「関係性の再組織化」「資源の活用」のカテゴリーが抽出されている。危機的状況や困難を乗り越えて, 家族が新たな機能を確立し, QOL の向上や成長に至るのには, メンバーの正確な現実認識, 開かれた会話, 家族内の役割柔軟性, 問題解決的スキルの獲得, 首尾一貫性の感覚 (SOC) などが重要な要素と考えられる (Bugge et al., 2008; Walsh, 1996)。また, 同じ境遇同士の語りの場や院内がん相談などの家族外資源を利用することも有効であろう。そして, 個人も同様だが,

家族が危機的状況に意味を見出せることが家族レジリエンスにとって最も重要なことである（Walsh, 1996）。今後，家族レジリエンスの測定や臨床的介入プログラムの開発などは健康心理学においても重要な研究課題と言えよう。

引用文献

明智龍男 (2015). サイコオンコロジー：がん患者に対する精神神経学的アプローチ　日本耳鼻咽喉科学会会報, *118*, 1-7.

安藤早紀・原田真里子・Weitzner, M. A.・久慈瑞希・清水　恵・佐藤一樹・宮下光令 (2013). Caregiver Quality of Life Index-Cancer（CQOLC）日本語版の信頼性・妥当性の検証　*Palliative Care Research, 8*, 286-292.

APA (2010). The road to resilience. Retrieved from https://www.apa.org/helpcenter/road-resilience. aspx（May 31, 2016.）

Bolger, N., Foster, M., Vinokur, A. D., & Ng, R. (1996). Close relationships and adjustment to a life crisis: The case of breast cancer. *Journal of Personality and Social Psychology, 70*, 283-294.

Bugge, K. E., Helseth, S., & Darbyshire, P. (2008). Children's experiences of participation in a family support program when their parent has incurable cancer. *Cancer Nursing, 31*, 426-434.

Derogatis, L. R., Morrow, G. R., Fetting, J., Penman, D., Piasetsky, S., Schmale, A. M., Henrichs, M., & Carnicke, C. L. Jr. (1983). The prevalence of psychiatric disorders among cancer patients. *The Journal of the American Medical Association, 249*, 751-757.

Edmonds, C. V., Lockwood, G. A., & Cunningham, A. J. (1999). Psychological responses to long term group therapy: A randomized trial with metastatic breast cancer patients. *Psycho-Oncology, 8*, 74-91.

遠藤公久 (2014). がんとグループカウンセリング　大木桃代（編著）　がん患者のこころに寄り添うために：サイコオンコロジーの基礎と実践（pp. 34-39）　真興交易医書出版部

遠藤公久・守田美奈子・吉田みつ子・朝倉隆司・奥原秀盛・福井里見 (2007). がん患者・家族のための患者会に関する基礎調査　第20回日本サイコオンコロジー学会総会抄録集, 85.

遠藤公久・大井賢一・小澤知子・内山由美・福井里美・奥原秀盛・渥美隆之 (2015). がん患者のサポートプログラムへの参加経験と病や人生に対する捉え方との関連　日本ヒューマン・ケア心理学会学術集会第17回大会発表論文集, 32.

Fawzy, F. I., Fawzy, N. W., Arndt, L., & Pasnau, R. O. (1995). Critical review of psychosocial interventions in cancer care. *Archives of General Psychiatry, 52*, 100-113.

福井里美・守田美奈子・吉田みつ子・遠藤公久・奥原秀盛（2014）．がん患者・家族がピアサポートを受けられる家族の実態　第27回日本サイコオンコロジー学会総会抄録, 152.
Fujimori, M., Parker, P. A., Akechi, T., Sakano, Y., Baile, W., & Uchitomi, Y. (2007). Japanese cancer patient's communication style preferences when receiving bad news. *Psycho-Oncology, 16*, 617–625.
Goldstein, J., Alter, C. L., & Axelrod, R. (1996). A psychoeducational bereavement support group for families provided in an outpatient cancer center. *Journal of Cancer Education, 11*, 233–237.
Goodwin, P. J., Leszcz, M., Ennis, M., Koopmans, J., Vincent, L., Guther, H., ...Hunter, J. (2001). The effects of group psychosocial support on survival in metastatic breast cancer. *The New England Journal of Medicine, 345*, 1719–1726.
長谷川万希子（2007）．患者満足度とは何か　松村真司・箕輪良行（編）　コミュニケーションスキル・トレーニング—患者満足度の向上と効果的な診療のために（pp. 16-23）医学書院
Hill, S. (2011). *The knowledgeable patient: Communication and participation in health*. Wiley-Blackwell.
平井　啓（2015）．がん検診受診率向上のための行動変容アプローチ　行動医学研究, *21*, 57-62.
池崎澄江（2003）．患者医師間コミュニケーションを重視する"相互参加型医療"の提唱　医学教育, *34*（4）, 223-228.
Ishikawa, H., Nomura, K., Sato, M., & Yano, E. (2008). Developing a measure of communicative and critical heath literacy: A pilot study of Japananese office worker. *Health Promotion International, 23*, 269-274.
石川ひろの（2011）．ヘルスコミュニケーションとヘルスリテラシー　保険医療社会学論集, *22*, 16-21.
岩満優美（2015）．サイコオンコロジー研究—がん患者の心理特性，心理的苦痛および心理療法について　健康心理学研究, *27*（Special issue）, 209-216.
国立研究開発法人国立がん研究センターがん対策情報センター（2015）．がん情報サービス　Retrieved from http://ganjoho. ncc. go. jp/
国立社会保障・人口問題研究所（2013）．日本の将来の推計人口
小谷英文（1990）．集団心理療法　小此木啓吾・成瀬悟策・福島　章（編）　臨床心理学大系7（pp. 239-269）　金子書房
厚生労働省（2013）．国民生活基礎調査
栗原幸江（2006）．精神心理的問題（サイコオンコロジー）　辻　哲也・里宇明元・木村彰男（編）　癌のリハビリテーション（pp. 411-416）　金原出版
Massie, M. J., & Holland, J. C. (1990). Overview of normal reactions and prevalence of psychiatric disorders. In J. C. Holland & J. H. Rowland (Eds.), *Handbook of*

psychooncology (pp. 255-263). Oxford University Press.（マシー, M. J.・ホランド, J. C. 今井皖才・万代愼逸（訳）（1993）．正常反応と精神障害 河野博臣・濃沼信夫・神代尚芳（監訳） サイコオンコロジー第2巻（pp. 1-11） メディサイエンス社）

松村真司（2007）．なぜコミュニケーション・スキルが必要なのか？ 松村真司・箕輪良行（編） コミュニケーションスキル・トレーニング―患者満足度の向上と効果的な診療のために（pp. 2-10） 医学書院

Meyer, T., & Mark, M. M.（1995）. Effects of psychosocial interventions with adult cancer patients: A meta-analysis of randomized experiments. *Health Psychology, 1,* 101-108.

箕輪良行・佐藤純一（1999）．医療現場のコミュニケーション 医学書院

Mishler, E. G.（1984）. *The discourse of medicine: Dialectics of medical interview.* Norwood, NJ: Ablex.

守田美奈子・朝倉隆司・吉田みつ子・遠藤公久・奥原秀盛・福井里美（2011）．がんに対する信念, 態度とがん検診に対する受診行動との関連―A市の調査結果より 第24回日本サイコオンコロジー学会総会抄録集, 135.

中川 薫（2001）．患者アウトカムとの関連からみた医師患者間のコミュニケーションに関する文献学的検討 保健医療社会学論集, *12,* 32-46.

西垣悦代（2005）．関係性の視点からみた日本の医師患者コミュニケーション 日本保健医療行動科学年報, *20,* 157-172.

西垣悦代（2008）．医師に対する信頼の観点からみた日本の患者タイプの特徴 健康心理学研究, *21,* 1-9.

Nutbeam, D.（2000）. Health literacy as a public health goal: A challenge for contemporary education and communication strategies into the 21st century. *Health Promotion International, 15,* 259-267.

OECD（2015）. Health at a glance 2015. Retrieved from www.oecd.org/health/health-systems/health-at-a-glance（May 31, 2016.）

Ogawa, A., Shimizu, K., Akizuki, N., & Uchitomi, Y.（2011）. Involvement of a psychiatric consultation service in a palliative care team at the Japanese Cancer Hospital. *Japanese Journal of Clinical Oncology, 40,* 1139-1146.

小川祐子・長尾愛美・谷川啓司・鈴木伸一（2015）．外来がん患者が抱える主治医と話すことへのためらいと患者のコミュニケーション行動との関連 行動医学研究, *21,* 22-30.

Ogden, J.（2007）. *Health psychology.* Open University Press.

大山寧寧・野末武義（2013）．家族レジリエンス測定尺度の作成および信頼性・妥当性の検討 家族心理学研究, *27*（1）, 57-70.

Pits, M., & Phillips, K.（1998）. *Health psychology: An introduction*（2nd ed.）. London: Routledge.

Rait, D., & Lederberg, M.（1990）. The family of the cancer patient. In J. C. Holland & J. H. Rowland（Eds.）, *Handbook of psychooncology*（pp. 537-548）. New York: Oxford

University Press.（ライト，D.・リーダーバーグ，M. 神代尚芳（訳）（1993）．がん患者の家族 河野博臣・濃沼信夫・神代尚芳（監訳） サイコオンコロジー第3巻（pp. 63-74） メディサイエンス社）

Sorensen, K., Broucke, S. V., Fullam, J., Doyle, G., Pelikan, J., Slonska, Z., & Brand, H. (2012). Health literacy and public health: A systematic review and integration of definitions and models. *BMC Public Health*, 12:80. Retrieved from http://www.biomedcentral.com/1471-2458/12/80 (May 31, 2016.)

Sparks, L., & Villagran, M. (2010). *Patient and provider interaction: A global health communication perspective*. Polity.

Spiegel, D., Bloom, J. R., & Yalom, I. (1981). Group support for patients with metastatic cancer. *Archives of General Psychiatry*, 38, 527-533.

Spiegel, D., & Bloom, J. R. (1983). Group therapy and hypnosis reduce metastatic breast carcinoma pain. *Psychosomatic Medicine*, 45, 333-339.

Spiegel, D., Bloom, J. R., Kraemer, H., & Gottheil, E. (1989). Effect of psychosocial treatment on survival of patients with metastatic breast cancer. *Lancet*, 14, 888-891.

Spiegel, D., & Classen, C. (2000). *Group therapy for cancer patients, research-based handbook of psychosocial care*. New York: Basic Books.（スピーゲル，D.・クラッセン，C. 朝倉隆司・田中祥子（監訳）（2003）．がん患者と家族のためのサポートグループ 医学書院）

末永淳子・大迫千代・成田真由美・曽山純子・西ノ村江美・松田純代・篠原義子（2005）．がん告知の状況から見えたもの：当院受診患者および地域住民へのアンケート結果より 看護学雑誌, 69, 155-159.

杉本なおみ（2005）．医療者のためのコミュニケーション入門 精神看護出版

高橋 泉（2013）．「家族レジリエンス」の概念分析 日本小児看護学会誌, 22, 1-8.

得津慎子・日下菜穂子（2006）．家族レジリエンス尺度（FRI）作成による家族レジリエンス概念の臨床的導入のための検討 家族心理学研究, 20 (2), 99-108.

常住亜衣子・石川ひろの・木内貴弘（2013）．医療面接における医師・患者コミュニケーションスキル評価尺度：文献レビューと尺度構成項目の分析 医学教育, 45, 335-345.

内富庸介・藤森麻衣子（2007）．がん医療におけるコミュニケーション・スキル：悪い知らせをどう伝えるか 医学書院

Walsh, F. (1996). The concept of family resilience: Crisis and challenge. *Family Process*, 35, 261-281.

Walsh, F. (2003). Family resilience: A framework for clinical practice. *Family Process*, 42, 1-18.

Watson, M., & Kissane, D. (2011). *Handbook of psychotherapy in cancer care*. UK: Wiley-Blackwell.（ワトソン，M.・キセイン，D. 内富庸介・大西秀樹・藤澤大介（監訳）（2013）．がん患者心理療法ハンドブック 医学書院）

第13章
健康と文化

内田由紀子・一言英文・中尾　元

　本章では文化と精神的健康にまつわる知見を取り上げ，精神的健康を論ずるうえでの文化の重要性について指摘する。また，現代社会のグローバル化が進むにつれ，多文化の価値に触れる人が増加する中，そもそも自らのアイデンティティについての悩みや葛藤が生じることもあるだろう。そこで文化の多様化や変化，さらには異文化接触による精神的健康への影響についても検討する。

1．健康における文化の重要性

　人間の健康は個人の生物，身体，社会，文化，環境など様々な要因に支えられている。ここで言う健康とは，「単に病気でない，虚弱でないというのみならず，身体的，精神的そして社会的に完全に良好な状態」を指す（WHO, 1948；厚生労働省，2000；詳細説明は第1章参照）。すなわち，人は社会的に一人前に暮らすような状態まで達成され，初めて健康と言える。これは戦前の健康観を改める形で定義されたものであるが，日本では90年代から2000年代の経済的苦境によりこころの不健康，すなわち精神疾患が増加しており，健康について見直すべき時代に差し掛かっていると言えよう。

　精神的健康（メンタルヘルス）の定義は第1章に説明されている通り，人が生活の通常のストレスに対処でき，自分自身の潜在能力を実現することができる良好な状態である。したがって，精神的な不健康と言った場合，医学的な治療が必要な精神疾患から日常的に経験される心理的な苦痛（distress）など，幅広い状態を含んでいる。

　メンタルヘルスに関する研究や診断においては，アメリカ精神医学会が作成するDSM（Diagnostic and Statistical Manual of Mental Disorders：精神疾患

診断マニュアル）での定義が広く用いられており，日本においてもアメリカでの診断基準が採用されている。しかし一方で精神的な健康とはどのような状態であるかは，文化や社会の状況によって異なることもよく知られた事実である。例えば後述するように，一時期の日本社会では視線恐怖に代表されるような対人恐怖が多く見られ，その後は境界性パーソナリティ障害や摂食障害が増加したと言われている。そして近年では発達障害のような，主体の見えづらさが問題となるような症状が現れやすくなっていることが指摘されている（河合・田中, 2013）。実は症状として生じるような心の健康のあり方は，その時代や文化の中で何が重要視され，何が問題として取り上げられやすいのか，そうしたことの映し鏡となっており，その時々での「流行病」も存在するのである（Watters, 2011）。

　精神的な「健康」の表れとして用いられる「幸福感」についても同様である。幸福を支えるのは体の健康状態や経済状態，労働条件など，様々な文化で重要視されているものもある。その一方で，人との結びつきから得られる「ソーシャルサポート」のポジティブな効果は日本の方がアメリカよりも高く見られ（Uchida et al., 2008），個人的な達成に価値を置きすぎることがもたらすネガティブな効果は日本でアメリカよりも強く見られるなど（Ogihara & Uchida, 2014），精神的健康を支える要因には一定の文化差が存在していることも示されている。

　ここでいう「文化」は何も国レベルのものにはとどまらない（Hitokoto & Uchida, 2015）。例えば精神科の受診率は地域によって違うことが見出されているように（Brown et al., 2015 の研究では，アメリカにおいて「名誉」の文化を重んじる地域の人たちが，精神的不調における専門家の相談を受けない傾向があることを示している），地域あるいは時代による国内における差異も文化差の1つとして取り上げられるべき重要な課題である。

　また，文化と精神的健康の問題を考えるうえでは，文化の多様化や変化，さらには異文化接触による影響についても検討する必要がある。例えば日本社会がグローバル化の中で個人主義を取り入れるにつれて，孤独感や他者とのコミュニケーション上の問題が上昇し，さらにはニートやひきこもりの問題（河合・内田, 2013; Zielenziger, 2006 河野訳 2007），そして新型うつと呼ばれる気

分障害の問題などが生じていることが指摘されている。そして世界のグローバル化が進み，多文化の価値に触れる人が増加する中，そもそも自らのアイデンティティについての悩みや葛藤が生じることもあるだろう。

2. 精神的健康と文化の研究

(1) 精神的健康のとらえ方の社会・文化的要因

　どのような症状を，どのような原因のもとで生じた精神的な不健康ととらえるかということは，個人が暮らす社会・文化と密接な関係にあることが知られている (Kitanaka, 2011)。日本では，19世紀後半産業革命期に増加した社会問題（例えば非行，自殺，労働者階級の不満や伝統文化の崩壊）をドイツの神経精神医学に基づいて理解しようとした。その後20世紀初頭の経済成長期において労働者を中心に増加した「神経衰弱（現在では病名として使用されていない）」にも同じような見方が用いられ，その原因には生得的な要因や過労などの後天的な要因の両方があると考えられた (Watters, 2011)。森田正馬による神経症の精神療法である「森田療法」が開発されたのもこの時期である。20世紀の後半にはメランコリー（抑うつ気分）とそれに陥りやすい他者志向的で勤勉な性格（メランコリー親和型）に注目が集まった。北米ではすでに一般用語として普及していた「抑うつ (depression)」に相当する言葉が，日本では江戸時代の「うつ症」以外には一般的に存在しておらず，「憂うつ」「気が塞ぐ」「気が滅入る」といった言葉が最も近いものであった。これら抑うつに類似した日本語はあくまで頭痛や胸の痛みといった身体的苦痛として報告されることが多く，英語でのdepressionのように思考や感情のみの心理的苦痛として報告されるものではなかったという (Kitanaka, 2011)。

　摂食障害 (eating disorder: ED) は，心理的な原因から摂食行動に異常をきたす障害であるが，その中でも神経性食欲不振症，すなわち拒食症は，日本では昭和40年代を境に急速に増加した（野上, 1998）。その背景には，当時の女性の間で肉体労働への蔑視，欲望を統制する価値と，痩身願望の社会的な高まりがあると論じられている（馬場, 1998）。このような傾向はおそらく世界のグローバル化と関連しており，実際，欧米化に伴って女性の痩身理想が高まるこ

とを指摘する研究が中国で行われている（Leung et al., 2001）。

1990年代以降は，ニート（NEET: Not in, Education, Employment or Training）と呼ばれる若者たちの「ひきこもり」に社会的な関心が集まった。ひきこもりとは，学習・労働意欲がなく，精神障害はなく，最低6ヶ月以上の社会的退避が見られる現象である。ひきこもり傾向は職の安定性などとも関係し，また，「フリーター生活志向」や「自己効能感の低さ」「将来の不明瞭さ」で測定されるひきこもり・ニートのリスク傾向が強い学生ほど，日本的な努力志向や相互協調的自己観を持たないことが明らかにされている（Norasakkunkit & Uchida, 2011; Uchida & Norasakkunkit, 2015）。また，一般学生に比べて自己向上動機に基づいた行動（失敗の後により努力する；Heine et al., 2001）を取りにくいことが示されており，グローバル化時代に経済が停滞した中で起こってきた現象として論じられている（Toivonen et al., 2011）。

(2) 心理的苦痛経験の文化的差異

このように，個人の精神的健康のあり方は，その個人が暮らす文化や社会の構造による影響を受けている。特に文化内でのコミュニケーションによって共有される「意味」の役割は大きい。例えば，抑うつ／depressionから連想する言葉を日米学生に列挙させた研究によれば（Tanaka-Matsumi & Marsella, 1976），アメリカ人学生は自己の内的な感情状態（例：「悲しい」「寂しい」）を挙げたのに対し，日本人学生は外的な事物（「雨」「雲」）と身体的な言及（「頭痛」）を挙げ，それぞれの文化で抑うつがどのような現象として認識されているかが異なることを指摘した。この他にも，ナイジェリアでは抑うつを頭に辛いものがあると報告し，韓国では「火病」と呼んで胸が熱くなるとし，ネイティブ・アメリカンの抑うつでは強い孤独感が報告されている（Kirmayer, 2001）。このように抑うつの現象学的な性質は文化によって多様性が見られる。

身体化（somatization）は，抑うつによる心理的苦痛を言語化する際に用いられる表出方法の1つである。この現象自体は普遍的であるものの，アジア系の抑うつ患者では特に他者（例：治療者）に抑うつの報告を行う際にこれが用いられる。また，中国の外来患者は，自己の外の要因に注意を向け，自己内の感情に注目しない傾向があることが示されている（Ryder et al., 2008）。これに

対し，ヨーロッパ系カナダ人は，心理的苦痛は自己の内的な原因から生じていると考え，心理化（psychologization）することが優勢である。このことは，それぞれの文化によって心理的苦痛に対するとらえ方，あるいは心理的苦痛の伝え方に何らかの違いがあると考えることができる。

文化によって「感情」自体のとらえ方が異なることを指摘する研究によれば（Uchida et al., 2009），東アジア文化では，感情をより関係的で個人間の相互作用に由来するものであると考えている一方，北米文化では，感情はより私的で個人内過程に由来するものであると考えているという。また，他者に感情を伝える場合にも文化的特徴が表れることもある。台湾では，アメリカ人に比べ，絵本で描かれる笑顔で示される口のサイズが小さく（Tsai et al., 2007），また，アジア系アメリカ人はヨーロッパ系アメリカ人に比べて，自己の問題を身近な他者に話すことに「関係懸念（身近な他者に自己の短所を話すことで関係が悪化することへの不安）」が伴う（Taylor et al., 2004）。実際にアジア文化の人々は，臨床的な援助をあまり求めない傾向がある。ヨーロッパやアメリカにおいては感情のコミュニケーション方法はよりオープンであることが好まれ，それぞれに自己の内的な感情を互いに示すことが良く評価される（Kitayama & Markus, 2000）。すなわち，個人の感情は本質的には集団の規範と不可分である。関係調和の状態を理想とする日本をはじめとするアジアの文化と，個人の感情は誰からも独立したプライベートな経験で，その表現は個人で自由に行われることを理想とするような欧米文化との違いが，感情経験に表れていると考えられる。このように，我々は文化的な影響を受けて，心理的苦痛を経験している。

心理的苦痛が文化の影響を受けていることは，そもそも精神的健康自体が文化的であることを示唆するだけでなく，治療方法を考案する際にも文化を考慮に入れたモデルを想定しなければならないことを示している（Kitayama et al., 2010）。例えば，調和が求められる文化では，他者の評価を懸念することによってむしろ社会的な適応が促進されている可能性もある。これは同時に，通り一辺倒に想定されがちな精神的健康のあり方（例：抑うつ気分は全くない方がよい）には，実は文化的適応との兼ね合いから考えていく必要性を示唆し，現存するメンタルヘルスの枠組みと測定方法においても，文化の多様性が考慮されていない側面はないかを再考する必要性を示唆している。

(3) 精神的不健康と日本文化

「抑うつ気分（depressive mood）」は，日常的にも経験する者が多いとされ，精神的な不健康の代表的なものの1つである。気分障害による医療機関への外来患者数は1996年から2008年の間に43.3万人から104.1万人に著しく増加している（厚生労働省，2015）。これは抑うつ症状を発した時に医療機関を受診することへの抵抗感が減少するようになったことも一因ではないかとされており，近年の「新型うつ」のように，明確な抑うつ症状とまでは言いがたいけれども本人の主観では「仕事にはとても行けない」というような症例が見られるようにもなっている。

では果たして日本的な心性と抑うつ状態に関連はあると言えるのであろうか。実は日本において治療にかかっているうつ症状者の数は，世界的に見て決して多い方ではない。一方で一般学生を対象とした調査においては日本文化と関連した個人差変数である「相互協調的自己観」の得点と，「BDI（Beck Depression Inventory）」という抑うつ気分の尺度との間に正の相関（$r=.16, p<.001$）も見出されている（Norasakkunkit & Kalick, 2002）。これは，健常サンプルにおける個人差のレベルでは，日本的な自己観は抑うつ的な傾向と弱いながらも正の関連があることを指している。

この研究は，同時に，相互協調的自己観と「SAD（Social Anxiety and Distress）」という社会不安障害の尺度との間にも正の相関（$r=.16, p<.001$）を見出している。社会不安障害である対人恐怖症（taijin kyoufusho symptoms: TKS）は，自らの体臭や外見，振る舞いなどが他者に不快な思いをさせることに対し過度に不安を感じる症状であり，他者の評価を尊重する文化的環境の影響が強いと考えられている（笠原，1977; Norasakkunkit et al., 2012）。ここでも，日本的な自己観と精神的不健康の間に相関が見出されている。また，土居（1971）が精神分析的観点から日本で優勢であるとした「甘え（amae）」の感情は，他者の意向に対する感受性が高い依存症パーソナリティ障害に特に強く見られる（矢幡，2004）。文化が社会的な生活を支えるためにあるとすれば，これらの知見は，集団としての良い状態と，個人としての精神的健康との間に単純に同じ関係を想定することが難しい可能性を示している。文化は社会集団全体の存続を促進し，その文化に生きる個人の健康の維持と生存を効率的にする。

しかし，個人の心理・行動傾向だけを取り出してみれば一見不適応的に見えても（例：感情を抑制する），それが社会集団の成員たちによって実践され，相互作用が行われることで，全体としては何らかの適応価（例：自然災害に対応する，犯罪行為を抑える）が成立することがあるかもしれない（Gelfand et al., 2006; Matsumoto et al., 2008）。例えば，日本文化の成員を他文化の成員と比べると，他者懸念が平均的に強く，特に関係性に特化した領域において神経症的傾向が高い。しかしこの個人レベルの心理傾向があることで，日本文化の社会集団全体における適応につながることも十分にありえる。反対に，社会集団の経済産業的合理化が，必ずしも成員個人の健康に結びつかず，むしろその犠牲の上に成り立つことも都市生活などではあるのかもしれない。社会集団と個人との兼ね合いという視点でもって健康や幸福をとらえることは，自殺など現代日本の社会問題を論じる上でも重要である（岡，2013；内田，2016）。

3. 生物的要因と社会的要因

(1) 身体的・生物的健康と生態学的環境

　文化の影響は，精神的健康にとどまらない。そもそも文化は，意識のビッグバンと呼ばれる5万年前から集団の成員の生存を集合的に支えてきた歴史の産物である。文化も人間社会の進化とともにあるととらえれば，紛れもなく進化の産物である我々の身体的・生物的健康も，文化の進化とともにあったと考えられる。近年は，人間の身体的・生物的な健康に文化が深く関わっていることを示す研究も増加している（Chiao & Blizinsky, 2010; Kim et al., 2010）。

　集団の調和に価値を置く日本文化をはじめ，世界人口の70%は，実は集団主義文化に所属している（Triandis, 1995）。国の集団主義レベルは，興味深いことにその地域で過去に伝染病がどれほど脅威となったかという生態学的環境要因と相関すると言われている（Fincher et al., 2008）。進化的適応環境において伝染病は死に直結する危機であり，しばしば「よそ者」から感染した。この危険を未然に回避する必要のあった地域では「よそ者」から内集団ごと遠ざかるという行動レベルでの免疫を行っており，過去のこの行動が脈々と残る形で内集団と外集団を分ける文化，すなわち集団主義文化が成立したと解釈されてい

る。もしもこの仮説が正しければ，我々の文化は，過去のある時点における身体的・生物的な健康行動の結果として生じているものである。また，セロトニン・トランスポーターの遺伝子多型について，S/S型と呼ばれるものを保持している個人では，そうでない個人よりもネガティブ感情を喚起する刺激に対して扁桃体が強く活動する，つまりストレスに対する脆弱性を持つ。このS/S型が人口に占める割合が集団主義の国ほど多い（Chiao & Blizinsky, 2010）。集団主義の文化では集団規範が厳格に守られるが，互いが規範を守りあう文化があることで，ストレス時に感情的になりやすい個人が比較的安定した感情状態を保つことができると解釈されている。これが正しければ，遺伝子の個人差と文化は，一方が片方を支える形で共進化してきたともとらえられる。心理的苦痛も一種の否定的な感情であるとするならば，それを感じる我々の生物的基盤も，文化が進化する過程で我々の身体に備わったものである。

　心理的苦痛と文化・生態学的環境の関係は，伝染病の流行といったような過去の環境によってのみ規定されるものではない。例えば怒りというネガティブ感情の表出傾向は，北米では社会階層の低い者ほどよく見られ，競争的な社会構造において生じる葛藤のはけ口となっている（Park et al., 2013）。しかし，日本において怒りの表出傾向が高い者は，北米とは反対に社会階層が高い傾向にある。日本の組織においては序列・階層に価値が置かれるが，社会階層の高い者だけが怒りを表出することが認められ，周囲の他者や相対的に低い階層の者がこれに配慮する構造があると解釈される（Park et al., 2013）。

　また，生態学的環境と関連する生理的反応として，近年炎症反応（inflammatory response）も着目されている。炎症反応とは生体内に侵入した細菌などに対して細胞レベルで生じる免疫系の反応である。免疫系反応には様々なものがあるが，その中でサイトカインと呼ばれる細胞間の情報伝達を司る物質の1つにインターロイキンが存在する。インターロイキンにもさらに構造的な下位分類が存在するが，特にインターロイキン-6（Interleukin-6; IL-6）は，それが分泌され続けることで長期にわたる炎症反応を強めてしまう。炎症反応を強めることは心臓血管系疾患，リウマチ，骨粗しょう症やアルツハイマー病など，加齢に伴う様々な疾患と関連する。この炎症反応は，本来は一時的な感染の危機に対する免疫反応として進化したが，現代の人間の社会生活において

も持続的な心理的苦痛,例えば孤独感などにより強まることが示唆されている。アメリカにおける例では,教育歴の少なさと免疫中IL-6の多さに関連が見られ(Morozink et al., 2010),ネガティブな社会環境(例:貧困など)が炎症反応を引き起こし,その結果として身体疾患を生じさせている可能性が指摘されている。実際,上の条件に当てはまりやすいアフリカ系アメリカ人は,他民族に比べて寿命が短い。

(2) 精神的健康を支える社会的要因

精神的健康を肯定的に支える要因として,ソーシャルサポート(social support)がある。「問題が起きた時,あなたには援助を頼める親戚や友人がいますか?」という問いに対して「はい」と答えられる人が多い国ほど幸福感の平均が高いこと,そしてその効果は国の豊かさを差し引いても見られるものであることが示されている(Oishi & Schimmack, 2010)。ソーシャルサポートには特にストレスへの抵抗力を高める効果が知られており(Cohen & Wills, 1985; Uchino, 2006),近年ではサポートを受け取ることができる社会関係が循環器系疾患のリスクを下げることなども示されている(Uchino et al., 2012)。

一方で,ソーシャルサポートの効果には文化差も見られる。内田ら(2008)は,日本,フィリピンとアメリカの間で,幸福感や主観的健康などの肯定的な感情経験の頻度が,知覚された感情的サポート(身近な他者から励ましや共感などの心理的援助を受けたという認知)でどれほど説明されるかを検討した(Uchida et al., 2008)。自尊心と比べて感情的サポートがどれほど幸福感や主観的健康への説明力を持つかを検討した結果,日本とフィリピンではアメリカよりもソーシャルサポートの効果がより強かった。一方で関係性の負担に関する知見(Kitayama et al., 2010)も加味すると,東アジアにおける精神的健康とは,身近な関係の調和やサポートによって達成され,また,その関係性に悪いことがないこと―平穏無事であること,問題がないこと―というニュアンスが伴う必要があると考えられる。対人関係を積極的に自らの意思で統制していく,というよりは,互いに相手にあわせるようにして維持されるような(Morling et al., 2002)状態でこそ,精神的健康を保つことができるのではないだろうか。

また,精神的健康を支えるのは個人の要因だけではなく,個人を取り巻

く地域の要因もある。主観的な健康について検討した北米内の調査研究では (Kawachi et al., 1999)，地域（州）の中に存在する社会関係資本（互いの信頼関係など）が高いところに住んでいる人たちの方が，健康であることを示している。興味深いことにこの効果は，個人の収入や学歴，独居，喫煙・肥満・通院といった健康習慣，健康保険の有無など個人的な要因では説明がつかないものであり，いわばその人が住んでいる場所が持つ効果であると指摘されている。

4. 異文化適応と健康

(1) 異文化接触と適応

これまで文化が健康に与える影響について論じてきたが，一方で今日では多文化に接触する機会が増加し，文化間でのコンフリクトのみならず，個人が様々な文化的価値に適応していくことについての多くの課題が挙げられるようになった。例えばアメリカに留学するアジア系の留学生が，うまくサポートを求めることができなかったり，授業中あるいは社会関係の中で自らの意見を表現できなかったりすることで不適応感を起こすことや，逆に異文化で育ったいわゆる帰国子女が，日本に戻ってきた時に感じる不適応などは身近な例である。

人が新しい文化環境で生活する際の心理的な状態の変化は，日常的には個人がいかに環境に適応していくかといった見方で考えられやすい。しかし，そのような異文化適応（cultural adjustment）の概念にはかつてより2つの問題もあることが指摘されている（Furhnam & Bochner, 1986）。第1に，適応という概念は，個人の社会・環境との相互作用を見えにくくし，何らかの心理的な問題に対しても個人の心の中（internal dynamics）を治せば良いという発想になりがちな点である。第2に，適応という考え方では，個人が新しい環境に馴染んでいくために自らの母国文化を捨てて相手側の文化を受け入れれば良いとする文化的ショーヴィニズム（cultural chauvinism：排外主義）に陥る点である。このような問題を回避するために，文化的調節（cultural accommodation; Furhnam & Bochner, 1986）や，以下で初めに紹介する個人と環境との相互作用に着目するアカルチュレーション（acculturation）という理論的な枠組みでこれまで研究がなされてきた（渡辺，1995）。本章でも，個人が新たな文化環境

で生活することによる身体・精神的健康への影響を考察するにあたり，このアカルチュレーションの枠組みによる研究を取り上げる。

(2) 文化的順応のプロセスを見るアカルチュレーション

アカルチュレーションは異文化接触の中でどのような問題や変化が心理的水準で発生し，順応の過程で問題となるのかの理解を助ける概念である。多くの研究で，移民，難民，亡命希望者，留学生，そして季節労働者など，出生地と異なる土地で暮らす人々（Schwartz et al., 2010）が研究対象となる。

そもそもアカルチュレーションは，古くは文化人類学の立場から，異なる文化を持った集団が，継続的に直接接触をし，その結果，その双方あるいはいずれかの集団の独自な文化パターンが変化するような結果を生じる現象（Redfield et al., 1936）と定義されている。特に個人レベルでの変化に関しては「心理的アカルチュレーション（psychological acculturation; Graves, 1967）」と表現され，ベリー（Berry, 1997）は「個人が生活を営んでいる，他の特徴を持つシステムに順応させられるように，接触の頻度を変えたり，周りの状況を変えたり，心理的な性質を変えたりする過程」と定義している。アカルチュレーションの中で個人が直面する課題は，(1) 収入源や個人的なアタッチメント，社会の中での帰属意識，そして新しい社会的規範と折り合いをつけることを含む心理・社会的な基盤を構築すること，(2) 新しい文化圏に移る以前の生活を失うことに対する喪の作業，の2点に集約される（Choudhry, 2001）。かつてはゴードン（Gordon, 1964）に代表されるように，新しい文化での社会的な価値や習慣，信念を獲得していくことは，移動する前の文化（すなわち故郷）の文化的な要因を喪失ないし切り捨てていくことを意味すると考えられていた（straight-line assimilation; Schildkraut, 2007）。

ベリー（Berry, 1980, 1984）は個人が新しい文化圏での価値や社会的な信念，習慣を獲得していくことは，必ずしもその個人の出身の文化的価値や習慣を捨てる（あるいは維持しなくなる）わけではないことを二次元（bilinear）モデルで論じている。このモデルの特徴は，個人と集団の両者が基本的な2つの課題に直面すると考えることである。2つの課題とは，文化の保持（cultural maintenance）と，異文化への接触および参加（contact and participation）で

表 13-1 ベリー (Berry, 1984) の文化変容のモデル

課題 2. 他の民族文化集団との関係を維持する必要性があるか？	課題 1. 文化的アイデンティティや特徴を保持する必要性があるか？	
	はい	いいえ
はい	統合 (integration)	同化 (assimilation)
いいえ	分離 (separation)	境界化 (marginalization)

ある。その結果として考えられる4つの形態は、「統合 (integration)」「同化 (assimilation)」「分離 (separation)」、そして「境界化 (marginalization)」である。「統合」とは、個人は他の文化集団との接触を維持すると同時に、自らの文化的なアイデンティティ、そして伝統の保持などに成功している状態を意味している。「同化」は、個人が自らの文化の特徴の保持をせず、他の文化様式の習得を志向することである。「分離」は、個人が自らの文化に強い同一性を持ち、他の文化集団との接触を避ける場合に起こる。「境界化」は、自らの文化的なアイデンティティや特徴を失うと同時に、受け入れ側の社会や他の集団との接触も行わない場合に生じる。

さらなる実証的な研究が必要とされながらも、この分類は文化変容の研究のなかでも主要なモデル[1]であり (Crawford & Avula, 2014)、このモデルを基礎として、異文化に順応する戦略なども研究されている。

(3) アカルチュレーションが心身に与える影響

異なる文化と接触した後の心理的な課題として一般的に言われるカルチャーショックについては、これまで様々な定義や説明がなされている (Furnham & Bochner, 1986; Oberg, 1960; Triandis, 1975, 1994 など)。本章ではカルチャー

---

[1] ベリーのモデルは、のちにベリー (Berry et al., 2002) やベリー (Berry, 2011) などで、受け入れられる側の個人だけでなく受け入れる側の社会の成員や支配集団の影響力および権力を考慮に入れたモデルが考案されている。すなわち、モデルの中の類型は単なる文化的事象を示しているだけでなく、長期的な政策やイデオロギーが反映されるものとされ、先述の「統合」「同化」「分離」「境界化」に対応する形で「多文化主義 (multiculturalism)」「メルティング・ポット (melting pot)」「分離 (segregation)」「排除 (exclusion)」が置かれている。例えば、支配集団 (dominant group) から強制的な分離政策がとられた場合は、同じ「分離」の状態であっても受け入れ社会のレベルでは segregation と呼ばれる。

ショックを，アカルチュレーションの過程で経験されるストレス（アカルチュレーション・ストレス : acculturative stress）として位置付ける観点（Berry et al., 2002）から論じる。

アカルチュレーション・ストレス（acculturative stress）とは，個人が置かれた文化環境の変化の過程で経験するストレスを意味している（Berry et al., 1987; Berry, 2006）。様々な調査によりこの文化変容のストレスが，循環器系の疾病，高血圧や肥満など，生活習慣に関連のある疾患として健康に悪影響を及ぼすことが示されている（Goslar et al., 1997; Lizarzaburu & Palinkas, 2002; Mooteri et al., 2004）。具体的には慢性的ストレスや食事・運動スタイルを含む健康に関わる習慣，アルコールの摂取，そして精神的苦痛といった事柄を介して健康に影響すると考えられている（Chakraborty & Chakraborty, 2010; Daniel & Wilbur, 2011）。

メンタルヘルスとの関連では，アカルチュレーション・ストレスがうつ病や不安症状の割合を高めること（Revollo et al., 2011）や，心身症のリスクを高めること（Greenland & Brown, 2005）が指摘されている。例えば，移民の受け入れ先の社会での言語能力に対するプレッシャーが高まった場合，うつ的な症状が2倍以上になったと報告する研究（Torres, 2010）が存在する。これには社会経済的地位（SES）やソーシャルサポートを得ることの難しさが影響を与えることが論じられている（Trinh et al., 2009）。

移民のメンタルヘルスの研究では，ストレスは身体的健康だけでなく，仕事に関する不安感や母国についての心配とも関連があることが指摘され（Foyle et al., 1998），不慣れな土地に適応しなければならない状況への（不健全な）対処メカニズムとしてアルコール摂取の形で現れるとも言われる（Alaniz, 2002）。

一方でアメリカ合衆国への移民の特徴として，健康な移民効果（healthy immigrant effect; Acevedo-Garcia et al., 2010）と呼ばれる現象が論じられている。アメリカに到着したばかりの移民は，アメリカ本国生まれの人々よりも概ね健康であるとされる。しかしながら，そのような移民たちもアメリカで過ごす時間が長くなるにつれ健康状態が低下し，アメリカに住んで10年以上が経過すると在住が10年以内の移民よりも健康状態が悪化するという報告もある（Finch & Vega, 2003）。

(4) 異文化への順応を助長する要因

移民が対象の研究では,ソーシャルサポートや家族関係がストレスを和らげる緩和剤（buffer）になることが指摘されている（Bhattacharya, 2008）。

次に,個人が自覚的に取りうる順応のための戦略として,次のような事柄が異文化への順応を促す要因とされ,論じられている。(a) 新しい文化の信念や価値に関する知識の獲得,(b) 移動前の文化と新しい文化両方への肯定的な態度,(c) 両文化でうまくふるまえるという信念,(d) 非／言語的なコミュニケーションの能力,(e) 新しい文化での適切な行動や役割をレパートリーにすること,(f) 両方の文化で社会的ネットワークを築く社会的基盤（LaFromboise et al., 1993）の 6 種類である。

秋山（1992, 1998）は,100 例近くの日本在住の外国人の治療的事例をもとに,文化的な適応の課題は,滞在期間の長さとの兼ね合いで性質が異なることを指摘している。すなわち,滞在期間が数ヶ月から 2 年程度の場合,適応上の課題は誰もがどこでも共通に経験するような「外部環境の変化に対応する認知機能の再調整」である一方,滞在期間が 4, 5 年以上の場合,「個人的な内的葛藤への洞察」が課題であり,個人の文化的同一性や内的葛藤が問題となるとされる。前者では教育プログラムなどを集団で実施することで対処可能であるが,後者では個別性が高いため,個別的なカウンセリングが援助の手段になるとされる。

5. まとめ：精神的健康と文化についての今後の展望

以上のように,精神的健康に関連する文化的要因について述べてきた。これまでの知見から導かれることをまとめると,(1)精神的健康の診断や発症,さらにはその治療方法に至るまで,文化的要因は無視することができない重要な要素であり,(2)異文化接触と心理的適応感にまつわる問題はグローバル化社会の中で増加する傾向にあり,適切な対処やサポートが求められている,と言える。

後半で論じた「アカルチュレーション」の問題は,移民など異国への順応という問題だけではなく,より小さな単位の「文化」との接触においても生じうる。例えば国内でも違う地域に移動した時や,就職や転職,企業合併などで,新しい企業の風土・文化に接触した際にも生じうる問題であろう。総じて

言えば，ある一定のコミュニティに共有されている「文化」は，その中で生きる個人やそこに接触する人々の心身の健康に少なからず影響を与えていると言える。今後はこうした小さな単位での文化の問題，さらには文化の多層性を考慮し，例えば日本という国の中で外資系など日本の風土とは異なる企業に勤める人たちが感じている心理的影響などの検討が必要になってくるだろう。

引用文献

Acevedo-Garcia, D., Bates, L. M., Osypuk, T. L., & McArdle, N. (2010). The effect of immigrant generation and duration on self-rated health among US adults 2003-2007. *Social Science & Medicine, 71*, 1161-1172.

秋山　剛（1992）. 異文化における適応と精神障害　渡辺文夫・高橋順一（編）　地球社会時代をどう捉えるか　ナカニシヤ出版

秋山　剛（1998）. 異文化間メンタルヘルスの現在　秋山　剛（編）　異文化とメンタルヘルス　こころの科学77　日本評論社

Alaniz, M. L. (2002). Migration, acculturation, displacement: Migratory workers and "substance abuse". *Substance Use & Misuse, 37*, 1253-1257.

馬場謙一（1998）. 摂食障害とボディ・イメージ　野上芳美（編）　摂食障害（pp. 69-83）日本評論社

Berry, J. W. (1980). Acculturation as varieties of adaptation. In A. Padilla (Ed.), *Acculturation: Theory, models and findings* (pp. 9-25). Boulder: Westview.

Berry, J. W. (1984). Cultural relations in plural societies: Alternatives to segregation and their sociopsychological implications. In N. Miller & M. B. Brewer (Eds.), *Groups in contact: The psychology of desegregateon*. London: Academic Press.

Berry, J. W. (1997). Immigration, acculturateion, and adaptation. *Applied Psychology: An International Review, 46*, 5-68.

Berry, J. W. (2006). Acculturative stress. In P. T. P. Wong & L. C. J. Wong (Eds.), *Handbook of multicultural perspectives on stress & coping* (pp. 287-298). New York: Springer.

Berry, J. W. (2011). Integration and multiculturalism: Ways towards social solidarity. *Papers on Social Representations, 20*, 1-20.

Berry, J. W., Kim, U., Minde, T., & Mok, D. (1987). Comparative studies of acculturative stress. *International Migration Review, 21*, 491-511.

Berry, J. W., Portinga, Y., Segall, M., & Dasenm, P. (2002). *Cross-cultural psychology: Research and applications*. Cambridge, UK: Cambridge University Press.

Bhattacharya, G. (2008). Acculturating immigrant men in New York City: Applying the social capital construct to understand their experiences and health. *Journal of Immigrant & Minority Health, 10*, 91-101.

Brown, R. P., Imura, M., & Mayeux, L. (2014). Honor and the stigma of mental healthcare. *Personality and Social Psychology Bulletin, 40*, 1119-1131.

Chakraborty, B. M., & Chakraborty, R. (2010). Concept, measurement, and use of acculturation in health and disease risk studies. *Collegium Anthropologicum, 34*, 1179-1191.

Chiao, J. Y., & Blizinsky, K. D. (2010). Culture-gene coevolution of individualism-collectivism and the serotonin transporter gene. *Proceedings of the Royal Society B: Biological Sciences, 277*, 529-537.

Choudhry, U. K. (2001). Uprooting and resettlement experiences of South Asian immigrant women. *Western Journal of Nursing Research, 23*, 376-393.

Cohen, S., & Wills, T. A. (1985). Stress, social support, and the buffering hypothesis. *Psychological Bulletin, 98*, 310-357.

Crawford, S., & Avula, K. (2014). Acculturation and health. In R. A. R. Gurung (Ed.), *Multicultural approaches to health and wellness in America*, Vol. 1 (pp. 99-123). Santa Barbara, CA: Praeger.

Daniel, M., & Wilbur, J. (2011). Physical activity among South Asian Indian immigrants: An integrative review. *Public Health Nursing, 28*, 389-401.

Del Pilar, J. A., & Udasco, J. O. (2004). Deculturation: Its lack of validity. *Cultural Diversity and Ethnic Minority Psychology, 10*, 169-176.

土居健郎 (1971).「甘え」の構造　弘文堂

Finch, B. K., & Vega, W. A. (2003). Acculturation stress, social support, and self-rated health among Latinos in California. *Journal of Immigrant Health, 5*, 109-117.

Fincher, C. L., Thornhill, R., Murray, D. R., & Schaller, M. (2008). Pathogen prevalence predicts human cross-cultural variability in individualism/collectivism. *Proceedings of the Royal Society B: Biological Sciences, 275*, 1279-1285.

Foyle, M. F., Beer, M. D., & Watson, J. P. (1998). Expatriate mental health. *Acta Psychiatrica Scandinavica, 97*, 278-283.

Furnham A., & Bochner, S. (1986). *Culture shock: Psychological reactions to unfamiliar environment*. New York: Routledge.

Gelfand, M. J., Nishii, L. H., & Raver, J. L. (2006). On the nature and importance of cultural tightness-looseness. *Journal of Applied Psychology, 91*, 1225-1244.

Gordon M. (1964). *Assimilation in American life*. New York: Oxford University Press.

Goslar, P. W., Macera, C. A., Castellanos, L. G., Hussey, J. R., Sy, F. S., & Sharpe, P. A. (1997). Blood pressure in Hispanic women: The role of diet, acculturation, and physical activity. *Ethnicity and Disease, 7*, 106-113.

Graves, T. D. (1967). Psychological acculturation in a tri-ethnic community. *Southwestern Journal of Anthropology, 23*, 336-350.

Greenland, K., & Brown, R. (2005). Acculturation and contact in Japanese students studying in the United Kingdom. *The Journal of Social Psychology, 145*, 373-389.

Heine, S. J., Kitayama, S., Lehman, D. R., Takata, T., Ide, E., Leung, C., & Matsumoto, H. (2001). Divergent consequences of success and failure in Japan and North America: An investigation of self-improving motivations and malleable selves. *Journal of Personality and Social Psychology, 81*, 599-615.

Hitokoto, H., & Uchida, Y. (2015). Interdependent happiness: Theoretical importance and measurement validity. *Journal of Happiness Studies, 16*, 211-239.

笠原　嘉（1977）. 青年期―精神病理学から　中央公論社

Kawachi, I., Kennedy, B. P., & Glass, R. (1999). Social capital and self-rated health: A contextual analysis. *American Journal of Public Health, 89*, 1187-1193.

河合俊雄・田中康裕（2013）. 大人の発達障害の見立てと心理療法　創元社

河合俊雄・内田由紀子（2013）. ひきこもり考　創元社

Kim, H. S., Sherman, D. K., Sasaki, J. Y., Xu, J., Chu, T. Q., Ryu, C. ...Taylor, S. E. (2010). Culture, distress, and oxytocin receptor polymorphism (OXTR) interact to influence emotional support seeking. *Proceedings of the National Academy of Sciences, 107*, 15717-15721.

Kirmayer, L. J. (2001). Cultural variations in the clinical presentation of depression and anxiety: Implications for diagnosis and treatment. *The Journal of Clinical Psychiatry, 62*, 22-30.

Kitanaka, J. (2011). *Depression in Japan: Psychiatric cures for a society in distress*. Princeton University Press.

Kitayama, S., Karasawa, M., Curhan, K. B., Ryff, C. D., & Markus, H. R. (2010). Independence and interdependence predict health and wellbeing: Divergent patterns in the United States and Japan. *Frontiers in Psychology, 1*, 163. doi.103389/fpsyg.2010.00163

Kitayamam S., & Markus, H. R. (2000). The pursuit of happiness and the realization sympathy: Cultural patterns of self, social relations, and well-being. In E. Diener, & E. M. Suh (Eds.), *Culture and subjective well-being* (pp. 113-161). Cambridge, MA: MIT Press.

厚生労働省（2000）. 21 世紀における国民健康づくり運動（健康日本 21）総論 Retrieved from http://www1.mhlw.go.jp/topics/kenko21_11/s0.html（2015 年 12 月 15 日）

厚生労働省（2015）. 知ることからはじめようみんなのメンタルヘルス総合サイト Retrieved from http://www.mhlw.go.jp/kokoro/speciality/detail_depressive.html（2016 年 7 月 15 日）

LaFromboise, T., Coleman, H. L., & Gerton, J. (1993). Psychological impact of biculturalism: Evidence and theory. *Psychological Bulletin, 114*, 395–412.

Leung, F., Lam, S., & Sze, S. (2001). Cultural expectations of thinness in Chinese women. *Eating Disorders, 9*, 339–350.

Lizarzaburu, J. L., & Palinkas, L. A. (2002). Immigration, acculturation, and risk factors for obesity and cardiovascular disease: A comparison between Latinos of Peruvian descent in Peru and in the United States. *Ethnicity and Disease, 12*, 342–352.

Matsumoto, D., Yoo, S. H., Nakagawa, S., & 37 Members of the Multinational Study of Cultural Display Rules (2008). Culture, emotion regulation, and adjustment. *Journal of Personality and Social Psychology, 94*, 925–937.

Mooteri, S. N., Petersen, F., Dagubati, R., & Pai, R. G. (2004). Duration of residence in the United States as a new risk factor for coronary artery disease (The Konkani Heart Study). *American Journal of Cardiology, 93*, 359–361.

Morling, B., Kitayama, S., & Miyamoto, Y. (2002). Cultural practices emphasize influence in the United States and adjustment in Japan. *Personality and Social Psychology Bulletin, 28*, 311–323.

Morozink, J. A., Friedman, E. M., Coe, C. L., & Ryff, C. D. (2010). Socioeconomic and psychosocial predictors of interleukin-6 in the MIDUS national sample. *Health Psychology, 29*, 626–635.

野上芳美 (1998). 摂食障害　日本評論社

Norasakkunkit, V., & Kalick, S. M. (2002). Culture, ethnicity, and emotional distress measures the role of self-construal and self-enhancement. *Journal of Cross-Cultural Psychology, 33*, 56–70.

Norasakkunkit, V., Kitayama, S., & Uchida, Y. (2012). Social anxiety and holistic cognition: Self-focused social anxiety in the United States and other-focused social anxiety in Japan. *Journal of Cross-Cultural Psychology, 43*, 742–757.

Norasakkunkit, V., & Uchida, Y. (2014). To conform or to maintain self-consistency? Hikikomori risk in Japan and the deviation from seeking harmony. *Journal of Social and Clinical Psychology, 33*, 918–935.

Oberg, K. (1960) Culture shock: Adjustment to new cultural environment. *Practical Anthropology*, July-August, 177–182.

Ogihara, Y., & Uchida, Y. (2014). Does individualism bring happiness?: Negative effects of individualism on interpersonal relationships and happiness. *Frontiers in Psychology, 5*, 135. doi: 10.3389/fpsyg.2014.00135

Oishi, S., & Schimmack, U. (2010). Culture and well-being: A new inquiry into the psychological wealth of nations. *Perspectives on Psychological Science, 5*, 463–471.

岡　檀 (2013). 生き心地の良い町―この自殺率の低さには理由（わけ）がある　講談社

Park, J., Kitayama, S., Markus, H. R., Coe, C. L., Miyamoto, Y., Karasawa, M. ...Ryff, C. D. (2013). Social status and anger expression: The cultural moderation hypothesis. *Emotion, 13*, 1122-1131.

Redfield, R., Linton, R., & Herskovits, M. J. (1936). Memorandum on the study of acculturation. *American Anthropologist, 38*, 149-152.

Revollo, H., Qureshi,A., Collazos, F., Valero, S., & Casas, M. (2011). Acculturative stress as a risk factor of depression and anxiety in the Latin American immigrant population. *International Review of Psychiatry, 23*, 84-92.

Ryder, A. G., Yang, J., Zhu, X., Yao, S., Yi, J., Heine, S. J., & Bagby, R. M. (2008). The cultural shaping of depression: Somatic symptoms in China, psychological symptoms in North America? *Journal of Abnormal Psychology, 117*, 300-313.

Sampson, R. J., Raudenbush, S. W., & Earls, F. (1997). Neighborhoods and violent crime: A multilevel study of collective efficacy. *Science, 277* (5328), 918-924.

Schildkraut, D. J. (2007). Defining American identity in the 21st century: How much "there" is there? *Journal of Politics, 69*, 597-615.

Schwartz, S. J., Unger, J. B., Zamboanga, B. L., & Szapocznik, J. (2010). Rethinking the concept of acculturation: Implications for theory and research. *The American Psychologist, 65*, 237-251.

Tanaka-Matsumi, J., & Marsella, A. J. (1976). Cross-cultural variations in the phenomenological experience of depression I. Word association studies. *Journal of Cross-Cultural Psychology, 7*, 379-396.

Taylor, S. E., Sherman, D. K., Kim, H. S., Jarcho, J., Takagi, K., & Dunagan, M. S. (2004). Culture and social support: Who seeks it and why? *Journal of Personality and Social Psychology, 87*, 354-362.

Toivonen, T., Norasakkunkit, V., & Uchida, Y. (2011). Unable to conform, unwilling to rebel? Youth, culture, and motivation in globalizing Japan. *Frontiers in Psychology, 2*, 207. doi: 10.3389/fpsyg.2011.00207.

Torres, L. (2010). Predicting levels of Latino depression: Acculturation, acculturative stress, and coping. *Cultural Diversity and Ethnic Minority Psychology, 16*, 256-263.

Triandis, H. C. (1975). Cultural training, cognitive complexity and interpersonal attitudes. In R. W. Brislin, S. Bochner, & W. J. Lonner (Eds.), *Cross-cultural perspectives on learning*. New York: Halsted Press.

Triandis, H. C. (1994). *Culture and social behavior*. New York: McGraw-Hill.

Triandis, H. C. (1995). *Individualism and collectivism: New directions in social psychology*. Boulder, CO: Westview Press.

Trinh, N., Rho, Y. C., Lu, F. G., & Sanders, M. (Eds.) (2009). *Handbook of mental health and acculturation in Asian American families*. New York: Humana Press.

Tsai, J. L., Louie, J. Y., Chen, E. E., & Uchida, Y. (2007). Learning what feelings to desire: Socialization of ideal affect through children's storybooks. *Personality and Social Psychology Bulletin, 33*, 17-30.

内田由紀子 (2016). 文化と心―こころへの社会科学的アプローチ　吉川左紀子・河合俊雄 (編)　こころ学への挑戦 (pp. 193-218)　創元社

Uchida, Y., Kitayama, S., Mesquita, B., Reyes, J. A. S., & Morling, B. (2008). Is perceived emotional support beneficial? Well-being and health in independent and interdependent cultures. *Personality and Social Psychology Bulletin, 34*, 741-754.

Uchida, Y., & Norasakkunkit, Y. (2015). The Neet and Hikikomori spectrum: Assessing the risks and consequences of becoming culturally marginalized. *Frontiers in Psychology*. doi: 10.3389/fpsyg.2015.01117/

Uchida, Y., Townsend, S. S. M., Rose Markus, H., & Bergsieker, H. B. (2009). Emotions as within or between people? Cultural variation in lay theories of emotion expression and inference. *Personality and Social Psychology Bulletin, 35*, 1427-1439.

Uchino, B. N. (2006). Social support and health: A review of physiological processes potentially underlying links to disease outcomes. *Journal of behavioral medicine, 29*, 377-387.

Uchino, B. N., Bowen, K., Carlisle, M., & Birmingham, W. (2012). Psychological pathways linking social support to health outcomes: A visit with the "ghosts" of research past, present, and future. *Social Science & Medicine, 74*, 949-957.

渡辺文夫 (1995). 心理学的異文化接触研究の基礎　渡辺文夫 (編著)　異文化接触の心理学 (pp. 79-96)　川島書店

Watters, E. (2011). *Crazy like us: The globalization of the Western mind*. London: Constable & Robinson.

World Health Organization. (1948). Preamble to the Constitution of the World Health Organization. Retrieved from http://www.who.int/about/definition/en/print.html (December 15, 2015.)

矢幡　洋 (2004). 依存症パーソナリティ障害入門　日本評論社

Zielenziger, M. (2006). *Shutting out the sun: How Japan created its own lost generation*. New York: Nan A. Talese/Doubleday. (ジーレンジガー, M.　河野純治 (訳) (2007). ひきこもりの国―なぜ日本は「失われた世代」を生んだのか　光文社)

IV

健康への予防的アプローチ

第14章
健康心理学の応用とその可能性：ポジティブ心理学

堀毛一也

　本章では，健康心理学と関連の深いポジティブ心理学に焦点を当て，その発展の様相について概観した後，ポジティブな主観的な経験，ポジティブな人間・人生，ポジティブな制度・組織の3領域の研究成果について概説する。さらに，精神的健康を中心としたポジティブ心理学と健康心理学の関連や，介入研究の成果について紹介し，健康心理学の今後の方向性について考察する。

1. ポジティブ心理学の発展

　ポジティブ心理学の考え方は，すでに広く知られているように，1998年に，当時アメリカ心理学会の会長に推挙されたセリグマンが，会長就任講演で提唱したものである（Seligman, 1998；島井, 2006b）。この講演の中で，セリグマンは，第二次世界大戦前の心理学には，3つの明確な使命があったと主張している。それは，①精神的な不調を治すこと，②すべての人々の人生をより生産的で充実したものにすること，③高い才能を見出しそれを養うこと，である。2年後に，American Psychologist誌に掲載された，ポジティブ心理学研究特集に関する巻頭論文では（Seligman & Csikszentmihalyi, 2000），②や③に関する研究例として，ターマン（L. M. Terman）による天賦の才能や結婚満足感に関する研究，ワトソン（J. B. Watson）の効果的な養育に関する研究，ユング（C. G. Jung）の人生の意味の探求や発見に関する研究などがその例として取り上げられている。

　ところが，第二次世界大戦直後の退役軍人管理局や精神的健康に関する国立機構の設立により，アメリカ在住の数千もの心理学者たちが，精神的不調を取り扱うことで生計を立てられ，病理について研究すれば研究費を手に入れるこ

とができることに気がついた，とセリグマンらは指摘している。こうした精神的な不調の理解やセラピーの進捗は大きな成果をあげ，以前には手に負えなかった少なくとも 14 の病気が，科学の前にその秘密をさらけ出し，治療や大幅な緩和ができるようになったとする指摘もなされている（Seligman, 1994）。しかし一方で，他の 2 つの基本的な使命は置き去りにされたままであり，このようなバランスの悪さを元に戻すことが，今日の心理学が持つ重要な役割とされ，それを担う学問領域としてポジティブ心理学が提唱された。

以降のポジティブ心理学の展開の様相については，セリグマンの所属しているペンシルバニア大学の「ポジティブ心理学研究センター」の HP（http://www.ppc.sas.upenn.edu/pospsy.htm）に様々な情報が記載されており，この運動が，きわめて計画的に構想され，発展してきたものであることがよく理解できる。例えば表 14-1 は，2000 年に開催された若手研究者を中心とするアクマル 2 と呼ばれる会議（開催地の名称による）で採択された「アクマル（Akumal）宣言（Sheldon et al., 1999）」の一部を示したものである。この内容を見ると，今日の発展に至る研究枠組が，すでにこの時点で整備されており，ポジティブ心理学が明確な目的と手段のもとに発展してきた運動であることがよく理解できる。

この宣言の定義や目的に示されるように，ポジティブ心理学は，これまでの心理学，特に健康心理学，臨床心理学，人間性心理学などが蓄積してきた知見を否定するわけではなく，それらの研究成果を基盤に，新たな発展を目指し，応用的な研究領域を拡大しようとする動向として位置づけられる。その意味で，ポジティブ心理学は，島井（2006b）が指摘するように，過去の研究成果をもとに，その上に新たな知見を積み重ねていこうとする「運動」として理解されるべきであろう。このことは，宣言の中に「ポジティブ心理学運動」と表記されていることにも示されている。とりわけ，健康心理学との関連で言えば，ポジティブ心理学は，心身のマイナス状態を 0 に戻すことに関心を持つ疾病論的な立場だけではなく，0 の状態からプラスの状態への変化により広範な関心を向ける健康生成論的立場に立つ心理学とみなすことができるだろう（Heffron & Boniwell, 2011）。

表 14-1　アクマル宣言（一部省略）(Sheldon et al., 1999)

1. 定義　ポジティブ心理学は最適な人間の機能に関する科学的な研究である。ポジティブ心理学は，個人やコミュニティの繁栄・成長をもたらす要因を発見し促進することを目的とする。ポジティブ心理学運動は心理学的健康の源泉について心理学者たちが注意を向けてきた研究の一部に新たな関与を示すことにより，病気や障害の克服を強調してきたこれまでの立場からさらに先に進むことを目指す。

2. 目的　これらの目的を達成するためには，最適な機能について生物学的，経験的，個人的，関係的，制度的，文化的，国際的な視点を含む多様なレベルから考察しなければならない。そのためには，a) それぞれのレベルにおけるプロセス間のダイナミックな関係性，b) 避けがたい逆境において秩序や意味を創造する人間の能力，c) これらのプロセスから生じるであろう，多様な発現型をもつ「よい人生」をもたらす手立て，について研究することが不可欠となる。

3. 応用　ポジティブ心理学の潜在的な応用には以下の側面が含まれる。
   ・内発的動機，ポジティブ感情，創造性を伸ばすことによる子どもの教育の改善
   ・希望，意味，自己治癒を強調したアプローチの発展による心理療法の改善
   ・愛，世代継承性，関与のダイナミックスのさらなる理解による家庭生活の改善
   ・本来性，フロー経験，仕事への真の貢献を見出す手助けとなる人生を通じた労働満足感の改善
   ・人々の間の信頼，コミュニケーション，愛他性を強める条件の発見を通じた組織や社会の改善
   ・人間の内にある精神性の理解や促進を通じた社会の道徳的性質の改善

4. 目標の実現　ポジティブ心理学の繁栄に向け，最適な条件を生成するために，ポジティブ心理学者と名乗る研究者の集まりを拡張し，有用で啓発的な生産物を作り出す必要がある。そのためには以下の戦略が必要となる。
   ・「ポジティブ科学」研究ネットワークの形成
   ・ポジティブ科学者間のコンタクトを促進すること
   ・ポジティブ心理学の研究者を対象とする補助金の創設
   ・ポジティブなアプローチを促進する高度な研究成果
   ・ポジティブ心理学者のキャリアの促進

2. ポジティブ心理学の3つの研究領域と日本の動向

(1) ポジティブな主観的経験に関する研究

　ポジティブ心理学では，当初から，3つの研究領域を設定し研究を推進することが提唱されてきた（Seligman & Csikszentmihalyi, 2000）。それは，①ポジティブな主観的経験，②ポジティブな人間／ポジティブな人生，③ポジティブな組織・制度，の3つである。このうち研究の中心となってきたのは，①の領域であり，特にポジティブ感情や主観的ウェルビーイングに関する研究が展開

されてきた。このうち主観的ウェルビーイングに関する研究については、測度研究を中心に『保健と健康の心理学測定法・アセスメント』（近刊）で紹介しているので、ここでは「拡張－形成モデル」を中心としたポジティブ感情研究について論じる。

ポジティブ心理学が登場する以前の心理学では、臨床的な重要性も影響して、ネガティブ感情の研究が重視されてきた。例えば、ロージンとロイズマン（Rozin & Royzman, 2001）のレビューでは、ネガティブな事象がポジティブな事象よりインパクトが大きいという結果（ネガティビティの優勢性；negativity dominance）が報告されているし、バウマイスターら（Baumeister et al., 2001）は、印象形成や、親密な人間関係など15の生活領域における心理学研究に見られるネガティブな事象のインパクトの強さについてレビューを行い、「Bad is stronger than good（悪いことは良いことより強い）」であること、すなわち、ネガティブな出来事の方が、より劇的で持続的な効果を生じやすいこと、例外となる生活領域は1つも見出されないことを明らかにしている。

一方で、ポジティブ心理学研究では、ポジティブ感情が身体的健康や精神的健康に関連することが示されてきた。例えば、ダナーら（Danner et al., 2001）の著名な研究では、修道院の尼僧が入院時に記載した誓願書の文章に含まれるポジティブ語の比率と寿命との関連を検討している。その結果、80歳以上の長命者では、若年時のポジティブ語の比率が高いほど生存率が高まることが明らかにされている。また、卒業時の写真に見られるポジティブ感情と、その後数十年のウェルビーイング評定との間に相関があることを示した研究もよく知られている（Harker & Keltner, 2001）。こうしたポジティブ感情が持つ機能の重要性に着目し、フレドリクソンら（Fredrickson, 2001）は、ポジティブ感情研究に関する新たな理論的枠組として、「拡張－形成理論（broaden-and-build theory）」を提唱した。この理論では、「ある種のポジティブ感情—楽しさ、関心、満足、誇り、愛を含む—は、現象としては異なるものの、すべて人々がそれを感じている瞬間の思考－行為のレパートリーを拡張し、身体的・知的な資源から社会的・心理的資源に至る長期的な個人的資源を形成する（Fredrickson, 2001, p. 219）」と指摘する。図14-1はこの考え方を示したもので、ポジティブ感情を感じると、あれこれやってみたいとか、他の人のやっていることもして

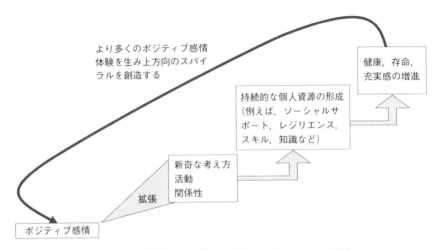

図14-1　拡張‐形成理論の説明図式 (Cohn & Fredrickson, 2009)

みたいという行動の「拡張」が生じ，結果的に新奇な考え方や行為，人間関係が形作られることになる。そうすると，それがソーシャルサポートやレジリエンス，スキル，知識などの長期的・持続的な資源を「形成」していくことになる。形成された資源は，健康や充実感などを高め，それがまたさらなるポジティブ感情を体験させるという上方向のスパイラル（螺旋）を生み出すことにつながる。

　フレドリクソンらは，こうしたモデルに基づく様々な実証的研究を展開しており，「拡張」については，注意の範囲の拡張，思考と行為のレパートリーの拡張，他者認知の拡張（ステレオタイプの消失，自他の重複の拡大など），創造的思考の拡張などが生じること，また「形成」については，身体的資源の形成（Undoing 効果など），知的資源の形成，社会的資源の形成などが生じることを実証的に明らかにしている（大竹，2006; Kok et al., 2008）。また，フレドリクソンとロサダ（Fredrickson & Losada, 2005）は，ネガティブな体験のインパクトの強さを乗り越えるために，人は日常的にポジティブな経験を多くしていると論じ，ネガティブ体験の3倍のポジティブ体験を持つことが重要と指摘している。フレドリクソンは後の論文（Fredrickson, 2013）で，この比率の導出に用いられていた数学的モデルによる推測には問題があることを認め，3：1とい

う数値の撤回を含めた論文の修正に応じているが，夫婦関係研究で著名なゴットマン（Gottman, 1994）も5：1という比率を指摘しており，ウェルビーイングに至るためには，ネガティブ経験を数倍上回るポジティブ経験が必要であることは，おそらく事実と考えられよう。フレドリクソンも，ウェルビーイングの高い人のポジティビティ比が高いとする結論には変わりがないとあらためて主張している。さらにディーナーら（Diener et al., 2015）は，特に強い感情的出来事が生起しない時には，人々は穏やかなポジティブ感情を感じていることを指摘し，これを「ポジティブ感情補正（positive mood offset）」がなされているためと考えている。ディーナーらは，穏やかな気分でいることは，身体的健康や，社会生活，労働環境などにおける資質の高さをもたらし，結果的に再生産（配偶と子育て）に結びつくとする進化心理学的観点からこの現象を説明している。

(2) ポジティブな人間・人生に関する研究

ポジティブ心理学の第2の研究領域として，ポジティブな特性や強み（strengths）に関する研究の展開が挙げられる。ギャラップ社の開発した「クリフトン・ストレングス・ファインダー（Clifton Strength Finder）」は，その代表例の1つである（Hodges & Clifton, 2004）。ギャラップ社はギャラップ（G. Gallup）によって創設された調査会社で，1936年のアメリカ大統領選でルーズベルトの勝利を予測するなどして著名になった会社である。ギャラップの逝去後，新たにオーナーとなった教育心理学者のクリフトン（D. O. Clifton）は，それまでの所有会社（Selection Research Incorporated）で蓄積した資料を基盤に，様々な企業で傑出した業績をあげた200万人以上の人々への30年以上にわたる面接記録を用い，強みとして保有している側面に高い成長性があるとする考えのもと，コミュニケーション，共感性，責任性など34の側面からなるストレングス・ファインダーと呼ばれる測度を考案した。この調査は5,000以上の項目から選択された180項目からなる自己評定式の検査として構成され（2007年にリリースされた2.0版は177項目），日本でもwebで体験できるようになっている（ただし関連する書籍を購入する必要がある）。また青少年向けのユース・ストレングス・エクスプローラーも開発されており，クリフトンの

逝去（2003年）後，ギャラップ社のチームにより開発が続けられ，78項目の検査で12の強みが測定され，トップ3がフィードバックされるようになっている（Lopez & Ackerman, 2009; Lopez & Owens, 2009）。

一方，ピーターソンとセリグマン（Peterson & Seligman, 2004）は，人間の「強み」や「最大限の潜在能力」という概念をどのように定義しうるか，またポジティブな青少年育成プログラムがその目標を達成したと見分けるにはどうすればよいか，といった関心をもとに，全世界の哲学書，教典，道徳・倫理基準等を参照し，10の選択基準を設定し，人間の「強み」について総合的な検討を行った。その結果から，精神疾患に関する診断基準であるDSMと同様のポジティブな特性に関する広範な基準として，6つの人徳（vertues）とそれぞれに属する24の強みのリストを提案した。それは，①知恵と知識（創造性，好奇心，開かれた心，向学心，パースペクティブ），②勇気（本来性，勇敢さ，忍耐，熱意），③人間性（親切心，愛，社会的知性），④正義（公正さ，リーダーシップ，チームワーク），⑤節度（許容性，謙虚さ，慎重さ，自己制御），⑥超越性（美と卓越さの認識，感謝，希望，ユーモア，敬虔さ），とされている（Rashid, 2015; VIA institute on Characterによる）。下位カテゴリとなる強みの分類や名称は当初の提唱から若干変化している部分もある。ピーターソンらは，これらの強みを測定する240項目からなる「VIA-IS（Values in Action Inventory of Strengths）」を開発した（短縮版も考案されている）。参加者には，「特徴的な強み（signature strengths）」となる5項目が個人的強みとしてフィードバックされる。日本でも無料で試行できるが，氏名等を登録することが求められる。

ピーターソン（Peterson, 2006）やパーク（Park, 2009）によれば，50以上の文化比較を通じ，「強み」の中で，親切や公正さ，本来性，感謝などはどの文化でも保有される傾向が高く，慎重さや謙虚さ，自己制御などは保有率が低いことが示されている。また，成人ではリーダーシップや審美心が重視されるのに対し，若者はユーモアや熱意を重視すること，女性では感謝，親切，愛が，既婚者では許容性が高くなることも明らかにされている。さらに，愛，希望，熱意などの強みは，年代を問わず人生満足感とより頑健な相関関係を示すことも明らかにされている。加えて，危機を体験し乗り越えた人々では，勇気，親切，ユーモアなどの長所が緩衝材として機能する可能性があることも示唆されてい

る。一方でノフトルら（Noftle et al., 2011）のように，VIA-IS の因子分析結果が，ピーターソンらが指摘する 6 つの人徳として収束しないこと，ビッグ・ファイブの測定道具である NEO-PI-R との相関を検討すると，精神性を除く 23 の VIA-IS の下位尺度（強み）得点が，ビッグ・ファイブの 30 の下位尺度のいずれかと .42 ～ .63 というかなり強い相関を示すことなどの知見により，VIA-IS の構成概念的独立性に疑念を投げかける指摘もある。

さらに，リンレイとドビー（Linley & Dovey, 2015）はリアライズ 2（Realize 2）と呼ばれる新たな強み測定技法を web 上で展開している。これは，存在，コミュニケーション，モティベーション，関係性，考え方という 5 つの領域に分かれた 60 の強みについて，「習得された強み（realized strengths）」ばかりでなく，「習得されていない強み（unrealized strengths）」「学習された行動（learned behavior）」「弱み（weakness）」という 4 分野に位置づけた自己分析を行うツールであり，主として産業・組織領域のの自己研鑽等に用いられており，日本でも web 上での受検が可能になっている（ただし有料）。

(3) ポジティブな組織・制度に関する研究

ポジティブ心理学に関する第 3 の研究領域は，ポジティブな組織・制度に関する研究である。この領域の研究は 3 つの領域の中で最も展開が遅れた領域とみなすことができる。例えばシュエラー（Schueller, 2009）は，「ポジティブ心理学はもっぱら個人に焦点を当て続け，集団やコミュニティは無視されてきた（p.923）」と指摘している。ただし，2010 年以降の研究では，教育，学校，産業・組織，コーチング，コミュニティ，環境などをキーワードとする応用的研究が増加している。健康や文化に関する研究も，この領域に関連するテーマとして扱われるが，これらについては，ポジティブ心理学の中でも中核的なテーマとして運動の当初から取り上げられており，多様な研究の蓄積が見られる。この節では，教育と産業・組織領域についての研究成果を簡単に紹介するにとどめ，健康については節をあらためて論じる。また，文化に関する研究成果については第 13 章や『保健と健康の心理学測定法・アセスメント』（近刊）を参照いただきたい。

ポジティブな教育や学校については，児童・青年に関するウェルビーイング

尺度で知られるヒュブナーら（Heubner et al., 2009）が、「学校満足感（school satisfaction）」という概念（生徒が自身の学校経験をポジティブなものと判断すること）を基盤に、「ポジティブ・スクール（positive school）」という考え方を提唱している。ヒュブナーらは、その特徴として、①学校がウェルビーイングと学術的成功の関連を理解しており、感情的に健康な学生の育成に関心を持つこと、②パーソナリティや能力・関心の個人差に対応できていること、③支援的な教師や仲間関係が促進されていること、④挑戦や自発的課題を通じ生徒の関与を高めるような課題が重視されていること、⑤生徒に合わせた多様なプログラムが用意されていること、が要件となると指摘している。また、スナイダーとロペス（Snyder & Lopez, 2007）は、教師が個々の生徒に合った学習ができるよう目標を定め、それが達成できるようなプランと動機づけを発展させる作業を「ポジティブ・スクーリング（positive schooling）」と名づけている。スナイダーらは、その説明を一軒の家のようなモデルとして表し、土台として、教師・生徒相互の配慮と信頼、そして多様性の尊重を位置づけ、それらを基盤とする低層として、個々の教育プランの構成と、それに基づく教師・生徒の動機づけを配置し、さらにその上層として目標間の相互関連に基づく「希望（hope）」が形成され、社会的貢献に結びついていくとする考えを示している。また、介入という視点からは「ポジティブな青少年の発達（Positve Youth Development: PYD）」という用語に基づく研究が数多く行われており、コミュニティ青少年育成研究などのもとに複数の介入プログラムが実践に供されている（Catalano et al., 2002; Lerner, 2015）。

　産業・組織領域では、職業満足感（job satisfaction）に関する研究が数多く行われてきた。そうした中から、スナイダーとロペス（Snyder & Lopez, 2007）は、有給雇用の利点を8つの特徴（なすべき義務の多様性、安全な労働環境など）に整理し、これを測定するツールを紹介している。また、ルーサンズとユセフ（Luthans & Youssef, 2004）は、労働場面における資源を、経済的（財政的なものなど）、人間的（経験や教育、スキルなど）、社会的（対人関係やネットワークなど）、ポジティブな心理的資源の4つに分類したうえで、心理的な資源として、自信／効力感、希望、楽観性、レジリエンシーという4つの資源の重要性を指摘し、労働場面において従来の経済的資源の偏重から心理的資源を重視す

るよう移行が図られるべきと主張している。さらにシャウフェリら（Schaufeli et al., 2006）は，仕事に対する「活力（vigor）」，仕事への「熱意（dedication）」，仕事への「没頭（absorption）」という3側面から構成される「ワーク・エンゲージメント（work engagement）」の重要性を指摘し，測定尺度も開発している（島津，2010）。島津は，この概念を応用し，職場への適応状態を仕事への態度・認知の快・不快と活動水準の高低という2次元により，ワーク・エンゲージメント（快・活動高），リラックス（快・活動低），ワーカホリズム（不快・活動高），バーンアウト（不快・活動低）に分類できるとする考え方を提唱している。

(4) 日本におけるポジティブ心理学研究

日本でも，セリグマンの提唱を受けて，健康心理学者を中心にポジティブ心理学の研究動向が紹介されてきた。最初の記載は，小玉（1999）による健康心理学会の広報誌の記事と思われる。大木（2002）は，これを引用しながら，「健康心理学が目指す，積極的な精神的健康と共通しており，今後の健康関連アセスメントの方向性を示していると思われる（p.16）」と論評している。健康心理学会では長田・津田（2003）および島井（2004）の企画により2回にわたるシンポジウムが開催され，2004年からは，4回にわたり，日本心理学会で島井の企画による「ポジティブ心理学の最前線」という表題のシンポジウムが開催されている（島井，2006cなど）。一方，社会・人格心理学領域でも，堀毛（2003）によるシンポジウムや，大竹（2005）による講演が開催されている（以上の資料提供：大竹氏）。これらの動向を基盤に，日本でポジティブ心理学関連の最初の著作として出版されたのが，島井（2006a）『ポジティブ心理学—21世紀の心理学の可能性』である。この出版を契機に，数多くの研究者がポジティブ心理学に関心を示すようになり，代表的な出版物としても，大石（2009）『幸せを科学する』，島井（2009）『ポジティブ心理学入門』，堀毛（2010）『ポジティブ心理学の展開』，大坊（2012）『幸福をめざす対人社会心理学』，島井（2015）『幸福の構造』などが次々と出版された。心理学関連の学会でも，ウェルビーイング等に関連するシンポジウムが繰り返し開催され（大坊ら，2009など），若手研究者を中心とした研究発表も増加している。CiNiiによる「ポジティブ心理学」

の検索では136件がヒットするが（2016年6月），そのうちの114件は2010年以降の業績であり，近年の関心の高まりがうかがい知れる。欧米の教科書や専門書も相次いで翻訳・紹介されているが，中には大衆的な性質が強く，文献リストが添付されていなかったり，原文の一部が明記されずに翻訳から削除されていたりする例もあるので注意を要する。学会としては，アメリカ，欧州，オーストラリア，中国などにおいてポジティブ心理学会が設立されているが，日本では，ポジティブサイコロジー医学会が2012年に設立されているものの，心理学領域での学術交流を目的とした学会は存在せず，設立が待ち望まれる。

3. ポジティブ心理学と健康心理学

(1) ポジティブ心理学から見た健康：ウェルネスからポジティブヘルスへ

アメリカ心理学会のデータベースであるPsycInfoで，positive psychologyをキーワードに，健康（health）との検索を行うと1,500件以上，精神的健康（mental health）で約650件，身体的健康（physical health）で約100件，ウェルネス（wellness）でも約300件のヒットが見られる（2015年4月時点，書籍・雑誌のみ）。その多くは，ウェルビーイングや，コーピングをキーワードとした研究である。これらの結果は，ポジティブ心理学の中核的な課題の1つとして「健康」が位置づけられてきたことを示している。1946年のWHOの健康の定義に，「単に病気でない，虚弱でないということではなく，身体的（physical），精神的（mental），そして社会的（social）にもすべてが良好で満たされた状態（ウェルビーイング）」とあることはよく知られており，ウェルビーイングを主要な研究課題の1つとするポジティブ心理学と，健康をテーマとする健康心理学にはきわめて密接な関連があると考えられよう。

コンプトンとホフマン（Compton & Hoffman, 2013）は，初期の研究者たちは，身体的健康をエネルギーの増進や長寿への道筋とみなしていたが，ダン（Dunn, 1961）が，身体的・感情的なウェルビーイングが増進された状態を表す用語として「ウェルネス（wellness）」を用いて以来，最適な身体的・精神的・感情的な健康を示すものとしてこの言葉が使用されるようになったと指摘している。ダンによればウェルネスとは，人が，①生きようとする熱意を持ち，②潜在的に持

っているものを最大化する生き方を目指し，③人生の意味と目的を持ち，④社会的な責任性を理解し，⑤変化する環境への挑戦に適応するスキルを有することを意味する。コンプトンらは，こうした考え方が，ポジティブ心理学の中で，「ポジティブヘルス（positive health）」という考え方に発展していったと指摘する。「ポジティブヘルス」はセリグマン（Seligman, 2008）により新たな研究領域として提唱された概念で，健康を，単に疾病が存在しないことだけでなく，①生理学的な機能：心臓や肺などの健全さ，②主観的な経験：ポジティブ感情や楽観性などの高さ，③機能的能力：日常活動や加齢への適応状態など，において優れていることと定義する。ポジティブヘルスはまた，寿命の長さ，健康上のコストの低減，加齢に伴う精神的健康の増進，疾病の予後の良好さに結びつくものとされる。コンプトンらは，「ポジティブヘルス」の目的を，ホメオスタシスを取り戻すことだけでなく，人生の質（QOL）を高めることに求め，それを「スライビング（thriving：成長）」と名づけている（O'Leary & Icovics, 1995）。こうした考え方は，先に紹介した拡張－形成モデルにつながるものと考えられ，バイタリティや運動の関与，また生理学的な側面からは，迷走神経系の機能や精神神経免疫学的な知見との関連が指摘されている。

（2）ポジティブ心理学と精神的健康

キーズ（Keyes, 2002）は，アメリカでのいくつかの統計指標によれば，「成人の半数以上が，生涯の中で何らかの深刻な精神的不調（mental illness）を体験しており，さらに10から14％の人々が1年の間にうつ的な体験を示している（p. 207）」と論じている。このことは逆に見れば，半数の人々は精神的に健康であり，90％近くの人々はうつ的な問題を持たずにいられることになる。なぜ，このように精神的に健康でいられるかという視点が，キーズによるその後の一連の研究における問題意識の出発点となっている（Keyes, 2013）。

キーズはこうした精神的健康に関する個人差を，病的な状態から，消耗（langushing）状態，一般的健康状態，活性（flourishing）状態という4つの状態に分類できるとする，活性－消耗モデルを提唱している。ヒュパート（Huppert, 2005）はこれを図14-2のように示し（mental health spectrum と呼ばれる），ポジティブな健康研究はこれを図14-3のように移行させることを目

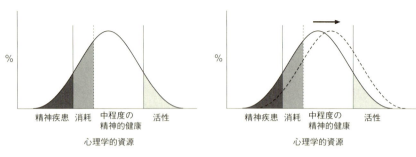

図14-2 活性‐消耗モデル　　　　　図14-3 ポジティブな健康研究による移行
　（Huppert, 2005, 2009 による）　　　　　　（Huppert, 2005, 2009 による）

的とすべきであると論じている。図に示される比率は，キーズ（Keyes, 2002）に基づくもので，1995年に開始されたMIDUS（Midlife in the United State）と呼ばれる大規模調査のデータによる（分析に使用されたのは3,032人）。キーズは，精神的健康を，感情的ウェルビーイング，心理的ウェルビーイング，社会的ウェルビーイングという3つの側面から測定されるものと考え（各側面の詳細は『保健と健康の心理学測定法・アセスメント』（近刊）を参照），測定道具として精神的健康連続体尺度（MHC-LF; Mental Health Coninuum-Long Form）とその短縮版であるMHC-SF（14項目）を開発している（Keyes, 2005では13項目に改変）。活性状態（フラリッシュとそのままの用語を用いることもある）とは，人生をポジティブ感情や，ポジティブな機能を主とする兆候・症候として把握できるとする一群を意味し，「人生についての熱意を持ち，他者と，また社会制度において，積極的・生産的な関わりを持つ（Keyes, 2002, p. 206）」とされる。短縮版で言えば感情的ウェルビーイングの3つの項目（幸福，人生への関心，満足）の少なくとも1つ以上，心理的ウェルビーイング6項目，社会的ウェルビーイング5項目のうち6つ以上で，過去1ヶ月の間，「毎日」「ほぼ毎日」それを感じており，うつ的なエピソードを持たないことが要件となる。逆に消耗状態は，同様の基準で，過去1ヶ月の間，「全くない」か「1〜2回」しか3つのウェルビーイングを感じていないことが基準となる。キーズ（Keyes, 2002）によれば活性状態にある人は17％に過ぎず，65％は一般的健康状態，17％は消耗感状態と判断される。ただし，消耗状態の4.7％，一般的健康状態の8.5％は，過去1年の間にうつ的なエピソードが見られたことを報告し

ており，活性感状態の 0.9％ にもそうしたエピソードがあるとし，精神的健康を活性-消耗感による精神的健康の軸と，精神的不調の高低軸からなる 2 次元モデルによって理解すべきとする考え方も提唱されている。活性状態でかつ精神的不調のない人々は，完全な精神的健康（complete mental health）状態と名づけられており，このモデルを「完全な精神的健康モデル」と呼ぶこともある（Provencher & Keyes, 2013）。こうした立場は，ヘルスプロモーションの基盤をなす考え方としても注目すべきものと考えられよう。

4. ポジティブ心理学的介入

　ポジティブ心理学の目的の 1 つは，人々の日常のウェルビーイングを高めることにある。そのためには，介入プログラムを開発し，実践に供する必要がある。実践家も，特に欧米では，クライエントの拡大の可能性を持つために，介入技法の発展に期待を寄せている。介入の前提になる考え方は多様であるが，ここではリュボミアスキーとシェルドンら（Lyubomirsky et al., 2005; Sheldon & Lyubomirsky, 2004）による，「持続的幸福感モデル（sustainable happiness model）」を取り上げる。

　リュボミアスキーらは，まず幸福感は安定したもの，変動しないものという考え方を，ポジティブな変化をもたらす介入に対する悲観主義ととらえ，背景として 3 つの伝統を挙げている。それは，①幸福感に遺伝的に定められたベースラインがあるとする「セット・ポイント説」，②一時的に幸福感が上昇しても，時間を置かずに元のレベルに戻るという「感情的適応」の考え方，そして，③パーソナリティに継時的な安定性があるのと同様に，幸福感にも安定性があり変化しないとする「特性論」の 3 つである。こうした考え方に依拠すれば，現実を受け入れ，それを変化させないことが安定に結びつくことになるが，それでは新たな経験を味わい，自己を改善し，人生をより楽しいものにしてゆく動機づけが失われてしまうとリュボミアスキーらは論じている。その根拠になっているのは，幸福感介入が実際に効果を持つこと，ネガティブ感情の除去により幸福感が上昇することが知られていること，目標達成に関する縦断的研究でも幸福感の上昇が報告されていること，遺伝研究でも環境の効果によって幸福

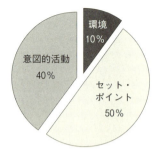

図 14-4 持続的幸福感モデルによる幸福感レベルの規定因
(Lyubomirsky et al., 2005)

感に相違が生じることなどである。こうした指摘をもとに、「持続的幸福感モデル」では、個人内の自己評定を基盤とした幸福感や感情バランスの評定を問題として取り上げ、そのレベル（持続的幸福感レベル）を変動可能なものとみなし、上昇させるための手立てを考える必要があると指摘する。幸福感レベルの規定因としては、①遺伝的に規定されるセット・ポイントあるいはセット・レンジ（範囲）、②環境的要因（性、年齢、雇用、収入など）、③意図的な活動や実践の3種があるとされており、それぞれの説明率については、遺伝的要因（セット・ポイント）による説明率が約50%、環境的要因による説明率が約10%、活動実践による説明率が約40%とみなされている（図14-4）。リュボミアスキーらは、意図的な活動や実践の重みを重視し、そこに介入によるウェルビーイング上昇の可能性を見出そうとしている。

　PsycInfoによる検索（2016年5月）によれば、2000年以前のポジティブ心理学的介入研究はわずか4件にすぎない。それが2001～2005年が106件、2006～2010年が265件、2011～2015年が574件（雑誌・書籍のみ）となり、研究が近年急増している。代表的な介入研究の1つとして、セリグマンら（Seligman et al., 2005）による幸福感介入（happiness intervention）研究がある。この研究では、577人の参加者に（うち2／3は35歳から54歳）、web上で5つの介入プログラムに1週間参加を求め、参加前、および終了直後から6ヶ月後までの5回にわたり幸福感と抑うつ感を測定した。介入プログラムは、①感謝の訪問：自分に親切にしてくれたけれど、きちんと礼を言っていなかった人に手紙を書く時間を設け、その人に届ける、②3つの良いこと：その日生じた3つの良いこととその原因を記載し、さらになぜそれが起こったかの理由を説明する、③最高の状態：自分が最高の状態にある時のことを書き、その中で用いられている個人の強さについて考える、④新しい方法で強みを使う：VIA-ISを実施し、5つの強みのうち1つを新しく異なるやり方で使うやり方を考える、⑤強みを確認する：VIA-ISによる5つの強みに注意を向け、それら

をより多く使うよう求められる，の5つである。この結果，感謝の訪問介入では，介入直後から1ヶ月まで幸福感の上昇が見られたが，3ヶ月にはその効果は消失していた。一方，3つの良いこと介入や新たな強み使用介入では，1ヶ月後から幸福感の上昇が見られ，特に良いこと介入では，3ヶ月，6ヶ月と効果の上昇が確認された。セリグマンら（Seligman et al., 2006）は，こうした成果や「3つの幸せ志向性」の考え方を背景に，「ポジティブ心理療法（positive psychotherapy）」を提唱し，抑うつ患者に対する介入効果を検討し，他の療法に比べ幸福感が持続することを明らかにしている。さらにシンとリュボミアスキー（Sin & Lyubomirsky, 2009）は，ポジティブ心理学的介入に関する51の研究のメタ分析を行い，介入と幸福感の上昇との間に$\rho=.29$の相関が，うつの低下との間に$\rho=.31$の相関が見られることを報告している。また，シュェラーとパークス（Schueller & Parks, 2014）は，ポジティブ心理学介入に関するハンドブックの中で，すでに確立された介入技法として感謝，許容性，満喫，強み，意味，共感などの介入技法を，新たな介入技法として創造性，忍耐，勇気，ユーモア，フロー，知恵などに関する技法を紹介している。ただし，それぞれの内容は個別に検討されたもので統合的な視点に欠けており，また多くは認知行動療法を援用したもので，ポジティブ心理学独自の介入技法とはみなしがたい。今後こうした問題点を克服できるような介入研究の発展が期待される。

5. 健康心理学の今後の可能性

先にも指摘したように，ポジティブ心理学と健康心理学は，きわめて密接な関係にあると考えられる。ポジティブ心理学からの健康心理学に対する提言としては，セリグマン（Seligman, 2008）が「ポジティブヘルス」モデルで指摘するように，健康の生物学的，主観的，機能的側面に関する研究をいっそう発展させ，相互の関連を統合的に把握し，不調よりも健康促進に目を向け，それにつながる総合的な介入技法を展開させることが何よりも重要であろうと考えられる。また，先述したシュェラー（Schueller, 2009）のように，ポジティブ心理学は個人に焦点を当てすぎているという批判もある。ヘルスプロモーションへの応用を考えてゆくためには，集団やコミュニティ，あるいは行政的施策

と個人のポジティビティとの関連を検討してゆく必要があり，そうした点で健康心理学が中核的な役割を果たしていくことが期待されよう。さらにリフら（Ryff et al., 2015）は，MIDUS および 2008 年以降日本で収集された MIDJA に関するデータ分析から，文化的要因と神経生物学的要因の相互関連について論じ，その中で食事や飲酒などの健康行動を重要な問題として扱っているが，こうした広範なエビデンス・ベースの分析視点は今後の健康心理学的研究に重要な意義を持つことになろう。加えて，コバウやセリグマンら（Kobau, Seligman et al., 2011）は，公衆衛生学とポジティブ心理学の関連を論じる中で，メンタルヘルス研究のさらなる進展について，人間の経験の豊かさ・ポジティビティについて常に知識のアップデートをはかること，すべての研究領域でさらなる価値づけを追求すること，ポジティブなメンタルヘルスの強化につながりうるエビデンス・ベースの個人・コミュニティ・社会的介入技法を開発することなどを指摘しているが，これらは今後の健康心理学の方向性にも，そのままあてはまる指摘と考えられよう。

引用文献

Baumeister, R. F., Bratslavsky, E., Finkenauer, C., & Vohs, K. D.（2001）. Bad is stronger than good. *Review of General Psychology, 5,* 323-370.
Catalano, R. F., Berglund, M. L., Ryan, J. A., Lonczak, H. S., & Hawkins, J. D.（2002）. Positive youth development in the United States: Research findings on evaluations of positive youth programs. *Prevention and Treatment, 5,*（1, article 15）.
Cohn, M. A., & Fredrickson, B. L.（2009）. Positive emotion. In S. J. Lopez & C. R. Snyder（Eds.）, *Oxford handbook of positive psychology*（pp. 13-24）. Oxford University Press.
Compton, W. C., & Hoffman, E.（2013）. *Positive psychology: The science of happiness and flourishing*（2nd ed.）. Belmont, CA: Wadsworth.
大坊郁夫（編）（2012）. 幸福をめざす対人社会心理学　ナカニシヤ出版
大坊郁夫・堀毛一也・相川　充・安藤清志・大竹恵子（2009）. Well-being を目指す社会心理学の役割と課題　対人社会心理学研究, 9, 1-32.
Danner, D. D., Snowdon, D. A., & Friesen, W. V.（2001）. Positive emotions in early life and longevity: Findings from the nun study. *Journal of Personality and Social Psychology, 80,* 804-813.
Diener, E., Kanazawa, S., Suh, E. M., & Oishi, S.（2015）. Why people are in a generally good mood. *Personality and Social Psychology Review, 19,* 235-256.

Dunn, H. L. (1961). *High-level wellness*. Arlington, VA: Beatty Press.
Fredrickson, B. L. (2001). The role of positive emotions in positive psychology: The broaden-and-build theory of positive emotions. *American Psychologist, 56*, 218-226.
Fredrickson, B. L. (2013). Updated thinking on positivity ratio. *American Psychologist, 68*, 814-822.
Fredrickson, B. L., & Losada, M. F. (2005). Positive affect and the complex dynamics of human flourishing. *American Psychologist, 60*, 678-686.
Gottman, J. M. (1994). *What predicts divorce?: The relationship between marital processes and marital outcomes*. Hillsdale, NJ: Erlbaum.
Harker, L. A., & Keltner, D. (2001). Expressions of positive emotion in women's college yearbook pictures and their relationship to personality and life outcomes across adulthood. *Journal of Personality and Social Psychology, 80*, 112-124.
Heffron, K., & Boniwell, I. (2011). *Positive psychology: Theory, research and applications*. Open University Press.
Heubner, E. S., Gilman, R., Reschly, A. L., & Hall, R. (2009). Positive school. In S. J. Lopez & C. R. Snyder (Eds.), *Oxford handbook of positive psychology* (pp. 561-568). Oxford University Press.
Hodges, T. D., & Clifton, D. O. (2004). Strngths-based development in practice. In P. A. Linley & S. Joseph (Eds.), *Positive psychology in practice*. John Wiley & Sons.
堀毛一也・遠藤由美・浦　光博・北山　忍・津田　彰・大橋英寿 (2003). 自己認識のポジティビティと適応の個人差・文化差　実験社会心理学研究, *43*, 92-121.
堀毛一也 (編著) (2010). ポジティブ心理学の展開―「強み」とは何か，それをどう伸ばせるか　現代のエスプリ, *512*.
Huppert, F. A. (2005). Positive mental health in individuals and populations. In F. A. Huppert, N. Bayliss, & B. Keverne (Eds.), *The science of well-being*. Oxford University Press.
Huppert, F. A. (2009). Psychological well-being: Evidence regarding its causes and consequences. *Applied Psychology: Health and Well-being, 1*, 137-164.
Keyes, C. L. M. (2002). The mental health continuum: From languishing to flourishing in life. *Journal of Health and Social Behavior, 43*, 207-222.
Keyes, C. L. M. (2005). Mental illness and/or mental health? Investigating axioms of the complete state model of health. *Journal of Consulting and Clinical Psychology, 73*, 539-548.
Keyes, C. L. M. (2013). Promoting and protecting positive mental health: Early and often throughout the lifespan. In C. L. M. Keyes (Ed.), *Mental well-being: International contribution to the study of positive mental health*. Dordrecht, The Netherlands: Springer.

Kobau, R., Seligman, M. E. P., Peterson, C., Diener, E., Zack, M. M., Chapman, D., & Thompson, W. (2011). Mental health promotion in public health: Perspectives and strategies from positive psychology. *American Journal of Public Health, 101*, 8, e3–e9.

小玉正博 (1999). ポジティブ心理学の動向　ヘルスサイコロジスト, *20*, 5.

Kok, B. E., Catalino, L. I., & Fredrickson, B. L. (2008). The broadening, building, buffering effects of positive emotions. In S. Lopez (Ed.), *Positive psychology: Exploring the best in people*, Vol. 3: *Capitalizing on emotional experiences* (pp. 1–19). Westport, CT: Greenwood Publishing.

Lerner, R. M., Lerner, J. V., Bowers, E. P., & Geldhof, G. J. (2015). Positive youth development and relational-developmental-system. In R. H. Lerner (Ed.), *Handbook of child psychology and developmental science*, Vol. 1 (7th ed.). Hoboken, NJ: Wiley.（ラーナー, R. M.・ラーナー, J. V.・パワーズ, E. P.・ゲルドホフ, G. J.　堀毛一也・松田英子（訳）（印刷中）. 青少年のポジティブな発達―関係－発達－システム　二宮克美・子安増生（監訳）　児童心理・発達科学ハンドブック　福村書店）

Linley, A., & Dovey, H. (2015). Technical manual and statistical properties for R2 Strengths Profiler (Ver. 1.4) Capp. Retrieved from http://www.cappeu.com/R2StrengthsProfiler (July 5, 2016.)

Lopez, S. J., & Ackerman, C. A. (2009). Clifton StrengthsFinder. In S. J. Lopez (Ed.), *The encyclopedia of positive psychology* (pp. 163–167). Chichester, UK: Wiley-Blackwell.

Lopez, S. J., & Owens, R. L. (2009). Clifton Youth StrengthsExplorer. In S. J. Lopez (Ed.), *The encyclopedia of positive psychology* (pp. 167–172). Chichester, UK: Wiley-Blackwell.

Luthans, F., & Youssef, C. M. (2004). Investing in people for competitive advantage. *Organizational Dynamics, 33*, 143–160.

Lyubomirsky, S., Sheldon, K. M., & Schkde, D. (2005). Pursuing happiness: The architecture of sustainable change. *Review of General Psychology, 9*, 111–131.

Noftle, E. E., Schnitker, S. A., & Robins, R. W. (2011). Character and personality: Connections between positive psychology and personality psychology. In K. M. Sheldon, T. B. Kashdan, & M. F. Steger (Eds.), *Designing positive psychology: Taking stock and moving forward*. Oxfrod University Press.

O'Leary, V., & Ickovics, J. (1995). Resilience and thriving in response to challenge: An opportunity for a paradigm shift in women's health. *Women's Health, 1*, 121–142.

大石繁宏 (2009). 幸せを科学する　新曜社

大木桃代 (2002). 健康心理学的観点から見た健康関連アセスメントの課題と今後の展望―ポジティブ心理学の提言　生活科学研究, *24*, 11–17

大竹恵子 (2005). ポジティブ心理学から見た新しい「パーソナリティ」の提案―人間のポ

ジティブな人格特性（character strengths）について　日本パーソナリティ心理学会大会第14回大会発表論文集, 17-18.

大竹恵子（2006）. ポジティブ感情の機能と社会的行動　島井哲志（編）ポジティブ心理学—21世紀の心理学の可能性（pp. 83-98）ナカニシヤ出版

長田久雄・津田　彰（2003）. 高齢者の健康支援—ポジティブ心理学からの挑戦　日本健康心理学会第16回大会シンポジウム

Park, N. (2009). Charactor strengths. In S. J. Lopez (Ed.), *The encyclopedia of positive psychology*. Chichester, UK: Wiley-Blackwell.

Peterson, C. (2006). *A primer in positive psychology*. New York: Oxford University Press.

Peterson, C., & Seligman, M. E. P. (2004). *Character strengths and virtues: A handbook and classification*. New York: Oxford University Press; Washington, DC: American Psychological Association.

Positive psychology center Retrieved from http://www.ppc.sas.upenn.edu/pospsy.htm (July 5, 2016.)

Provencher, H. L. & Keyes, C. L. M. (2013). Recovery: A complete mental health perspective. In C. L. M. Keyes (Ed.)*Mental Well-being: International contribution to the study of positive mental health*. Dordrecht, The Netherlands: Springer.

Rashid, T. (2015). Strength-based assessment. In S. Joseph (Ed.), *Positive psychology in practice* (2nd ed.). John Wiley & Sons.

Rozin, P., & Royzman, E. (2001). Negativity bias, negativity dominance, and contagion. *Personality and Social Psychology Review, 5*, 296-320.

Ryff, C. D., Miyamoto, Y., Boylan, J. M., Coe, C. L., Karasawa, M., Kawakami, N., Kan, C., Love, G. D., Levine, C., Markus, H. R., Park, J., & Kitayama, S. (2015). Culture, inequality, and health: Evidence from the MIDUS and MIDJA comparison. *Culture and Brain, 3*, 1-20.

Schaufeli, W. B., Bakker, A. B., & Salanova, M. (2006). The measurement of work engagement with a short questionnaire: A cross-national study. *Educational and Psychological Measurement, 66*, 701-716.

Schueller, S. M. (2009). Promoting wellness: Integrating community and positive psychology. *Journalof Community Psychology, 37*, 922-937.

Schueller, S. M., & Parks, A. C. (2014). *The Wiley-Blackwell handbook of positive psychological interventions*. Wiley-Blackwell.

Seligman, M. (1994). *What you can change & what you can't*. New York: Knopf.

Seligman, M. E. P. (1998). Building human strength: Psychology's forgotten mission. *APA Monitor, 29*(1), 2.（セリグマン, M. E. P.　島井哲志（訳）（2006）. 21世紀の心理学の2つの課題　島井哲志（編）ポジティブ心理学—21世紀の心理学の可能性（pp. 22-29）ナカニシヤ出版）

Seligman, M. E. P. (2008). Positive health. *Applied Psychology: An International Review, 2008, 57,* 3-18.

Seligman, M. E. P., & Csikszentmihalyi, M. (2000). Positive psychology: An introduction. *American Psychologist, 55,* 5-14.

Seligman, M. E. P., Rashid, T., & Parks, A. C. (2006). Positive psychotherapy. *American Psychologist, 61,* 774-788.

Seligman, M. E. P., Steen, T. A., Parks, N., & Peterson, C. (2005). Positive psychology progress: Empirical validation of interventions. *American Psychologist, 60,* 410-421.

Sheldon, K., Frederickson, B., Rathunde, K., & Csikszentmihalyi, M. (1999). Positive Psychology Manifesto. Retrieved from http://ppc.sas.upenn.edu/opportunities/conference-archives

Sheldon, K. M., & Lyubomirsky, S. (2004). Achieving sustainable new happiness: Prospect, practices, and prescriptions. In P. A. Linley & S. Joseph (Eds.), *Positve psychology in practice* (pp. 127-145). John Wiley & Sons.

島井哲志（2004）．ポジティブ心理学と健康心理学　日本健康心理学会第17回大会シンポジウム

島井哲志（編）（2006a）．ポジティブ心理学―21世紀の心理学の可能性　ナカニシヤ出版

島井哲志（2006b）．ポジティブ心理学の背景と歴史的経緯　島井哲志（編）ポジティブ心理学―21世紀の心理学の可能性（pp. 3-21）　ナカニシヤ出版

島井哲志（2006c）．ポジティブ心理学の最前線（3）　日本心理学会第70回大会ワークショップ

島井哲志（2009）．ポジティブ心理学入門―幸せをよぶ生き方　星和書店

島井哲志（2015）．幸せの構造―持続する幸福感と幸せな社会づくり　有斐閣

島津明人（2010）．ワーク・エンゲイジメントに注目した自助と互助　総合病院精神医学, 22（1），20-26.

Sin, N. L., & Lyubomirsky, S. (2009). Enhancing well-being and alleviating depressive symptoms withpositive psychology interventions: A practice-friendly meta-analysis. *Journal of Clinical Psychology: In Session, 65,* 467-487.

Snyder, C. R., & Lopez, S. J. (2007). *Positive psychology: The scientific and practical explorations of human strengths.* Thousand Oaks, CA: Sage.

Values in action Institute Retrieved from http://www.viacharacter.org（July 5, 2016.）

第15章

ポジティブな特性と健康

堀毛裕子

　近年，健康を促進する方向に働くポジティブな特性が関心を集めている。多くの概念が検討されているが，本章では，楽観性，ポジティブ・イリュージョン，首尾一貫感覚の3つを取り上げ，提唱者による基本的な概念を中心に紹介する。さらに，ポジティブな特性と健康との関係を研究するうえで留意すべき点や陥りやすい問題点についても考察する。

1. 健康と個人的特性

　同じような環境のもとでも，なぜある人は健康で，ある人は病気になるのか。また，同じ病気にかかったとしても，回復する人もいれば悪化する人もいるのはなぜか。このような疑問に関して，特定の疾患と関連する個人の認知や行動の特徴については，例えばタイプA行動と冠状動脈疾患との関係などが知られている（Rosenman et al., 1975）。

　他方，アラメダ研究として知られる9年間におよぶ地域住民のフォローアップ調査では，例えば，朝食をとることや定期的な運動などの7つの習慣を持つ人ほど健康であることが見出された（Wingard et al., 1982）。また同じ調査において，友人・親戚との交流機会などの社会的ネットワークの大きさと死亡率との関係を見ると，社会的なつながりを多く持つ人は少ない人よりも死亡率が低いことが確認された（Berkman & Syme, 1979）。

　このような健康の維持増進に関わる行動や生活習慣のほか，健康を保ちあるいは増進することと関連するような個人的特性についても，例えばハーディネス（Kobasa, 1979）などのいくつかの概念が提唱されてきた。さらに近年は前章で紹介したようなポジティブ心理学の視点から，ポジティブな特性と健康と

の関連に関する研究が蓄積されてきている。本章では，様々な特性の中から楽観性，ポジティブ・イリュージョン，首尾一貫感覚を取り上げ，その基本的な概念を紹介する。

2. 楽観性

(1) パーソナリティ特性としての楽観性

現在，楽観性（optimism）に関する概念の研究には2つの流れがある。1つは，パーソナリティ特性としての楽観性（dispositional optimism），もう1つは説明スタイルとしての楽観性（learned optimism）である。これらは「楽観性」という言葉の共通性から混同して扱われることも多いが，基本的な概念枠組みが異なるものであるため，ここでは節を分けて紹介する。

シャイアーとカーバー（Sheier & Carver, 1985）は行動の自己制御理論を基盤として，個人のもつ結果期待の特徴から，ある程度安定したパーソナリティ特性（disposition）としての楽観性・悲観性を提唱した。行動の結果として何がもたらされるかという結果期待において楽観的な人は，物事がうまくいくことを期待する。すなわち，一般的に悪いことよりも良いことが起こると考え，困難に直面しても克服できると考える。悲観的な人はその反対に，物事がうまくいくとは期待せず悪い結果を予想する。そしてこのような結果期待の違いは，実際の成果においても違いをもたらす。すなわち，楽観的な人は，良い結果を期待してそれを実現させるために努力を続けることで，そうではない人に比べて物事をよりうまく処理することができると考えられる。

シャイアーとカーバー（Sheier & Carver, 1985）の大学生141名を対象とした実験では，学期の終わる4週間前の時期と学期の最終日で試験直前の時期の2回，楽観性を測定するために開発した尺度（The Life Orientation Test: LOT）や身体症状チェックリストなどについて回答を求めた。その結果，第1回目の調査時点におけるLOT得点と第2回目の調査時点における身体症状との相関は $r=-.27$（$p<.001$）であり，予想通り，楽観的な特性を持つ人はそうでない人に比べて身体症状が有意に少ないことが確認された。

また乳がん患者59名を対象として，術前・術後とさらに3ヶ月後・6ヶ月

表 15-1 乳がん患者における楽観性と長期的適応との関係:術後の楽観性[注1] および他の変数を
説明変数とする階層的重回帰分析結果 (Carver et al., 2005 p.513 Table4 より作成)

目的変数	単純相関 (r)	β[注2]	β[注3]	調整済みR^2
苦悩の感情 (不安・怒り・抑うつ得点)	-.34***	-.33***	-.16*	.31
抑うつ状態 (CES-D 得点)	-.33***	-.30***	-.17*	.37
QOL (日常生活の評価得点)	.36***	.33***	.14*	.43
社会的混乱 (社会的および余暇活動への病気や治療の影響得点)	-.17*	-.13	-.06	.19

*p<.05. **p<.01. ***p<.001.
注1:フォローアップは,初期段階で複数の調査の参加者を対象としており,楽観性の測定に用いた尺度も異なっていた(LOT と LOT-R)ため,Z 得点に換算。
注2:最初の調査時点におけるデモグラフィック変数と医学的状態(がんのステージや治療法)を統制したもの。
注3:注2に加えて,最初の調査時点における各目的変数の値を統制したもの。

後・12ヶ月後までの5つの時期に LOT のほか,気分評定質問紙 POMS と多次元的コーピング尺度 COPE を用いて気分状態やコーピングを検討したところ,術前に測定した楽観性と各時期におけるディストレス得点(POMS のうち不安・抑うつ・怒り得点の合計)との間にはいずれも強い負の相関が見られ,楽観性が高い人ほど手術の前後を通じて苦悩が低いことが確認された。また,楽観性の高い人ほど,どの時期においても否認や行動の放棄といったコーピングが少なく,受容やユーモアの利用,ポジティブなリフレーミングなどのコーピングが多いことが示された(Carver et al., 1993)。さらに,163 名の乳がん患者について手術後5年から13年(平均7.4年)にわたる長期的な追跡調査を行った結果では,最初の時点での楽観性得点が高い者は,その後の抑うつ傾向が少なく QOL も高いことが確認されている(Carver et al., 2005:表 15-1 参照)。日本人大学生 957 名を対象とした研究でも,楽観性が高い者は低い者よりも心身の健康に関する自覚症状が少なく自己効力感も高かった。さらに,肥満群はやせ群に比べ,また高血圧群は標準血圧群に比べて,LOT 下位尺度の過去に対するネガティブ思考が強いことが示された。他方,尿中の蛋白や血糖値には楽

観性の影響が見られないことが確認されている（戸ヶ崎・坂野, 1993）。

なお，楽観性・悲観性を測定するために開発されたLOT尺度（Scheier & Carver, 1985）は，後に改訂版尺度であるLOT-Rが作成されている（Scheier et al., 1994）。しかしながら，楽観性と悲観性が対をなす一次元と想定して作成されたLOTやLOT-Rには批判も多く，日本においても楽観性と悲観性を独立した二次元として個別に測定する尺度が開発されている（外山, 2013）。この二次元尺度を用いて日本人と中国人を対象とした研究では，楽観性と悲観性では心身の健康に及ぼす影響のプロセスが異なり，さらに悲観性については日本人と中国人で影響プロセスが異なることも確認されている（張・外山, 2015）。

ところで，このような楽観性に関する研究においては，楽観性の高い者が低い者に比べて健康度が高いという結果が，一貫して示されているわけではない。これについてセガストローム（Segerstrom, 2006, 2010）は，楽観性の高い者は，簡単な課題や短期のストレス下においては悲観的な者に比べて免疫機能が高いが，困難な課題や長期のストレス下にあっても熱心に取り組むため，そのような場合にはかえって免疫機能を低下させてしまうとしている。同様に，個人が持つソーシャルネットワークサイズにおいても，通常はサイズが大きいほど健康状態が良いとされるにもかかわらずサイズが大きい者の免疫機能が低いという結果が見られる，というパラドックスについて，セガストロームは，精神神経免疫学におけるエコロジカルモデルを提唱している（Segerstrom, 2010）。

(2) 説明スタイルとしての楽観性

学習性無力感の研究で知られるセリグマン（M. E. P. Seligman）は，出来事を自分自身に対してどのように説明する習慣を身につけているか（explanatory style）という点から，悲観的な説明スタイルと楽観的な説明スタイルを区別している。失敗体験の理由として個人的・永続的・普遍的な説明スタイルを用いると，「自分が悪いためにこのような状態がずっと続き何をやってもそうだろう」というような無力感から，さらにはうつ状態にさえつながっていく。それに対して，失敗の原因を外的・一時的で特定の場面に限定する楽観的な説明スタイルを持つ人は，悲観的な説明スタイルを持つ人と比べて，仕事やスポーツで良い成績を収めるだけではなく，健康状態も良いことが確認された

(Seligman, 1991)。

　セリグマンの研究グループは，説明スタイルが身体的な健康に及ぼす長期的な効果について，35年にわたる追跡結果を分析している。1942年から1944年にかけてハーバード大学を卒業した学生のうち，学業成績が優秀で心身の健康状態も良好として選抜された268名を対象として，学部在学中に身体検査とパーソナリティテスト・知能テストを行い，卒業後は毎年，雇用・家族・健康などについての調査に回答を求めた。そこから任意に選択された99名のデータについて，対象者が25歳時の自由記述内容の説明スタイルを楽観的から悲観的までの7段階に分類し，対象者が60歳になるまでの健康状態との関係を分析した結果，楽観的説明スタイルを持つことが中年期以降の健康と関連していることが確認された（Peterson et al., 1988）。

　上述の追跡研究では，説明スタイルの分類にCAVE（Content Analysis of Verbatim Explanations）という内容分析の技法が用いられているが，一般的に広く使用されているのは，説明スタイルを測定する尺度ASQ（Attributional Style Questionnaire）である（Peterson et al., 1982）。しかしながら，ASQはα係数による信頼性の低いことが指摘され，また内的帰属と外的帰属を一次元の両極として扱うことなどへの疑問があり，日本でも尺度の再検討が行われている（家接ら，2001）。

3．ポジティブ・イリュージョン

(1) ポジティブ・イリュージョン

　従来，臨床心理学などの領域においては，現実を客観的に見る力や正確な自己認知が精神的健康の条件の1つと考えられていた。それに対して，パーソナリティ心理学や社会心理学の領域の研究からは，人間の認知は必ずしも客観的ではなく，例えば成功体験は自分の能力など内的要因に帰属し，失敗体験は他者や環境など外的要因に帰属するセルフ・サーヴィング・バイアス（Zuckerman, 1979）のような帰属バイアスや，人間は一般的にポジティブな自己評価を維持しようとする傾向を持つという自己評価維持モデル（Tesser & Campbell, 1982）などが確認されるようになってきた。

テイラー（S. E. Taylor）は，このような様々な領域での研究知見を背景に，人間が自分自身や環境についてポジティブな方向への偏りを持っていることを指摘した。テイラーは，過失や怠慢による一時的な「誤り」や「歪み」ではなく，一定の方向性を持った一般的・持続的な認知のパターンとして「イリュージョン」という言葉を用い，ポジティブ・イリュージョン（positive illusion）として，実際よりもポジティブな自己認知，コントロール能力についての強い信念，非現実的な楽観性の3つを挙げた（Taylor, 1989; Taylor & Brown, 1988）。このような自己とコントロールおよび将来に関するポジティブ・イリュージョンは，人々の精神的健康に寄与するものであり，幸福感や満足感，他者を気遣う能力，創造性などと関連する。

テイラーは様々な現象を一括してポジティブ・イリュージョンと呼んでおり，その中には前項で取り上げた楽観性も含まれるため，この項では，ポジティブな自己認知とコントロール信念について取り上げる。

(2) 過度にポジティブな自己認知

自分についての過度にポジティブな認識は，自己高揚（self-enhancement）バイアスとも呼ばれる。自己高揚のための心理的メカニズムについては，先に示したセルフ・サーヴィング・バイアスなどの利己的帰属や自己評価維持モデル，平均以上効果（Alicke et al., 1995；Guenther & Alicke, 2010）など多くの知見が得られている。

しかしながら，過度にポジティブな自己認知自体は，欧米の研究では確認されるもののアジア人や日本人を対象とした研究においては一貫した知見が得られず，むしろ日本人の場合には自己卑下により自己向上動機が働くことなどが確認されている（Heine et al., 2001）。また日本人においては，友人や夫婦などの親密な関係における関係性高揚と相対的自己卑下も見出され（遠藤, 1997），さらに，集団に受け入れられやすいと思われる調和性や誠実性においてはポジティブな自己認知が見られるのに対し，個人を集団から際立たせるような能力や社交性，身体的特徴については自己卑下的な認知が報告されている（外山・桜井, 2001）。このように，ポジティブな自己認知に関する知見の不一致については，相互独立的自己観と相互協調的自己観による差異という文化心理学的な

視点からの検討がさかんに行われているが，他方，社会的適応方略の視点による研究成果も得られている（鈴木・山岸，2004）。

さらに，自己高揚と適応との関連については，能力次元の自己評価が脅威にさらされると，社会性次元の自己評価に補償的自己高揚が見られる（田端・池上，2011）ことや，セルフモニタリング傾向が自己高揚に影響し，それが自己肯定感を増してストレス反応を軽減させる（石原，2011）ことなどが確認されている。

(3) コントロール感

近年，コントロール概念と心身の健康との関連に着目した研究知見が増加してきた（Steptoe & Appels, 1989）。テイラー（Taylor, 1989）によれば，コントロールに関する信念が直接的および間接的に健康に及ぼす影響には2通りが考えられる。望ましくない出来事はコントロールできるという信念は，健康的な生活習慣やストレスへの上手な対処をもたらし，健康への悪影響を少なくする。またコントロールできないという感覚は，ストレスフルな状況において，健康状態を悪化させると考えられる。このようなコントロール感は，ソーシャルサポートと並んで，成人後期における罹患率や死亡率および心理的ウェルビーイングに関する重要な要因であることが確認されている。

ランガーとロディン（Langer & Rodin, 1976）の高齢者施設における研究はよく知られている。彼女たちは，健康状態や性別・年齢がほぼ等しい2つの階の居住者を実験群・対照群として，介入実験を行った。実験群には，例えば居室内の家具配置や映画会への参加日などを自分自身で決定するという，従来よりも居住者自身の責任を増してコントロール感を持てるような介入を行ったのに対し，対照群に対しては従来通りのケアを行い，居住者が快適に過ごせるようにスタッフが責任を持つことを強調した。このような介入の1週間前と3週間後に，居住者自身とスタッフに質問紙調査を行うとともに，実際の行動の変化を確認した。その結果，幸福感や活動性などの評価のいずれにおいても，責任を増すような介入を受けた実験群の方が対照群よりも有意にポジティブ方向の変化が見られ，1年半後のフォローアップ研究（Rodin & Langer, 1977; 表15-2参照）においても同様の傾向が保たれ，実験群の方が死亡率も低かった。

表 15-2　高齢者施設における介入前後の看護師による評価
(Rodin & Langer, 1977 p.899 Table3 より作成)

測定時期	実験群 ($n=14$)	対照群 ($n=12$)
介入前	402.38	442.93
介入後（3週間後）	436.50	413.03
フォローアップ（18ヶ月後）	352.33	262.00

注1：実際の対象者数は，介入時点で実験群47名，対照群44名，18ヶ月後のフォローアップ時点の生存者は実験群で40名，対照群で31名であった。しかしここでは，3時点のデータがそろっている者（実験群14名，対照群12名）のみを扱っている。
注2：介入とフォローアップでは様々な測定変数を用いているが，ここでは，看護師による対象者の活動性や社交性などの評価を合計・調整した得点を示している。値が高いほど，健康度が高いことを意味する。
注3：介入前および介入後から18ヶ月後の得点の変化について見ると，実験群は対照群に比べ，いずれにおいても健康度の低下が有意に少ないことが確認されている。

また，アメリカにおける中年期の人々を対象とした大規模調査（National Survey of Midlife Development in the United States: MIDUS）では，心理的要因と健康との関連について，デモグラフィック要因を調整した多様な分析を行っているが，成人のすべての年齢段階において，コントロール感は良好な健康状態やウェルビーイングと関連していた。コントロールを求める態度が強すぎると逆効果であることが見出されているものの，一般的にはコントロール感が身体的健康と関連しており，コントロール信念が健康を増進する行動を介して，身体的健康と結びつくと考えられる（Lachman & Firth, 2004）。

4. 首尾一貫感覚

(1) 健康生成論

　人間のポジティブな特性に関する注目は，1998年にアメリカ心理学会の会長に就任したセリグマン（M. E. P. Seligman）が，今後の心理学における新たな研究領域として「ポジティブ心理学」を提唱して以降，盛んになってきた。しかしながら，それに先駆けて人間の健康的な側面に着目したのが医療社会学者のアントノフスキー（A. Antonovsky）である。疾患の発症や増悪に関連する危険因子を突き止めようとする従来の疾病生成論（pathogenesis）に対して，ア

ントノフスキーは，なぜ健康を維持できるのかという全く新たな視点から健康生成論（salutogenesis）を提唱した。イスラエルに住む女性の更年期適応に関する研究において，アントノフスキーは，第二次大戦中の強制収容所からの生還群と収容所経験のない対照群を比較し，対照群の精神的健康度が高いのは当然としても，強制収容所からの生還群においても約 3 割の人々が健康を保っていることに着目した（Antonovsky, 1987）。彼は，健康状態を健康と病気のように二分化せずに連続体としてとらえ，疾患ではなくひとりの人間全体を見て，より積極的な適応を考える健康生成論という視点の重要性を指摘する。

　首尾一貫感覚（sense of coherence: SOC）は健康生成論の中核となる概念であり，連続体上の健康の極に向かうための主要な決定因とされる。SOC は生活世界に対する言わば特性的（dispositional）な志向性であり，生きていくうえで自分の内的・外的環境から生じる刺激には秩序があり予測や説明が可能である，という感覚を示す把握可能感（comprehensibility），その刺激からの要求に対処する資源は得られるものだ，という感覚を示す処理可能感（manageability），その要求は挑戦であり関わる価値がある，という感覚を示す有意味感（meaningfulness）の 3 つの構成要素からなる（Antonovsky, 1987）。

　SOC は人生経験によって形成され，特に，一貫性，負荷のバランス，結果の形成への参加，という 3 つの経験が重要である。ルールや責任の所在が明確な一貫性のある経験は把握可能感の基礎となり，能力を超えるような過大負荷と能力を充分発揮する必要のない過小負荷の経験とのバランスが取れていることは，処理可能感を育む。また，有意味感の形成には，意志決定に参加する経験が重要である。健康生成論のもう 1 つの重要な概念である汎抵抗資源（generalized resistance resources: GRRs）は，身体的・生化学的および物質的な資源や，認知・感情的あるいは評価・態度的な心理的資源など，ストレッサに対抗するのに効果的なあらゆる資源を指す。SOC は GRRs を動員して困難に対処しようとするが，それによる成功経験もまた，先述の 3 つの体験とともに SOC を強化するのである（Antonovsky, 1987, 1990；堀毛, 2009a；山崎ら, 2008）。

　SOC の測定については，面接と質的分析によるほかに，アントノフスキー（Antonovsky, 1987）が 29 項目に対する 7 段階評定の尺度を作成しており，短

縮版としてはそのうち13項目を用いる。SOC尺度は世界で少なくとも49言語に翻訳されているほか，青年期用の尺度や家族のSOCを測定する尺度が開発されており（Sagy et al., 2015），またマルガリト（M. Margalit）によって子ども用の尺度も作成されている（堀毛, 2009b）。

(2) SOCと健康との関連

SOCと健康状態との間には，アントノフスキー（Antonovsky, 1990）によれば複数の経路が仮定される。1つは，SOCの高いことが直接に免疫系を賦活するという経路，2つ目には，SOCが高い人はそもそも刺激をストレッサと認知することが少なく，またストレッサと認知した場合でも健康促進的な行動をとることができるという経路，そして3つ目の経路は，SOCの高い人は多様なストレッサに対してそれぞれにふさわしい上手な対処ができる，という可能性である。

SOCと健康との関連については，ヨーロッパ圏での研究が多く報告されており，罹患率や死亡率，免疫機能，主観的健康感やウェルビーイングとの関連などについて様々な研究成果が得られている（Eriksson, 2007; 堀毛ら, 2015; 山崎ら, 2008）。さらに現代的な課題に関する研究として，紛争地の難民キャンプでトラウマティックな出来事を経験する医師やボランティアの不安や自信喪失について（Veronese & Pepe, 2014），また兵役経験者のPTSDやうつに対して（Ferrajão & Oliveira, 2016），SOCは調整機能を持つことが報告されている。

5. ポジティブな特性と健康を考えるうえでの留意点

(1) 特性概念の吟味

これまで見てきたようにポジティブな特性と健康との間に様々な関連性が示されているとはいえ，科学的な検討のためには，まずそこで扱われる特性あるいはパーソナリティ概念の意味を吟味する必要がある。この点はすでにコバサによって指摘されている（Kobasa, 1990）。コバサは，健康心理学においてパーソナリティを扱う際，その定義や構造などについて充分な検討がなされておらず，また単純な因果関係を想定しがちであることを危惧している。例えば，あ

る特性に注目しても，その特性が個人の生活にとって持つ意味や重要性が異なる場合には，結果としての健康状態は異なる可能性があり，発達や変化，統合といったダイナミックな側面に着目することも必要である。したがって，1つの特性と健康あるいは病気の関係について，単純な一方向的なモデルを考えるのではなく，個人の生活全体をとらえ個人の特性と状況とがどのように関係しあっているかを見ることが重要になるという（Kobasa, 1990）。コバサの指摘は古びていない。健康心理学の研究において，パーソナリティ特性をどのようにとらえ，複雑な人間行動における健康や病気との関係をどのようにモデル化していくかという点は，基本的な課題であろう。

　また，タイプA研究で知られるフリードマン（H. S. Friedman）も，健康や病気には複数の要因が関与していることを忘れてはならず，また，例えば病気が抑うつや怒りを生み出すだけでなく，逆に抑うつや怒りが病気を悪化させることもあるといった点に留意する必要がある，と指摘している。パーソナリティ特性と健康との関連を検討する際には，人と環境の相互作用モデルを想定することが不可欠であり，したがって，いつの時点のどのような健康状態を問題とするのかなどを考慮することも重要になってくるのである（Friedman, 1990）。

(2) ポジティブ特性を考える際の留意点

　先に述べた通り，ポジティブ心理学の隆盛に伴って，健康心理学においてもポジティブな特性に着目した研究が増加している。しかしながら，2010年のAnnals of Behavioral Medicine の特集号では，ポジティブ心理学と健康に関する研究について，通俗的な見方に陥らずに科学的な研究を行うよう警鐘を鳴らしている。アスピンウォールとテダスキ（Aspinwall & Tedeschi, 2010）は，楽観性やSOCなどのようなポジティブな特性と短期的および長期的な健康との間に関連があることについては確認されつつあるが，その関連のメカニズムは，疾病に直接に関連する免疫機能のような生物学的プロセスと，予防あるいはリスク行動やソーシャルサポートなどの行動的プロセス，さらに社会的プロセスが重なりあう，多層的かつ相互的なものであるとしている。他方，ポジティブな特性などについて，誤った観念が普及している点に注意を促している。例えば，①ポジティブな思考や感情は，系統立った思考による意思決定やネガティ

ブな情報を妨げてしまう，②ポジティブな思考や感情とネガティブな思考や感情は両立しない，③ポジティブな思考や感情とネガティブな思考や感情は対称的で逆の効果を持つ，④ポジティブな思考や感情は快適ではあっても取るに足らないものであり，持続的な効果は持たない，などということはいずれも誤りである．

さらにコインら（Coyne et al., 2010）は，ポジティブ心理学が通俗的なものとなる傾向を批判し，特にがんと楽観性や SOC などのポジティブ特性との関係については明確なエビデンスがないにもかかわらず，ポジティブ心理学というムーブメントの「物語」として機能しているように見える，という厳しい指摘を行っている．アスピンウォールとテダスキ（Aspinwall & Tedeschi, 2010）も，さらに同じ特集の最後にゴリン（Gorin, 2010）も述べている通り，今後は，ポジティブ特性を万能と考えるような通俗的な見方に陥ることなく，理論や測定法をいっそう発展させ大規模な前向き研究を進めて，免疫機能やストレスの生理的側面などとともに，健康の維持増進に関わる行動やコーピングのような，ポジティブ特性が健康に影響する潜在的な経路を含む包括的な体系を提示することが望まれる．

(3) クリティカル心理学の視点

従来，心理学領域では，主に臨床心理学において精神的健康が扱われ，近年になって身体的健康や QOL も含めたウェルビーイングが，生物心理社会的（biopsychosocial）アプローチによる健康心理学の研究テーマとなった．ところで，よく知られているように，世界保健機関（World Health Organization: WHO）による健康の定義は，「病気ではないとか，弱っていないということではなく，肉体的にも，精神的にも，そして社会的にも，すべてが満たされた状態にあること（日本 WHO 協会仮訳）」（WHO 憲章前文）という，個人の社会的な状況まで含めた広義のウェルビーイングを意味するものである．さらに，1986 年に WHO がカナダ政府と共催した国際会議で採択された「ヘルスプロモーションに関するオタワ憲章」（Ottawa Charter for Health Promotion）は，個人要因のみならず環境要因の整備も含めた健康戦略としてのヘルスプロモーションを提唱している．ここでは，健康は，人生の目標ではなく生活の資源と位置

づけられ，健康の前提条件として，平和，安全な居所，教育，食物，収入，安定したエコ・システム，持続的資源，社会的公正と平等の8つを掲げて，健康の改善にはこれらの前提条件が確立される必要があるとしている（WHO HP）。このように見てくると，健康とはきわめて社会的な概念であることが分かる。

　翻って，現在の健康心理学領域の研究はどのようなものであろうか。マレイ（Murray, 2004）は，欧米では，肥満が問題となり，遺伝子工学など様々な医療技術の進歩によって寿命が延びるといった状況にある一方で，世界全体で見れば，飢えや疾病による死や，基本的なヘルスケアを利用できない人々の多い地域があることなどを指摘し，健康心理学はこれらに対してどのように応えるのかという重要な問いかけを行っている。スタム（Stam, 2004）が指摘するように，心理学の理論は全くの真空の中で作られるのではなく，その時々の社会的な関心の中で検討されるわけであり，例えばヘルスケアの枠組みの中で研究や実践を行う場合には，その時点でのモラルや政治的枠組みと無縁ではないことに気づいている必要があるだろう。

　このような指摘の背景には，近年ヨーロッパを中心に盛んになってきたクリティカル心理学がある。従来から，心理学とはどのような学問なのかという問題をめぐって様々な議論が繰り返され（渡辺ら，2002），社会心理学においては，ガーゲン（Gergen, 1994）による社会構成主義の視点が既成の科学に対する批判として現れた。さらに，欧米を中心に検討され，人間の普遍的な心の働きを求めようとしてきた従来の心理学上の概念に対して，心のプロセスが文化によって異なることに着目し，心理学の新しい理論枠組みを求めようとする文化心理学も提唱されている（北山，1997）。しかし最も大きな動きとしては，1970年代にドイツで始まり，その後イギリスなどでも盛んになってきたクリティカル心理学があり（五十嵐，2004；Parker, 2011），そこでの問題意識は，健康心理学にとっても避けることのできないものである。健康やウェルビーイングは誰もが望むものであるため，その維持増進に寄与することは正しく良いことと思われがちである。そうであるからこそ，このような課題に関わる健康心理学の研究や実践に際しては，文化や経済，政治などの時代の流れや社会的構造に自覚的であることが求められるのである。

※本章は，平成 27 年度〜 30 年度 JSPS 科研費（JP15K04138）の助成による成果の一部である。

引用文献

Alicke, M. D., Klotz, M. L., Breitenbecher, D. L., Yurak, T. J., & Vredenburg, D. S. (1995). Personal contact, individuation, and the better-than-average effect. *Journal of Personality and Social Psychology, 68*, 804-825.

Antonovsky, A. (1987). *Unraveling the mystery of health: How people manage stress and stay well.* San Francisco: Jossey-Bass.（アントノフスキー，A. 山崎喜比古・吉井清子（監訳）(2001). 健康の謎を解く　有信堂）

Antonovsky, A. (1990). Personality and health: Testing the sense of coherence model. In H. S. Friedman (Ed.), *Personality and disease* (pp. 155-177). New York: John Wiley & Sons.（アントノフスキー，A. 野田文子（訳）(1997). 性格と健康―統一感のモデルとそのテスト　手嶋秀毅・宮下正和（監訳）　性格と病気（pp. 198-232）　創元社）

Aspinwall, L. G., & Tedeschi, R. G. (2010). The value of positive psychology for health psychology: Progress and pitfalls in examining the relation of positive phenomena to health. *Annals of Behavioral Medicine, 39*, 4-15.

Berkman, L. F., & Syme, S. L. (1979). Social networks, host reristance, and mortality: A nine-year follow-up study of Alameda County Study. *American Journal of Epidemiology, 109*, 186-204.

Carver, C. S., Pozo, C., Harris, S. D., Noriega, V., Scheier, M. F., Robinson, D. S., Ketcham, A. S., Moffat Jr., F. L., & Clark, K. C. (1993). How coping mediates the effect of optimism on distress: A study of women with early stage breast cancer. *Journal of Personality and Social Psychology, 65*, 375-390.

Carver, C. S., Smith, R. G., Antoni, M. H., Petronis, V. M., Weiss, S., & Derhagopian, R. (2005). Optimistic personality and psychosocial well-being during treatment predict psychosocial well-being among long-term survivors of breast cancer. *Health Psychology, 24*, 508-516.

Coyne, J. C., Tennen, H., & Ranchor, A. V. (2010). Positive psychology in cancer care: A story line resistant to evidence. *Annals of Behavioral Medicine, 39*, 35-42.

遠藤由美（1997）．親密な関係における高揚と相対的自己卑下　心理学研究, *68*, 387-395.

Eriksson, M. (2007). *Unravelling the mystery of salutogenesis: The evidence base of the salutogenic research as measured by Antonovsky's sense of coherence scale.* Helsinki: Folkhälsan Research Centre (Health Promotion Research Programme, Research Report 1).

Ferrajão, P. C., & Oliveira, R. A. (2016). The effects of combat exposure, abusive violence, and sense of coherence on PTSD and depression in Portuguese colonial war veterans. *Psychological Trauma: Theory, Research, Practice, and Policy, 8*, 1-8.

Friedman, H. S. (1990). Where is the disease-prone personality? Conclusion and future directions. In H. S. Friedman (Ed.), *Personality and disease* (pp. 283-292). New York: John Wiley & Sons.（フリードマン, H. S. 手嶋秀毅（訳）（1997）. 病気になりやすい性格はどこへ 手嶋秀毅・宮下正和（監訳） 性格と病気（pp. 351-366） 創元社）

Gergen, K. J. (1994). *Toward transformation in social knowledge* (2nd ed.). London: Sage. （ガーゲン, K. J. 杉万俊夫・矢守克也・渥美公秀（監訳）（1998）. もう一つの社会心理学―社会行動学の転換に向けて ナカニシヤ出版）

Gorin, S. S. (2010). Theory, measurement, and controversy in positive psychology, health psychology, and cancer: Basics and next step. *Annals of Behavioral Medicine, 39*, 43-47.

Guenther, C. L., & Alicke, M. D. (2010). Deconstructing the better-than-average effect. *Journal of Personality and Social Psychology, 99*, 755-770.

Heine, S. J., Kitayama, S., Lehman, D. R., Takata, T., Ide, E., Leung, C., & Matsumoto, H. (2001). Divergent consequences of success and failure in Japan and North America: An investigation of self-improving motivations and malleable selves. *Journal of Personality and Social Psychology, 81*, 599-615.

堀毛裕子（2009a）. 自己と世界のポジティブな認知に向けて 白崎けい子（編） 学童期のメンタルヘルス（現代のエスプリ）(pp. 86-95) ぎょうせい

堀毛裕子（2009b）. 子ども用sense of coherence 尺度日本語翻訳版の作成―因子構造と信頼性・妥当性の検討 日本心理学会第73回大会発表論文集, 1357.

堀毛裕子・佐藤美華・松浦裕美・佐藤春奈・君島伊造（2015）. 乳がん患者に対するポジティブ心理学的介入の試み（第3報）―介入の効果に関する量的検討 日本健康心理学会第28大会発表論文集, 81.

家接哲次・小玉正博・田上不二夫（2001）. 内的安定的帰属スタイルと抑うつとの関係の検討 筑波大学心理学研究, 23, 169-177.

五十嵐靖博（2004）. コラム：批判心理学―自己反省・心の構成と権力・グローバル化 石川幹人・渡辺恒夫（編著） 入門・マインドサイエンスの思想―心の科学をめぐる現代哲学の論争 (pp. 250-252) 新曜社

石原俊一（2011）. 心身健康に対するポジティブイリュージョンとセルフモニタリングの効果 人間科学研究（文教大学人間科学部), 32, 1-7.

北山 忍（1997）. 文化心理学とは何か 柏木惠子・北山 忍・東 洋（編） 文化心理学：理論と実証 (pp. 17-43) 東京大学出版会

Kobasa, S. C. (1979). Stressful life events, personality, and health: An inquiry into hardiness. *Journal of Personality and Social Psychology, 37*, 1-11.

Kobasa, S. C. O. (1990). Lessons from history: How to find the person in health psychology. In H. S. Friedman (Ed.) *Personality and disease* (pp. 14-37). New York: John Wiley & Sons. (コバサ, S. C. O. 志村正子 (訳) (1997). 歴史からの教訓―健康心理学からみた人間の発見 手嶋秀毅・宮下正和 (監訳) 性格と病気 (pp. 19-52) 創元社)

公益社団法人日本WHO協会HP WHO憲章前文仮訳 Retrieved from http://www.japan-who.or.jp/commodity/kensyo.html (2016年10月9日)

Lachman, M. E., & Firth, K. M. P. (2004). The adaptive value of feeling in control during midlife. In O. G. Brim, C. D. Ryff, & R. C. Kessler (Eds.), *How healthy are we?: A national study of well-being at midlife* (pp. 320-349). Chicago: The University of Chicago Press.

Langer, E. J., & Rodin, J. (1976). The effects of choice and enhanced personal responsibility for the aged: A field experiment in an institutional setting. *Journal of Personality and Social Psychology, 34*, 191-198.

Murray, M. (2004). Introduction: Criticizing health psychology. In M. Murray (Ed.) *Critical health psychology* (pp. 1-11). New York: Palgrave Macmillan.

Parker, I. (2011). Critical psychology: What it is and what it is not. In I. Parker (Ed.), *Critical psychology: Critical concepts in psychology*, Vol.1: *Dominant models of psychology and their limits* (pp. 1-16). London: Routledge.

Peterson, C., Semmel, A., von Baeyer, C., Abramson, L. Y., Metalsky, G. I., & Seligman, M. E. P. (1982). The attributional style questionnaire. *Cognitive therapy & Research, 6*, 287-300.

Peterson, C., Seligman, M. E. P., & Vaillant, G. E. (1988). Pessimistic explanatory style is a risk factor for physical illness: A thirty-five-year longitudinal study. *Journal of Personality and Social Psychology, 55*, 23-27.

Rodin, J., & Langer, E. J. (1977). Long-term effects of a control-relevant intervention with the institutionalized aged. *Journal of Personality and Social Psychology, 35*, 897-902.

Rosenman, R. H., Brand, R. J., Jenkins, C. D., Friedman, M., Straus, R., & Wurm, M. (1975). Coronary heart disease in the Western Collaborative Group Study: Final follow-up experience of 81/2 years. *Journal of American Medical Association, 233*, 872-877.

Sagy, S., Eriksson, M., & Braun-Lewensohn, O. (2015). The salutogenic paradigm. In S. Joseph (Ed.), *Positive psychology in practice: Promoting human flourishing in work, health, education, and everyday life* (2nd ed., pp. 61-79). New Jersey: John Wiley & Sons.

Segerstrom, S. C. (2006). *Breaking Murphy's Law: How optimists get what they want from life-and pessimists can too*. New York: Guilford Press. (セガストローム, S. C. 島井哲志 (監訳) (2008). 幸せをよぶ法則―楽観性のポジティブ心理学 星和書店)

Segerstrom, S. C. (2010). Resources, stress, and immunity: An ecological perspective on human psychoneuroimmunology. *Annals of Behavioral Medicine, 40,* 114-125.

Seligman, M. E. P. (1991). *Learned optimism.* New York: Alfred A. Knopf.（セリグマン, M. E. P.　山村宜子（訳）(2013). オプティミストはなぜ成功するか──ポジティブ心理学の父が教える楽観主義の身につけ方（新装版）　パンローリング）

Sheier, M. F., & Carver, C. S. (1985). Optimism, coping, and health: Assessment and implications of generalized outcome expectancies. *Health Psychology, 4,* 219-247.

Sheier, M. F., Carver, C. S., & Bridges, M. W. (1994). Distinguishing optimism from neuroticism (and trait anxiety, self-mastery, and self-esteem): A reevaluation of the life orientation test. *Journal of Personality and Social Psychology, 67,* 1063-1078.

Stam, H. J. (2004). A sound mind in a sound body: Critical historical analysis of health psychology. In M. Murray (Ed.), *Critical health psychology* (pp. 15-30). New York: Palgrave Macmillan.

Steptoe, A., & Apples, A. (Eds.) (1989). *Stress, personal control and health.* Chichester, UK: Wiley.（ステプトー, A.・アペル, A.　津田　彰（監訳）(1995). ストレス，健康とパーソナル・コントロール　二瓶社）

鈴木直人・山岸俊男 (2004). 日本人の自己卑下と自己高揚に関する実験研究　社会心理学研究, *20,* 17-25.

田端拓哉・池上知子 (2011). 自我脅威状況における補償的自己高揚の検討　社会心理学研究, *27,* 47-54.

Taylor, S. E. (1989). *Positive illusions: Creative self-deception and the healthy mind.* Basic Books.（タイラー, S. E.　宮崎茂子（訳）(1998). それでも人は，楽天的な方がいい──ポジティブ・マインドと自己説得の心理学　日本教文社）

Taylor, S. E., & Brown, J. D. (1988). Illusion and well-being: A social psychological perspective on mental health. *Psychological Bulletin, 103,* 193-210.

Tesser, A., & Campbell, J. (1982). Self-evaluation maintenance and the perception of friends and strangers. *Journal of Personality, 50,* 261-279.

戸ヶ崎泰子・坂野雄二 (1993). オプティミストは健康か？　健康心理学研究, *6,* 1-11.

外山美樹 (2013). 楽観・悲観性尺度の作成ならびに信頼性・妥当性の検討　心理学研究, *84,* 256-266.

外山美樹・桜井茂男 (2001). 日本人におけるポジティブ・イリュージョン現象　心理学研究, *72,* 329-335.

Veronese, G., & Pepe, A. (2014). Sense of coherence mediates the effect of trauma on the social and emotional functioning of Palestinian health providers. *American Journal of Orthopsychiatry, 84,* 597-606.

渡辺恒夫・村田純一・高橋澪子（編）(2002). 心理学の哲学　北大路書房

Wingard, D. L., Berkman, L. F., & Brand, R. J. (1982). A multivariate analysis of health-related practices: A nine-year mortality follow-up of the Alameda County Study. *American Journal of Epidemiology, 116*, 765-775.

World Health Organization HP　Ottawa Charter. Retrieved from http://www.who.int/healthpromotion/conferences/previous/ottawa/en/（October 9, 2016.）

山崎喜比古・戸ヶ里泰典・坂野純子（編）(2008). ストレス対処能力SOC　有信堂

張　珺・外山美樹 (2015). 楽観性と悲観性が精神・身体的健康に与える影響のメカニズムの日中比較　心理学研究, *86* (5), 424-433.

Zuckerman, M. (1979). Attribution of success and failure revisited, or: The motivational bias is alive and well in attribution theory. *Journal of Personality, 47*, 245-287.

第16章

公衆衛生から見た健康づくりと
ポジティブヘルス

白井こころ

　本章では，健康への予防的なアプローチの1つとして，公衆衛生学領域における健康増進の考え方と健康心理学との連携について考える。また公衆衛生学の1領域である社会疫学研究による，健康の決定要因と健康格差のメカニズム検討を概観し，今後の公衆衛生学領域を含めた予防医学における健康心理学の位置づけとポジティブヘルスを目指した健康づくりについて考える。

1. 公衆衛生学と健康

(1) 公衆衛生の意義

　健康を扱う医学の分野を「臨床医学」「基礎医学」「社会医学」の3領域と定義した場合，公衆衛生学は，法医学，衛生学等と並んで，社会医学の一分野として整理される。医学の領域として，最もイメージしやすい臨床医学実践が「個人」の「疾病や病気」の「治療」と「診断」を中心とするのに対して，公衆衛生学実践は「集団」の「健康」をターゲットとし，「予防」を主眼とする。活動の場としても臨床医学実践が，病院や診療所における患者への診断と治療が中心であるのに対し，公衆衛生学実践は地域や家庭における，対象者の疾病予防や健康維持・増進を主眼として活動する。

　公衆衛生は，人の集団の健康およびそれに関わる社会や環境の影響を対象として，活動するものであるとされる。ウィンスロウ（Winslow, C. E. A.）の定義では「公衆衛生とは，地域社会の組織的な努力を通じて，疾病を予防し，寿命を延ばし，精神的・肉体的健康と活力を増進するための科学と技術である」とされている（Fulton, 1957）。その中の活動として，疾病予防，健康教育，健康管理，母子保健・学校保健・産業保健・環境保健，衛生行政，医療制度，社

会保障等幅広い分野が挙げられており，学問領域ではなく実践的な活動領域として定義されている。すなわち，ウィンスロウに従えば，公衆衛生活動は，集団の健康を守るために社会や地域が行う，科学的根拠に基づいた活動を包括すると考えられる。公衆衛生活動は，イギリスの産業革命時に転換点があり，都市における感染症対策を中心とした健康問題解決のために発展したと考えられている。個々人の努力だけでは対応しきれない，健康課題に対して上下水道の整備や予防接種ワクチンの普及など，社会的な対策によって人々の健康を守ってきた。

　日本における公衆衛生政策も，国や社会が個人の健康に責任を持つことを前提にする時代が長く続いたと指摘される。戦前はドイツを中心に欧州から医学知識と「Hygiene＝衛生」の概念が導入され，国による衛生政策が進められた。戦後の混乱期の衛生状態・栄養状態から，米軍統治下における公衆衛生活動を経て，現在の世界でトップレベルの乳幼児死亡率の低さや平均寿命の長さを達成するまで，医療システムの発達とともに，広く国民の健康を守る公衆衛生活動が，日本社会における健康長寿達成に寄与したと考えられる（多田羅, 1999）。病原菌の発見や新薬の開発等を含む基礎研究の発展と医療技術の進歩等とともに，社会的な健康政策・公衆衛生活動が，社会的環境の改善を介して，疾病の改善に寄与した例として，結核対策が挙げられる。結核菌がコッホ（H. H. R. Koch）によって発見されたのは1882年3月24日（結核デーの由来），結核のワクチンが開発されて初めて新生児に投与されたのが1921年である。一方，結核患者の罹患率・死亡率の減少はすでにその前の1850年代から進んでいた。これは，疾病の"分布"と"頻度"を疫学的に解明し，すなわち"どこで""どれだけ"の疾病や死亡が発生しているのかを科学的に検証して上下水道の整備や栄養状態の改善など，社会的な疾病予防対策を推進したことが，結核罹患・死亡率を改善させた公衆衛生活動の成功例としてよく知られている。

　このような生物医学モデルによるアプローチではなく，生物心理社会モデルに基づいた健康対策は，まさに健康心理学と共通する考え方といえる（第1章参照）。仮に公衆衛生活動が，戦前と同様に感染症対策・衛生対策等への制度的対応が中心であったとしたら，健康心理学とのつながりは今より遠いものだったかもしれない。しかし，現在，「集団」の疾病予防を対象とする公衆衛生

学分野において，感染症対策が中心の時代から，非感染性の疾病（NCD: Non-Communicable Disease）への対策が重要性を増し，健康に責任を持つ主体に対する考え方も変化してきた。その中で，人の心と身体にアプローチする健康心理学の理論やエビデンスはますます必要とされるようになっている。

(2) 疾病構造の変化と健康の決定要因

第1章でも述べたように，日本の疾病構造は大きく変化し，1960年代以降，生活習慣病による死亡が全死亡の約3分の2を占める時代に移行する中で，ヘルスプロモーションやプライマリケアの考え方も変化してきた。現在，高齢者人口の増加に伴い，肺炎による死亡数が増加しており，新型インフルエンザやエボラ出血熱等の再興・新興感染症を含め，感染症対策が重要な健康対策の柱の1つであることは疑いの余地がない。一方で感染症予防と生活習慣病予防ではタイムスパンが異なり，個人・集団へのアプローチのとらえ方も異なることが考えられる。

健康は，内因（素因）×外因（環境）×行動（態度）によって決定されると考えられる。内因とは，個人が持つ遺伝子や免疫機能などの素因を指す。また外因として，ウィルスや病原菌への曝露，水質や空気，温度などの環境の要因が考えられる。そこに行動の要因として，運動・栄養・睡眠などの生活習慣，個人の選択や態度が影響を与えると考えられている。感染症の発症・予防には，個人の免疫機能や感染時の栄養状態などの内的要因と，ウィルスや空気中の汚染物質への曝露など，外的要因が占める決定の割合が高く，個人の意思や選択が疾病発症の大きな要因となる可能性は，比較的低いとされる。他方，生活習慣病等のNon-Communicable Disease（NCD）については，個人の遺伝子素因が，特定の疾病発症の確率を上げる一方で，選択できる行動や環境の要因によりその影響は異なることが考えられる。社会環境の影響を受けながら，時間をかけて形成される生活習慣や，日々の行動の選択が，中長期的なスパンで心身に影響を与え，蓄積される経路が想定される。個人を取り巻く環境との相互作用の中で，個人の考え方や選択，行動によって生活習慣病の発症や進行に影響するのである。

2. ヘルスケアシステムの現状と健康心理学の役割

(1) 健康日本21とヘルスプロモーションの考え方

　日本のヘルスケアシステムの1つとして，厚生労働省が定めた「健康日本21」という国民健康づくり運動（健康政策）がある。これは，健康増進法に基づき策定された「国民の健康の増進の総合的な推進を図るための基本的な方針」であり，健康増進の方向性や目標に関する具体的な事項・目標等が定められている。例えば「栄養・食生活」「身体活動・運動」「休養・こころの健康づくり」「たばこ」「アルコール」など各分野について，現状の把握と，改善目標値や達成率などが，各市町村・都道府県における具体的な目標設定と評価を伴う計画として策定・推進されている（厚生労働省，2012a, b）。また，地域におけるメタボリックシンドローム対策等を中心とした生活習慣病予防策として，特定健診・特定保健指導事業が2008年より導入されている。特定健診で要指導と判断された個人には保健師が健康指導を行い，意識改善や行動変容を促すことが制度化されている。前提として，米国のHealthy People Plan等で知られるように，現在では，"Know your body（自分の身体を知ろう），Know your health（自分の健康を知ろう）" という健康への意識を高め，自分の健康を自分でケアするセルフケアの考え方が地域住民に求められている。一方で国の役割としては，個人が健康を守るための環境づくりを支援することが求められている。個人のスキル向上を中心にした生活習慣改善を強調する米国型のヘルスプロモーションに対して，ヨーロッパ型では公的な取り組みとして健康づくりを促進する環境づくりや，不健康を助長する社会的要因の除去，すなわち健康維持/増進の坂道を緩やかにするための取り組みを強調する。個人の責任を基礎とした健康づくりを進めると，図16-1に見られるような健康づくりを実践するための坂道の急坂さが異なり，結果として，手に入る資源や意識の違いによって逆に健康格差が拡大することが考えられる。

　言い換えれば，健康を実現するための困難さが，個人の社会経済的背景や資源へのアクセス状況により異なり，自己責任を強調した健康づくりを進めることが格差拡大と集団全体の不利益につながると考えられる。近年，公衆衛生分野では，社会経済的背景や環境による階層的・複合的影響を重視する，社会疫

2. ヘルスケアシステムの現状と健康心理学の役割　257

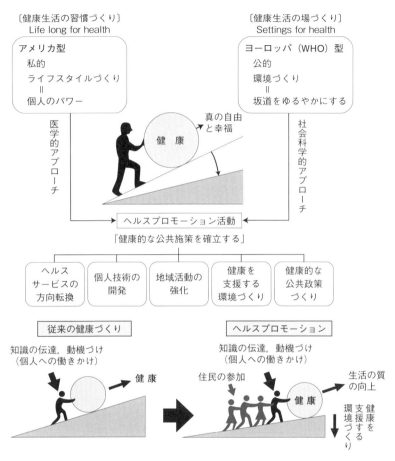

図 16-1　ヘルスプロモーションと健康の考え方
(ヘルスプロモーション学会；島内・鈴木, 2013 を一部改変)

学的研究の重要性が改めて認識されつつある。その中で、社会経済的背景や幼少期・胎児期まで含めたライフコースによる健康への影響に注目し、健康格差是正のためのエビデンスと社会システムの構築が求められていると考えられる。加えて、個人の行動変容や行動選択における心理的・社会的メカニズムを解明して、個人や集団の特性に応じたエンパワメントを可能にする必要性があると考えられる。これは、健康心理学の知見と共同した社会疫学的アプローチによる、個人・コミュニティ・社会制度の各側面からのアプローチの必要性を反映

しているとも解釈できる。

　さらに，健康を支え，守るための社会環境の整備として，公的な政策展開や，市町村によるサービス提供等に加えて，健康づくりの自助・共助・公助の考え方の中で，地域の力の活用や，仲間との健康づくりが必要であることが大きく取り上げられるようになった。特に2012年に発表された健康日本21（第2次計画）では，地域における健康格差縮小が目標として謳われ，地域の力，ソーシャル・キャピタル（社会関係資本）の活用の重要性が明記されている。健康日本21（第2次）では，①健康寿命の延伸と健康格差の縮小，②生活習慣病の発症予防と重症化予防の徹底（NCDの予防），③社会生活を営むために必要な機能の維持および向上，④健康を支え守るための社会環境の整備，⑤栄養・食生活，身体活動・運動，休養，飲酒，喫煙，歯・口腔の健康に関する生活習慣の改善および社会環境の改善，など幅広い目標が述べられており，国の健康づくりを支援する環境整備を土台として，個人が地域の健康資源を活用して，コミュニティや仲間とともに健康を実現させていくヘルスプロモーションの考え方が提唱されている。日本においてヘルスプロモーションを考える場合，米国モデルによる自助・ヨーロッパモデルによる公助・日本モデルによる共助を組み合わせた健康づくりの連携が重要であるとも考えられる。

(2) ヘルスプロモーションにおける健康行動モデルの重要性

　日本の主な死因として，悪性新生物（がん），心疾患，脳血管疾患等の生活習慣病が挙げられるが，リスク要因別の死亡者数を見た場合，喫煙・高血圧・運動不足・塩分の摂取・アルコール摂取など，変容可能な生活習慣が上位に並ぶ（Ikeda et al., 2012）。これらの修正可能な生活習慣に関連する行動変容や，意識変容へのアプローチとして，公衆衛生学分野では，社会心理学や健康心理学等をはじめとする他の領域が開発してきたモデルを伝統的に活用してきた。

　公衆衛生領域で広く紹介されている理論として，例えば健康信念モデル（health belief model），計画的行動理論と合理的行動理論（theory of planned behavior and reasoned action），予防行動採用プロセスモデル（precaution adoption process model），行動変容ステージモデル（transtheoretical model and stage of change），社会的認知理論（social cognitive theory），プリシ

ード・プロシードモデル（proceed-precede model），地域組織化と地域創成（community organization and community building），ソーシャル・マーケティング（social marketing）等の理論やモデルがある（Glanz et al., 2008）。いずれも社会心理学や健康心理学等を含め，他分野で開発・理論化されたもので，特に実学領域での多分野共同・連携の重要性が再認識される。また，理論としては時代を経ているものも含まれており，現在の有効性について再検証を進める必要性も指摘されている。個人・集団のヘルスプロモーション，ヘルスコミュニケーションを進めるため，健康心理学分野の知見を含むエビデンスの蓄積が益々求められている。

　加えて近年，ヘルスプロモーションやヘルスコミュニケーションを支える，理論やエビデンスの基盤として，公衆衛生分野における生活習慣病対策が比重を増す中，合理的には動かない個人の行動に対するアプローチとして，行動経済学の知見に対する期待も高まっている。心理学的アプローチを経済学に結びつけたカーネマンらの研究において，プロスペクト理論やヒューリスティックの概念が提唱されている（Kahneman, 2011）。また，カーネマンは意思決定における脳内のメカニズムとして，主に中脳辺縁系ドーパミンシステムが司る「システム 1」と前頭前皮質が司る「システム 2」の存在について述べている（Kahneman, 2012）。自己制御（self-regulation）は，前頭前皮質の機能や脳内のドーパミン報酬系と結びつく「システム 1」の衝動を，モニタリングする（Kubzansky et al., 2014）。従来の公衆衛生実践としては，正しい知識や行動をエビデンスに基づいて対象者に伝えて行動変容を促す，いわゆる理論や理屈に基づいて熟考した後に行動を決定する「システム 2」への働きかけが主要な方法であった。一方で，不健康行動（例：喫煙や多量飲酒等）を刺激する企業は，嬉しい・楽しい・気持ちいい等の感情や感覚により衝動的で自動的に行動を決定する「システム 1」にうまく働きかけて不健康行動の選択や習慣化を促す。今後の予防医学分野におけるヘルスプロモーションやヘルスコミュニケーションのあり方について，人の行動のメカニズムや脳の癖を理解したうえで，どのような戦略が健康づくりにおいて重要なのかを認識し，効果的な対策を展開していく必要性があると考えられる。

(3) 健康の社会的決定要因という視点からのアプローチ

世界保健機関（以下 WHO）が 2006 年に健康の社会的決定要因（Social Determinants of Health: SDH）に関する報告書を発表し，その重要性が指摘された（World Health Organization, 2008）。現在，健康格差の是正・縮小に対する世界的な再認識と新たなアクションプランが各国で求められている。同委員会の委員長を務めたマーモット卿らが出版した「健康の社会的決定要因 SDH: Solid Facts」では，健康を社会的に決定する要因の一例として，10 項目が挙げられている（Wilkinson & Marmot, 2003）。①社会格差，②ストレス，③幼少期，④社会的排除，⑤労働，⑥失業，⑦社会的支援，⑧薬物依存，⑨食品，⑩交通であり，健康格差縮小のため，ターゲットとして改善すべき上記の項目について，それぞれどのように健康を維持する資源へのアクセスを制限し，健康を損なうリスクを増加させるか等について，仮説が示されている。

個人に努力を促すだけでは健康格差は縮まらず，健康行動の選択や変容を進めることも難しいと考えられる。国民全体の健康維持・増進を考えた場合，社会的要因への働きかけと格差是正のための政策・システムへのアプローチは不可欠である。加えて，健康格差の是正にあたり，健康格差発生の経路を理解することも重要だと考えられる。「健康の社会的決定要因」のメカニズムの 1 つとして，心理的経路は重要なパスとして認識されており，健康心理学への期待は大きい。前述の通り，社会疫学の分野では，個人の社会経済的背景や社会における経済格差，資源へのアクセスに対する不平等が，個人と集団の健康に影響を与えると仮説しており，エビデンスの蓄積と対処策を 1 つのターゲットとする。この中で，社会の構造を川の流れに喩え，より「上流」の要因と「下流」の要因という表現を用いる。例えば，個人の選択として安価で高カロリーな食事を摂取する行動を選ぶ結果，肥満傾向が増長されたとしても，その行動を左右する要因として，低カロリーで必要な栄養素を豊富に含む，健康的で安全な食事を選び取りにくい社会的背景がある場合，個人の行動が社会的要因によって左右されることは容易に想像される。上流にある経済的な格差が，健康的な食事や医療システムなど，健康の維持増進に必要な資源や情報へのアクセス格差を生み，その結果として健康に差が生じることが考えられる。

また一方で，社会格差が健康格差に結びつく経路の 1 つとして，相対所得

仮説として知られるような，相対的な剥奪経験に対するストレス反応や，必要なものが手に入らないことへの不満，不利益を被る立場に立たされる機会の増加など，社会的なストレス状況の蓄積が健康に大きな影響を及ぼすことが考えられる（Lazarus et al., 1990; Pearlin et al., 1981）。いわゆる従属的立場にあるときは，個人の自律的選択が保障されている場面に比べ，同じ体験に対する否定的感情の増加や心血管反応が異なることも報告されている（Mendelson et al., 2008）。感情を含む個人の心理的反応は，社会経済的階層内の地位など，上流にある社会的要因によって，ある程度パターン化され（Williams & Bendelow, 1996），同時に下流にある個人の健康に影響する（Matthews et al., 2010; DeSteno et al., 2013）。つまり，心身の健康に間接・直接的に影響を与える社会的要因の経路の1つとして心理的反応が想定される。言い換えると，感情を含む心理的反応は，社会的な環境によって個人の心や身体の中で生じているメカニズムを理解するためにも重要な窓口だとも言える。社会的な要因によって，経験されやすくなる感情や，物事への反応としての感情表出のパターンが存在する。これらを理解することによって，健康影響の経路が解明され，社会的な文脈の重要性が認識されやすくなると考えることができる（Kemper et al., 1993）。社会経済的地位の低さが，死亡率の高さや健康度に影響するメカニズムとして，物理的資源や情報資源へのアクセスの制限が説明されることが多いが，加えて社会経済的地位の低さやその環境から生じる様々な資源への制限がより否定的な感情を生み，その結果として健康に負の影響を与えるという経路の可能性も重要視すべきと考える。

3. ポジティブヘルスを目指した健康づくりと健康心理学の発展

(1) 予防医学分野から見た心理的要因と健康のメカニズム

本書のⅡ部，Ⅲ部でも述べてきたように，予防医学分野で検討されてきた健康と心理的要因に関する知見の多くは，うつやタイプA，怒り，攻撃性，不安などの健康リスクとしてのネガティブな感情や個人特性である。社会と個人との相互作用の中から，個人の健康維持や疾病発症が起こることを考えると，そ

の間のメカニズムの解明に，心理的要因の検討は不可欠である。いわゆる，外界で起こった反応が皮膚を通り抜けて（get into skins），個人や集団の健康に影響を与えるメカニズムの一端に心理的な反応があると考えられている。

心理的要因が健康に影響を与えるメカニズム仮説では，感情が生理的な作用（視床下部 - 下垂体 - 副腎皮質系（HPA 軸）や交感神経系（SNS）の活性化）を通して健康に影響を与える直接的経路と，行動の動機や意思決定を通した健康行動の選択により，健康に影響するという間接的な経路がある想定される（図16-2）。例えば，ネガティブ感情によってノルエピネフリンが増加し，血中脂質，遊離脂肪酸，血圧，心拍数の上昇を促して，結果的に末梢血管の収縮を引き起こす可能性が考えられる。不安や抑うつは，慢性的な炎症反応の増加との関連（Deverts et al., 2010; Miller et al., 2005）に加え，心拍の自律制御にも影響する可能性がある（Kawachi et al., 1995）。また，血管系への刺激に加え，がんの発症等に影響する免疫機能への影響も指摘される。免疫細胞には，コルチゾール，エピネフリン，ノルエピネフリン等の受容体があり，HPA 軸と交感神経系の活性によってコルチゾールやカテコラミンの濃度が上昇し，免疫機能の働きを制限する可能性も考えられる（Ader et al., 1991; Rabin et al., 1989）。

間接的な経路として，リスク行動（喫煙，多量飲酒，不活性等）を介した影響も想定される。不安や抑うつが，喫煙者の脳内でドーパミン報酬系を刺激して喫煙量を増やす一方で，快楽や歓喜が健康に有害な商品を使うリスク認識や判断を鈍らせる可能性も指摘される（Brody et al., 2009）。ネガティブ感情を経験する機会が増えることで，リスク行動をより選択しやすくなり，行動選択のレパートリーが制限されるなど，フレドリクソンの「拡張 - 形成理論」（Fredrickson, 1998）の逆のスパイラルが形成される可能性も想定される。また，社会的文脈で，資源へのアクセスや社会的ポジション等による不利を抱えると，ストレッサに曝露されやすいだけではなく，対処能力が脆弱化することもある。他者からのサポート提供や制度的資源へのアクセスなど，健康を守る社会的な外的資源や個人の内的資源（自尊心や自己効力感，意思力（Baumeister & Tierney, 2011 等）が制限されることで，曝露機会が増えるうえに，ストレスに対する脆弱性が増加し，結果的により不利益を被る可能性が考えられる。負荷の大きい仕事などのストレッサに対して，一次的評価による自分にとっての性

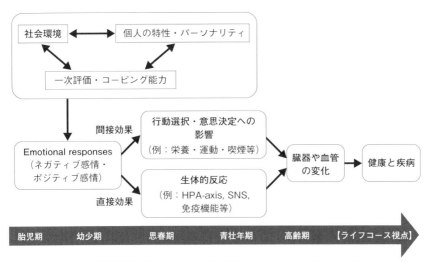

図 16-2　心理的要因と健康のメカニズム仮説（Kubzansky et al., 2014 を一部改変）

質や二次的評価による対処資源との関係を検討した結果，脅威や恐れを感じれば，心拍数，血管の収縮機能，心拍出量が鈍くなり血管抵抗性が高まる。一方で，やりがいを感じれば心機能が高まり，血管抵抗性が下がることが知られる（Smith & Ellsworth, 1987; Tomaka et al., 1993）。加えて，慢性的なストレス曝露による脳の形質変成の可能性や脳内の血流量変化等を測定することも一部の研究では可能になってきており，今後さらなるメカニズム解明が進むことが期待される。

(2) 健康づくりにおける心理的要因の重要性とポジティブ心理学

ネガティブな感情や特性に関する研究が数多く蓄積される一方で，ポジティブな心理的要因に着目して，疾患との関係性を見た同様の研究は現時点での知見は限定的である。「笑う門には福来たる」「情けは人のためならず」の言葉のように，生活感覚として実感されることが多かった，ポジティブな心理要因が健康や生活に与える影響について，近年実証的研究が進み，科学的根拠が報告されつつある。第 14 章，第 15 章でも紹介されているように，ポジティブ心理学研究のアプローチでは，人間の病理や欠陥といったネガティブな諸問題より

も，人間や共同体の生活や特性におけるポジティブな側面に焦点を当て，研究や実践を進めることに特徴があると考えられる。

ポジティブ心理学が主に扱う3領域（①ポジティブな主観的経験，②ポジティブな個人的特性，③ポジティブな組織・制度）のうち，①と②に着目した疫学研究では，ポジティブ感情の表出や，性格特性と健康の関係を検討したものが散見される。例えば，先行研究において，インタビュー中の観察からポジティブ感情の表出を評価したところ，ポジティブ感情の表出が多かった群では，10年間の追跡調査から心疾患の発症リスクが22%低かったことが明らかにされている（Davidson et al., 2010）。また，パーソナリティ特性としての楽観性（dispositional optimism）や生活を楽しんでいる意識が循環器疾患の発症および死亡リスクを低下させることや（Giltay et al., 2004, 2006; Shirai et al., 2009），感情的な活力（emotional vitality）が冠動脈性心疾患の発症リスクを低減させること（Kubzansky & Thurston, 2007）などが報告されている。また近年，ポジティブ感情や楽観性，人生満足感といったポジティブ心理要因の，冠動脈疾患（以下CHD）を含む循環器疾患の発症・死亡に対する予防的効果を報告するレビュー論文が増えている（Chida & Steptoe, 2009; Boehm & Kubzansky, 2012; Sin, 2016）。しかし，一方で，循環器疾患の発症とポジティブ感情との関係を否定する研究も報告されており（Freak-Poli et al., 2015），ポジティブ心理学に関する様々な要因・概念の違いや，感情を扱う場合に特性なのか状態なのかといった要因についても整理しながら健康との関係を検討する必要があると考えられる。

(3) 公衆衛生学と健康心理学が目指す健康づくり：ポジティブヘルス

メカニズム解明とともに，人的・経済的資源の右肩上がりの増加が想定できない今後の超高齢社会において，個人や社会が持つ資源を活かし，ポジティブ心理要因に着目した健康づくりを考えることは重要であると思われる。今後，予防医学分野において従来のハイリスクアプローチに加えて，より幅広いポピュレーションアプローチを重視することが，効率的で効果的な健康維持・増進につながることが議論されている。現在，地域や職場における健康づくりの場面で，健康経営やワーク・エンゲイジメントの考え方が導入されるなど，ポジ

ティブな資源に着目した健康づくりを柱とする地域・組織へのアプローチが注目される。今後さらにポジティブな心理的要因と健康のメカニズム理解に基づいたヘルスコミュニケーションを進め、ヘルスプロモーションを展開していくことが重要だと考えられる。

「予防」の概念を重要視する公衆衛生学と健康心理学は、親和性が高く、協働して人々の健康増進や疾病予防に対して、個人レベル・地域レベルでアプローチできると考えられる。公衆衛生学は、実学分野であり、対象とするフィールドや対象者への使命が強く認識されるなかで、プラグマティックな一面があるとも解釈できる。医学や公衆衛生は固有の方法論や価値にこだわるよりも、多分野で開発・研究された技術や知識を柔軟に取り入れて、予防・治療に活かすことが必要とされていると考えられる。患者や未病者が抱える疾病や、現在の健康状態についての知識や、診断・治癒のための技術また、適切な治療や予防活動を継続するために、対象者の行動変容を促す方法や、対象者を理解するための理論や技法等について、近接領域としての医療工学や分子生物学領域等、また心理学や経済学、社会学等の複合的な学問分野の理論や研究結果を取り入れ、臨床や予防に応用する力が必要とされている。その中で、健康心理学が期待されている連携の役割は大きいと考えられる。

ヘルスプロモーションは、WHOによって「人々が自らの健康とその決定要因をコントロールし改善できるようにするプロセス」と定義されている。プロセス推進のためには、健康教育等による知識、価値観、スキルなどの資質や能力の向上とともに、実際にこれらを用いた行動変容の実践が重要となる。そのため、個人・小集団・コミュニティへの直接的なアプローチに加え、健康的な社会環境に向けた公共政策や格差改善を含む環境へのアプローチ、また法整備を含めた間接的アプローチも重要である。オタワ憲章（1986年）において述べられたように、健康は日々の暮らしの資源の1つであり、生きるための目的そのものではない。すなわち、病をなくすことだけではなく、病を持った人生も豊かに営める社会のあり方を考えることも、視野に含まれる。そのために、資源としての健康状態やその他の内的資源を活用した、よりよく生きるための方策も重要であり、これからの日本の新しいヘルスケアシステムとしてプライマリケアを実現するうえでも健康心理学の知見とその蓄積が必要とされる側面は

大きいと考えられる。

　今後，公衆衛生分野，社会疫学分野と健康心理学分野における個人的・組織的な研究連携，実践連携がさらに進み，社会全体としてポジティブヘルスを目指した健康づくりが求められるようになるだろう。本書のタイトルにもあるように，ポジティブヘルスの実現に向けて健康心理学が果たすべき役割を再認識し，さらなる研究の発展と健康づくり対策の実現に期待したい。

引用文献

Ader, R., Felten, D. L., & Cohen, N. (Eds.) (1991). *Psychoneuroimmunology*. San Diego, CA: Academic Press.

Baumeister, R. F., & Tierney, J. (2011). *Willpower: Rediscovering the greatest human strength*. New York: Penguin Press.

Boehm, J. K., & Kubzansky, L. D. (2012). The heart's content: The association between positive psychological well-being and cardiovascular health. *Psychological Bulletin, 138*, 655-691.

Brody, A. L., Olmstead, R. E., Abrams, A. L., Costello, M. R., Khan, A., Kozman, D., ...Mandelkern, M. A. (2009). Effect of a history of major depressive disorder on smoking-induced dopamine release. *Biological Psychiatry, 66*, 898-901.

Chida, Y., & Steptoe, A. (2008). Positive psychological well-being and mortality: A quantitative review of prospective observational studies. *Psychosomatic Medicine, 70*, 741-756.

Davidson, K. W., Mostofsky, E., & Whang, W. (2010). Don't worry, be happy: Positive affect and reduced 10-year incident coronary heart disease: The Canadian Nova Scotia Health Survey. *European Heart Journal, 31*, 1065-1070.

DeSteno, D., Gross, J. J., & Kubzansky, L. (2013). Affective science and health: The importance of emotion and emotion regulation. *Health Psychology, 32*, 474-486.

Deverts, D. J., Cohen, S., DiLillo, V. G., Lewis, C. E., Kiefe, C., Whooley, M., & Matthews, K. A. (2010). Depressive symptoms, race, and circulating C-reactive protein: The Coronary Artery Risk Development in Young Adults (CARDIA) study. *Psychosomatic Medicine, 72*, 734-741.

Freak-Poli, R., Mirza, S. S., Franco, O. H., Ikram, M. A., Hofman, A., & Tiemeier, H. (2015). Positive affect is not associated with incidence of cardiovascular disease: A population-based study of older persons. *Preventive Medicine, 74*, 14-20.

Fredrickson, B. L. (1998). What good are positive emotions? *Review of General Psychology, 2*, 300-319.

藤原元典・渡辺厳一（編）（1978）．総合衛生公衆衛生学　南江堂
Fulton, J. F. (1957). C. -E. A. Winslow, leader in public health. *Science, 125* (3260), 1236. doi: 10.1126/science.125.3260.1236
Giltay, E. J., Geleijnse, J. M., Zitman, F. G., Hoekstra, T., & Schouten, E. G. (2004). Dispositional optimism and all-cause and cardiovascular mortality in a prospective cohort of elderly dutch men and women. *Archives of General Psychiatry, 61*, 1126-1135.
Giltay, E. J., Kamphuis, M. H., Kalmijn, S., Zitman, F. G., & Kromhout, D. (2006). Dispositional optimism and the risk of cardiovascular death: The Zutphen Elderly Study. *Archives of Internal Medicine, 166*, 431-436.
Glanz, K., Rimer, B. K., & Viswanath, K. (2008). *Health behavior and health education: Theory, research, and practice* (4th ed.). San Francisco, CA: Jossey-Bass.
ヘルスプロモーション学会　ヘルスプロモーションについて Retrieved from http://www.jshp.net/HP_kaisetu/kaisetu_head.html（2016年10月25日）
星　旦二（1997）．保健福祉論　日本看護協会出版会
Ikeda, N., Inoue, M., Iso, H., Ikeda, S., Satoh, T., Noda, M., ...Shibuya, K. (2012). Adult mortality attributable to preventable risk factors for non-communicable diseases and injuries in Japan: A comparative risk assessment. *PLoS Medicine, 9*, e1001160.
Kahneman, D. (2011). *Nobel prize lecture and other essays.*（カーネマン，D.　友野典男・山内あゆ子（訳）（2011）．ダニエル・カーネマン心理と経済を語る　楽工社）
Kahneman, D. (2011). *Thinking, fast and slow.* New York: Farrar, Strauss and Giroux.（カーネマン，D.　村井章子（訳）　友野典男（解説）（2014）．ファスト&スロー――あなたの意思はどのように決まるか？　上・下　早川書房）
Kawachi, I., Sparrow, D., Vokonas, P. S., & Weiss, S. T. (1995). Decreased heart rate variability in men with phobic anxiety (data from the Normative Aging Study). *The American Journal of Cardiology, 75*, 882-885.
Kemper, T. D. (1993). Sociological models in the explanation of emotions. In M. Lewis & J. M. Haviland (Eds.), *Handbook of emotions* (pp. 41-52). New York: Guilford Press.
Kessler, R. C. (1982). A disaggregation of the relationship between socioeconomic status and psychological distress. *American Sociological Review, 47*, 752-764.
Kok, B. E., & Fredrickson, B. L. (2010). Upward spirals of the heart: Autonomic flexibility, as indexed by vagal tone, reciprocally and prospectively predicts positive emotions and social connectedness. *Biological Psychology, 85*, 432-436.
厚生労働省（2012a）．国民の健康の増進の総合的な推進を図るための基本的な方針 Retrieved from http://www.mhlw.go.jp/stf/seisakunitsuite/bunya/kenkou_iryou/kenkou/kenkounippon21.html
厚生労働省（2012b）．健康日本21（第2次）Retrieved from http://www.kenkounippon21．

gr.jp/kenkounippon21/about/index.html

Kubzansky, L., Winning, A., & Kawachi, I. (2014). Affective states and health. In L. F. Berkman, I. Kawachi, & M. M. Glymour (Eds.), *Social epidemiology* (2nd ed., pp. 320--364). Oxford University Press.

Kubzansky, L. D., & Thurston, R. C. (2007). Emotional vitality and incident coronary heart disease: Benefits of healthy psychological functioning. *Archives of General Psychiatry, 64*, 1393-1401.

Lazarus, L. R. (1994). The stable and the unstable in emotion. In P. Ekman, & R. J. Davidson (Eds.), *The nature of emotion* (pp. 70-85). New York: Oxford University Press.

Matthews, K. A., Gallo, L. C., & Taylor, S. E. (2010). Are psychosocial factors mediators of socioeconomic status and health connections? A progress report and blueprint for the future. *Annals of the New York Academy of Sciences, 1186*, 146-173.

Mendelson, T., Thurston, R. C., & Kubzansky, L. D. (2008). Affective and cardiovascular effects of experimentally-induced social status. *Health Psychology, 27*, 482-489.

Michael, M. (2005). *The status syndrome: How social standing affects our health and longevity.* London: Bloomsbury.

Miller, G. E., Rohleder, N., Stetler, C., & Kirschbaum, C. (2005). Clinical depression and regulation of the inflammatory response during acute stress. *Psychosomatic Medicine, 67*, 679-687.

Pearlin, L., Lieberman, M., Menaghan, E., & Mullen, J. T. (1981). The stress process. *Journal of Health and Social Behavior, 22*, 337-356.

Rabin, B. S., Cohen, S., Ganguli, R., Lysle, D. R., & Cunnick, J. E. (1989). Bidirectional interaction between the central nervous system and the immune system. *Critical Reviews in Immunology, 9*, 279-312.

島内憲夫・鈴木美奈子（編訳）（2013）．ヘルスプロモーション—WHO：オタワ憲章（21世紀の健康戦略シリーズ）　垣内出版

Shirai, K., Iso, H., Ohira, T., Ikeda, A., Noda, H., Honjo, K., ...Tsugane, S. (2009). Perceived level of life enjoyment and risks of cardiovascular disease incidence and mortality: The Japan public health center-based study. *Circulation, 120*, 956-963.

Siegman, A. W. (1994). From Type A to hostility to anger: Reflections on the history of coronary-prone behavior. In W. Siegman & T. W. Smith (Eds.), *Anger, hostility and the heart* (pp. 1-21). Hillsdale, NJ: Erlbaum.

Sin, N. L. (2016). The protective role of positive well-being in cardiovascular disease: Review of current evidence, mechanisms, and clinical implications. *Current Cardiology Reports, 18*, 106.

Smith, C. A., & Ellsworth, P. C. (1987). Patterns of appraisal and emotion in taking an exam. *Journal of Personality and Social Psychology, 52*, 475-488.

Steptoe, A., Demakakos, P., de Oliveira, C., & Wardle, J. (2012). Distinctive biological correlates of positive psychological well-being in older men and women. *Psychosomatic Medicine, 74,* 501–508.

多田羅浩三（1999）．公衆衛生の思想―歴史からの教訓　医学書院

Tomaka, J., Blascovich, J., Kelsey, R. M., & Leitten, C. L. (1993). Subjective, physiological, and behavioral effects of threat and challenge appraisal. *Journal of Personality and Social Psychology, 65,* 248–260.

Williams, S. J., & Bendelow, G. (1996). Emotions, health and illness: The "missing link" in sociology? In V. James & J. Gabe (Eds.), *Health and the sociology of emotions* (pp. 25–54). Cambridge, MA: Blackwell Publishers.

Wilkinson, R., & Marmot, M. (2003). *Social determinants of health: The solid facts WHO regional office for Europe.*

World Health Organization (WHO) (2008). Commission on Social Determinants of Health final report: Closing the gap in a generation, health equity through action on the social determinants of health. Retrieved from http://www.who.int/social_determinants/thecommission/finalreport/en/

人名索引

A

Acevedo-Garcia, D. 205
Ackerman, C. A. 220
安達知子 165
足達淑子 139
Adams, J. 166
Ader, R. 22, 262
相川 充 105
會退友美 136, 137
相澤勝治 151
秋下雅弘 167
秋山 剛 206
明智龍男 184
Alaniz, M. L. 205
Algoe, S. B. 105
Alicke, M. D. 240
尼崎光洋 156
Ancoli-Israel, S. 149
安藤明人 66
安藤きよみ 59
安藤早紀 187
Antonovsky, A. 13, 242-244
Aoki, T. 9
Appels, A. 241
Argyle, M. 67, 72
有光興記 97
朝田 隆 164
Asch, E. 44
Aserinsky, E. 145
Aspinwall, L. G. 245, 246
Averill, J. R. 72
Avula, K. 204
Azaiza, F. 100
吾妻 壮 163

B

馬場謙一 195

Bale, T. L. 19
Bandura, A. 13, 39
Barefoot, J. C. 64, 65
Barrett, P. 90
Bastell, W. R. 136
Baumeister, R. F. 217, 262
Beall, S. K. 95, 119
Bendelow, G. 261
Berg, C. 137
Berggren, U. 101
Berk, L. S. 27
Berkman, L. F. 235
Berry, J. W. 203-205
Berwick, D. M. 9
Bhattacharya, G. 206
Billman, G. E. 26
Biondi, M. 29
Birch, L. L. 136
Blizinsky, K. D. 199, 200
Bloom, J. R. 186
Bochner, S. 202, 204
Boehm, J. K. 264
Bogardus, C. 154
Boivin, D. B. 147
Bolger, N. 180
Boniwell, I. 215
Brody, A. L. 262
Brown, E. S. 25
Brown, J. D. 13, 240
Brown, R. 137, 205
Brown, R. P. 194
Buchanan, J. L. 83
Bugge, K. E. 188
Bull, F. C. 154
Burton, C. M. 96
Buss, A. H. 66
Butler, A. A. 41

C

Calhoun, L. G. 120, 121
Campbell, J. 239
Cannon, W. B. 50, 51
Caplan, G. 5, 80, 82
Carver, C. S. 13, 58, 59, 236-238
Casperson, C. J. 150
Catalano, R. F. 222
Chabris, C. F. 45
Chaiken, S. 12
Chakraborty, B. M. 205
Chakraborty, R. 205
Chemtob, C. M. 117
Cheng, C. 54
Cheng, H. 101
Cheng, S. T. 105
Chiao, J. Y. 199, 200
Chida, Y. 21, 65, 264
Chinapaw, M. J. 154
Choudhry, U. K. 203
Chrisler, J. C. 163
Clark, L. A. 80
Classen, C. 180, 186
Clifton, D. O. 219
Cohen, M. 100
Cohen, S. 19, 20, 26, 27, 201
Cohn, M. A. 218
Collins, B. E. 102
Compton, W. C. 224, 225
Connor-Smith, J. 58
Considine, N. S. 99, 100
Cowen, E. L. 82
Coyne, J. C. 246
Craig, C. L. 154
Crawford, S. 204
Cronin, T. 41

Crum, A. J.   57
Csikszentmihalyi, M.   214, 216

D
Dahl, D. W.   102
大坊郁夫   223
Daniel, M.   205
Danner, D. D.   21, 217
Dantzer, R.   22
Darnall, B. D.   163, 172,
Davidson, K. W.   20, 264
Davidson, P. R.   117
Davis, D. E.   105
Delfino, R. J.   69
Denollet, J.   73
Derogatis, L. R.   184
DeSteno, D.   261
Deverts, D. J.   262
Dickinson, W. P.   11
DiClemente, C. C.   12
Diener, E.   13, 219
Dockray, S.   19
土井健郎   198
Dovey, H.   221
Dowlati, Y.   25
Duan, W.   122
Dunn, H. L.   224
Durkee, A.   66
Dweck, C. S.   57

E
Edmonds, C. V.   186
Eisenberg, D.   78
Ellsworth, P. C.   263
Emmons, R. A.   105
遠藤寛子   96
遠藤公久   185, 186
遠藤由美   240
Engel, G. L.   6
Epperson, C. N.   29
Eriksson, M.   244
Esterling, B.   119
Evans, D. L.   84

F
Faith, M. S.   136
Farraye, F. A.   101
Fawzy, F. I.   186
Ferrajão, P. C.   244
Finch, B. K.   205
Fincher, C. L.   199
Firth, K. M. P.   242
Fisher, L.   11
Foa, E. B.   115
Folkman, S.   52, 53
Forsén, L.   154
Foyle, M. F.   205
Frattaroli, J.   119
Freak-Poli, R.   264
Frederickson, B. L.   13, 26, 217, 218, 262
Frey, B. S.   22
Friedman, H. S.   59, 245
Friedman, M.   59, 63, 70
藤 桂   58
Fujimori, M.   183
藤森麻衣子   183
Fukuda, K.   149, 150
福田克彦   65
福井里美   185
福岡欣治   50
Fulton, J. F.   253
Furhnam, A.   202, 204

G
Galenus   19
Gallup, G.   219
Gan, Y.   73
Garber, J.   83, 89
Garfinkel, P. E.   138
Garner, D. M.   138
Gascoigne, P.   101
Gelfand, M. J.   199
Gergen, K. J.   247
Gidron, Y.   71
Giltay, E. J.   264
Glanz, K.   259
Goldstein, J.   186

Goodwin, P. J.   186
Gordon, M.   203
Gordon, R.   80-82
Gorin, S. S.   246
Goslar, P. W.   205
Gottman, J. M.   219
Graves, T. D.   203
Greenberg, M. A.   119
Greenland, K.   205
Gross, L. P.   12
Grover, A.   8
Guenther, C. L.   240

H
Hägglund, D.   101
Hareva, D. H.   57
Harker, L. A.   217
長谷川万希子   181
長谷川智子   45
橋本亮太   164
Hatanaka, M.   110
Hearman, C.   139
Heath, N. M.   55, 56
Heathers, J. A.   26
Hecker, J. E.   83
Heffron, K.   215
Hegelson, V. S.   97
Heine, S. J.   196, 240
Helweg-Larsen, M.   102
Herman, P.   37
Heubner, E. S.   222
Higgins, D. M.   83
樋口匡貴   102-104
樋口貴広   42
Hill, S.   180
平井 啓   178
平川 真   104, 105
平野真理   122
Hirokawa, S.   78
Hitokoto, H.   194
Hobfoll, S. E.   54, 56, 59
Hodges, T. D.   219
Hoffman, E.   224
Holland, J. C.   180

Holmes, T. H.　51
本庄かおり　172, 173
堀毛裕子　243, 244
堀毛一也　223
Horowitz, J. L.　83
Hozumi, N.　149
Huppert, F. A.　225, 226

I
Icovics, J.　225
家接哲次　239
五十嵐靖博　247
Ikeda, N.　156, 258
池上知子　241
池崎澄江　181
今田純雄　37, 139
Inoue, M.　156
井上　茂　155
石田貞代　59
Ishihara, K.　150
石原俊一　73, 241
石井香織　156
Ishikawa, H.　78, 79, 182
石川ひらの　182
石川信一　40, 82, 83, 88
伊藤美加　95
岩満優美　185
Izawa, S.　24
井澤修平　64, 65, 68, 71, 72

J
Jacobson, E.　89
Jew, C. L.　13
Johnson, E. O.　149
Joiner, T.　13
Jung, C. G.　214

K
Kahneman, D.　13, 259
Kales, A.　144
Kalick, S. M.　198
Kaloupek, D. G.　113
鎌原雅彦　39
上村友香　88

Kanai, R.　30
Kaneita, Y.　149
Kang, H. S.　100
笠原　嘉　198
Kato, T.　54, 59
Kawachi, I.　202, 261
河合俊雄　194
Kawakami, N.　78
川上憲人　114, 164
川瀬良美　164, 165
Kean, Y.　79
Keane, T. M.　113
Keltner, D.　217
Kemper, T. D.　262
煙山千尋　156
Kessler, R. C.　78, 79, 113, 114, 165
Keyes, C. L. M.　225-227
Kim, H. S.　199
Kim, J.　57
金　吉晴　113
Kimura, K.　24
King, L. A.　96
木野和代　67
Kirmayer, L. J.　196
Kissane, D.　185
Kitanaka, J.　195
Kitayama, S.　67, 197, 201
北山　忍　247
Kleitman, N.　145
Klerman, G. L.　79
Kobasa, S. C. O.　51, 235, 244, 245
Kobau, R.　230
小林志津子　101
Koch, H. H. R.　254
小玉正博　223
Kohl, H. W. 3rd.　156
Kok, B. E.　218
小松原明美　44
河野純治　194
Kosaba, S. C.　13
小杉正太郎　50
小谷英文　186

Kripke, D. F.　148
Kubo, T.　149
Kubzansky, L. D.　259, 263, 264
栗原幸江　180
日下菜穂子　188

L
Lachman, M. E.　242
LaFromboise, T.　206
Lange, A.　120
Langer, E. J.　241, 242
LaPorte, R. E.　154
Larson, N. L.　137
Lazarus, L. R.　13, 14, 261
Lazarus, R. S.　52-54, 58, 59
Lederberg, M.　180
Lee, I. M.　156
李　廷秀　154
Lepore, S. J.　119
Lerner, R. M.　222
Leung, F.　196
Liddell, C. D.　29
Linley, A.　221
Lizarzaburu, J. L.　205
Lock, M.　167
Lopez, S. J.　220, 222
Losada, M. F.　218
Luthans, F.　222
Lyubomirsky, S.　13, 227-229

M
Macht, M.　69
Macinko, J.　8, 9
Maes, M.　21
Margalit, M.　244
Mark, M. M.　186
Markus, H. R.　67, 197
Marmot, M.　259
Marsella, A. J.　196
Massie, M. J.　180
Masten, A. S.　13
増井麻依子　169, 170

Matinez-Martí, M. L.　105
松井　豊　114
Matsumoto, D.　67, 199
松村真司　181
Matsunaga, M.　27, 30
松永昌宏　28
松島たつ子　65
Matthews, K. A.　64, 261
Maxfield, L.　117
McCulloudh, M. E.　105
McDaniel, S. H.　9
McGonigal, K.　58
McLanahan, S.　166
Meijer, A.　73
Mendelson, T.　261
Messick, S.　139
Meyer, T.　186
Miller, G. E.　262
Miller, R. S.　98
Miller, T. Q.　69
Mineka, S.　89
箕輪良行　180
Mishler, E. G.　180
光田輝彦　164
三宅紀子　37
望月知徳　151
Moore, S. G.　102
Mooteri, S. N.　205
Morling, B.　201
Morozink, J. A.　201
森　敏昭　43
森本浩志　53
守田美奈子　178
Moser, M.　149
向井隆代　138
村瀬訓生　155
Murray, M.　247

N
永野惣一　58
Nagata, C.　167
内藤義彦　154
中井義勝　169
中川　薫　181

中島朱美　59
中村　真　95
中村菜々子　102-104
Nelson, S. K.　166
Nielsen, T. A.　145
Nisbett, R. E.　12
Nishi, N,　65
西垣悦代　181, 182
西川泰夫　43
Noftle, E. E.　221
野上芳美　195
Norasakkunkit, V.　196, 198
野末武義　188
Nutbeam, D.　179

O
Oberg, K.　204
O'Brien, K. M.　56
Ogawa, A.　184
小川真里子　166, 167
小川祐子　184
Ogden, J.　137, 182
Ogihara, Y.　194
大橋智樹　44
Ohira, H.　31
Oishi, S.　201
大石繁宏　223
大木桃代　223
O'Leary, V.　225
Oliveira, R. A.　244
岡　檀　199
岡野禎治　166
Okawa, M.　149
大野良之　168, 169
大野　裕　111
長田久雄　223
小塩真司　122
Otake, K.　12, 130
大竹恵子　67, 218, 223
Oveis, C.　26
Owens, R. L.　220
大山寧寧　188

尾崎米厚　132

P
Paffenbarger, R. S. Jr.　154
Palinkas, L. A.　205
Park, G.　26
Park, J.　200
Park, N.　220
Parker, I.　247
Parker, K. C. H.　117
Parks, A. C.　229
Pawelski, J. O.　14
Pearlin, L.　261
Peek, C. J.　10
Pennebaker, J. W.　95, 119
Pepe, A.　244
Pereira, M. A.　154
Peterson, C.　220, 239
Phillips, K.　182
Picardi, A.　29
Pits, M.　182
Pliner, P.　12
Polivy, J.　37, 139
Pope, M. K.　69
Prochaska, J. O.　12, 130
Provencher, H. L.　227

Q
Quach, L.　41
Quiles Marcos, Y.　169
Quintana, D. S.　26

R
Rabin, B. S.　262
Rahe, R. H.　51
Raison, C. L.　21, 23, 25
Rait, D.　180
Randles, D.　98
Rashid, T.　220
Ravussin, E.　154
Rechtschaffen, A.　144
Redfield, R.　203
Revollo, H.　205
Robinovitch, S. N.　41

Rodgers, C. R.　188
Rodin, J.　241, 242
Rose, J.　82
Rosenman, R. H.　59, 63, 235
Roy, M.　31
Royzman, E.　217
Rozin, P.　217
Ryder, A. G.　196
Ryff, C. D.　230

S
定月みゆき　165
Sagy, S.　244
坂野雄二　84, 238
Sakurai, R.　42
桜井茂男　240
佐々木　恵　59
佐藤　寛　78, 83, 86, 88
佐藤いずみ　59
佐藤純一　180
Sato, S.　83
佐藤正二　86
佐藤達也　166
Saultz, J. W.　8
Schachter, S.　12
Schaufeli, W. B.　223
Scherer, K. R.　67
Scherwitz, L. W.　69
Schildkraut, D. J.　203
Schimmack, U.　201
Schueller, S. M.　221, 229
Schum, J. L.　68
Schwartz, S. J.　203
Segerstrom, S. C.　238
関山　徹　59
Seligman, M. E. P.　13, 14, 214-216, 220, 223, 225, 228-230, 238, 239, 242
Selye, H.　51
Shachter, S.　139
Shapiro, F.　116, 117
Sheier, M. F.　13, 236, 238
Shekelle, R. B.　65

Sheldon, K.　215, 216
Sheldon, K. M.　227
Shi, L.　8, 9
Shibata, A.　36
Shiffman, S.　56
Shimai, S.　12, 130
島井哲志　21, 30, 214, 215, 223
島内　節　257
島崎崇史　156
島津明人　223
Shirai, K.　264
白石智子　83
Short, S. E.　163
Siegler, I. C.　69
Simons, D. J.　45
Sin, N. L.　229, 264
Smith, C. A.　263
Smith, T. W.　67-69
Smyth, J. M.　56, 119
Snyder, C. R.　222
Sorensen, K.　179
Sparks, L.　179, 187
Spiegel, D.　180, 186
Spielberger, C. D.　66
Stam, H. J.　247
Starfield, B.　8, 9
Stein, M. B.　79
Steptoe, A.　19, 21, 27-29, 65, 241, 264
Stice, E.　83
Stone, A. A.　56, 58
Straif, K.　149
Stunkard, A. J.　139
Suarez, E. C.　67, 68, 163, 172
末永淳子　183
杉本なおみ　180
Suzuki, A.　138
鈴木直人　241
鈴木伸一　40
鈴木　平　66, 67
鈴木裕也　169
鈴木美奈子　257

Syme, S. L.　235
Szklo-Coxe, M.　149

T
田端拓哉　241
Tafrate, R. C.　72
高橋　泉　188
Takahashi, K.　27
高橋三郎　111
高松　潔　166, 167
武田典子　156
Taku, K.　121
玉腰暁子　168, 169
田中康裕　194
田中茂穂　154, 155
田中芳幸　22
Tanaka-Matsumi, J.　196
Tangney, J. P.　98
谷口弘一　50, 59
建内宏重　42
多田羅浩三　254
Taylor, S. E.　13, 197, 240, 241
Tedeschi, R. G.　120, 121, 245, 246
Terman, L. M.　214
Tesser, A.　239
Thayer, J. F.　26
Thornson, J. A.　104
Thurston, R. C.　264
Tierney, J.　262
戸ヶ崎泰子　238
Toivonen, T.　196
Tomaka, J.　263
Torres, L.　205
外山美樹　59, 238, 240
Tracy, J. L.　98
Triandis, H. C.　199, 204
Trinh, N.　205
Tsai, J.　197
坪井宏仁　20, 25
津田　彰　223
辻岡三南子　154

塚脇涼太　104, 105	Villagran, M.　179, 187	Williams, V.　70, 72
常住亜衣子　183	Vrshek-Schallhorn, S.　89	Wills, T. A.　201
堤　明純　164		Wingard, D. L.　235
堤　亜美　83	**W**	Winslow, C. E. A.　253, 254
都築誉史　43	Wagnild, G. M.　13	Wood, A. M.　105
Tugade, M. M.　13	Wall, K. M.　101	
Turner, C.　90	Walsh, F.　188, 189	**Y**
	Wang, Z.　26	矢幡　洋　198
U	Warnick, J. E.　29	山岸俊男　241
内田　直　156	渡辺文夫　202	山崎勝之　59
Uchida, Y.　194, 196, 197, 201	渡辺恒夫　247	山崎喜比古　243, 244
	Watson, D.　80	Young, H. M.　13
内田由紀子　194, 199, 201	Watson, J. B.　214	Youssef, C. M.　222
Uchino, B. N.　201	Watson, M.　185	Yuan, J. W.　26
内富庸介　183	Watters, E.　194, 195	湯川進太郎　96
	Weersing, V.　89	
V	Weitzner, M. A.　187	**Z**
van Poppel, M. N.　154	Wilbur, J.　205	張　珺　238
Van Strien, T.　139	Wilkinson, R.　259	Zielenziger, M.　194
Vega, W. A.　205	Williams, R. B.　70, 72	Zuckerman, M.　239
Veronese, G.　244	Williams, S. J.　261	

事項索引

A
ASQ（Attributional Style Questionnarie）　239
C-反応性タンパク（CRP）　27
DSM（Diagnostic and Statistical Manual of Mental Disorders: 精神疾患診断マニュアル）　193
HIV　102
K 複合波（K complex）　145
LOT-R　238

LOT 尺度　238
QOL（quality of life）　13
SHARE　183
The Life Orientation Test: LOT　236
VIA-IS　220

あ
アカルチュレーション（acculturation）　202
――・ストレス（acculturative stress）　205
アクマル宣言　215

甘え（amae）　198
アルコールの有害な使用を低減するための世界戦略　132
怒り　66
一次的評価　52
一次予防（primary prevention）　5, 80
異文化接触　194
異文化適応（cultural adjustment）　202
移民　205
医療コミュニケーション　181

医療羞恥尺度　99
医療受診行動　98
陰性気分　111
インターロイキン-6
　（Interleukin-6; IL-6）
　25, 200
インディケイティッド予防
　81
インフォームド・コンセント
　180
ウェルネス　224
ウェルビーイング　3
うつ病　77, 149
うつ予防プログラム　86
運動　151
栄養教諭　139
エクスポージャー　86
炎症反応（inflammatory
　response）　200

か
外傷後成長（post-traumatic
　growth: PTG）　120
外発反応性　139
回避　111
解離　111
拡張－形成理論　13, 217,
　262
家族レジリエンス　187
学校満足度　222
活性状態（フラリッシュ）
　226
活性－消耗モデル　225
活動量計　155
カルチャーショック　204
眼球運動による脱感作と再
　処理法（Eye Movement
　Desensitization and
　Reprocessing: EMDR）
　115
感謝　105
感情表出　95
がん対策基本法　171, 177
冠動脈性心疾患　20

管理栄養士　139
急性ストレス障害（Acute
　Stress Disorder: ASD）
　113
共食　137
虚血性心疾患　63
クリティカル心理学　247
月経周期　164, 167
月経前症候群（premenstrual
　syndrome: PMS）　165
原因帰属　39
健康格差　260
健康行動　69
健康寿命　161, 167
健康生成論（salutogenesis）
　215, 243
健康日本21　170, 256
――（第二次）　129, 132,
　170, 258
健康の社会的決定要因
　（Social Determinants of
　Health: SDH）　260
攻撃　66
公衆衛生　253
――活動　254
高周波数（High Frequency:
　HF）成分　26
行動　35
――活性化　85
更年期障害　166, 167
幸福感　194
――介入　228
コーピング　53
――の柔軟性　53
――の適応仮説　53
国際標準化身体活動質問票
　（International Physical
　Activity Questionnaire:
　IPAQ）　154
国民健康・栄養調査　128
個食　137
孤食　137
コホート　63
コルチゾール　23

コンドーム使用　101
コントロール感　241
コンプライアンス　182

さ
サイコオンコロジー（精神腫
　瘍学）　184
再体験　111
サイトカイン　24
サポートグループ　185
産後うつ病　166
三次予防（tertiary
　prevention）　5, 80
ジェンダー（gender）　172
磁気共鳴画像（Magnetic
　Resonance Imaging:
　MRI）　30
資源保護理論　54
視交叉上核（SCN:
　suprachiasmatic
　nucleus）　147
自己高揚（self-enhancement）
　バイアス　240
自己効力感　13, 36, 38, 156
自己免疫疾患　163
支持的精神療法　185
視床下部－下垂体－副腎
　皮質系（hypothalamic-
　pituitary-adrenal axis:
　HPA系）　23
視床下部－交感神経－副腎
　髄質系（sympathetic-
　adrenal-medullary axis:
　SAM系）　22
視床下部室傍核
　（paraventricular
　nucleus:PVN）　23
自助グループ　133
持続的幸福感モデル　227
社会疫学　260
社会階層　200
社会関係資本　202
社会経済的地位　172, 173
社会的感情　94

社会的スキル訓練　85
社会の良い状態　106
集団主義　199
羞恥　97
　——低減トレーニング　103
主観的ウェルビーイング　216
首尾一貫感覚（sense of coherence）　13, 243
腫瘍壊死因子（Tumor Necrosis Facter: TNF）　25
循環器系疾患　201
情動焦点型コーピング　53
情報処理　43
　——過程　38
徐波睡眠（SWS: slow wave sleep）　145
処理可能感（manageability）　243
神経衰弱　195
心身相関　19
身体化（somatization）　196
身体活動　150
　——不足　155
　——量　152
身体的健康　224
身体的羞恥　99
心の外傷（トラウマ）体験（traumatic experience）　110
心の外傷後ストレス障害（Post-traumatic Stress Disorder: PTSD）　113
侵入　111
心拍変動　26
心理社会的治療　133
睡眠紡錘波（sleep spindle）　145
ステージモデル　130
ストレス　50
　——マインドセット　57

ストレッサ　51, 53, 262
ストレングス・ファインダー　219
生活活動　151
生活習慣病　35, 138
精神神経内分泌学　22
精神神経免疫学　22
精神的健康（メンタルヘルス）　193, 224
精神的不調　225
生態学的瞬間的アセスメント　56
生物医学モデル　5
生物心理社会モデル　6, 254
性役割（gender role）　172
世界標準身体活動質問票（Global Physical Activity Questionnaire: GPAQ）　154
摂食障害（eating disorders: ED）　138, 195
セルフケア　7
セルフヘルプグループ　139
セレクティブ予防　81
セロトニン・トランスポーター　200
前立腺がん　149
相互協調的自己観　198
相互参加型医療（mutual participation model）　181
ソーシャルサポート（social support）　53, 73, 194, 201

た

胎児性アルコール症候群（Fetal Alcohol Syndrome）　170
対人恐怖症（taijin kyoufusho symptoms: TKS）　198
タイプA行動パターン　63

タイプDパーソナリティ　73
多重役割　173
脱抑制　139
たばこの規制に関する世界保健機関枠組条約　129
注意　45
強み　220
敵意　66
転倒　41
トランスアクショナル・モデル　52

な

内側前頭前野　30
内的脱同調（internal desynchronization）　147
ナチュラルキラー（NK）細胞　24
ニート（NEET: Not in, Education, Employment or Training）　196
二次的評価　53
二次予防（secondary prevention）　5, 80
乳がん　100, 149
認知　35
　——行動療法　40, 77, 115
　——再構成法　84
　——症　149
　——的評価　52
ノンレム（Non REM, NREM）睡眠　145

は

把握可能感（comprehensibility）　243
パーソナリティ特性（disposition）としての楽観性　236
ハーディネス　13

恥　97
汎抵抗資源（generalized resistance resources: GRRs）　243
汎適応症候群　51
非感染性疾患　128
ひきこもり　194
筆記開示（writing disclosure）　95, 119
不安症　77
副腎皮質刺激ホルモン（adrenocorticotropic hormone: ACTH）　23
副腎皮質ホルモン放出因子（corticotropin-releasing facter: CRF）　23
不登校　149
プライマリケア　7
——心理学　9
フリーラン（free-run, 自由継続）　146
ブルーライト　147
フレイル　138
文化　67
吻側前部帯状回　30
分泌型免疫グロブリンA（Secretory Immunoglobulin A, sIgA）　28
文脈　43
閉経　164, 166, 167
ヘルスケアシステム　11
ヘルスプロモーション　3, 255, 256, 259, 265

ヘルスリテラシー　178
偏食　136
ポジティブ・イリュージョン（positive illusion）　13, 240
ポジティブ・スクール　222
ポジティブ感情　216
——補正　219
ポジティブ心理　263
——学　2, 214, 263
——的介入　227
ポジティブな青少年の発達　222
ポジティブヘルス　13, 225
歩数　151
ホメオスタシス　50

ま
マインドフルネス技法　85
マタニティー・ブルーズ（maternity blues）　166
マンモグラフィー　100
メタボリックシンドローム　138
メッツ・時　152
問題焦点型コーピング　53

や
やせ　168
ユーモア　104
歪んだ認知　39
ユニバーサル予防　81

有意味感（meaningfulness）　243
抑うつ　73
——気分（depressive mood）　198
——と不安の3要因モデル　80
抑制的摂食　139
予防（prevention）　5, 77

ら
ライフイベント　51, 73
楽観性　13
楽観的な説明スタイル　238
リアライズ2　221
リラクセーション　71, 86
レジリエンス（resilience）　13, 122, 188
レム（REM）睡眠　145
ロコモティブシンドローム　138

わ
ワーク・エンゲージメント　223
ワーク・ライフ・バランス　173
悪い知らせ（bad news）　183

【著者一覧】（五十音順，*は編著者，**は監修者）

赤松利恵（あかまつ　りえ）
お茶の水女子大学基幹研究院自然科学系教授
担当：第9章第3節

尼崎光洋（あまざき　みつひろ）
愛知大学地域政策学部准教授
担当：第10章第3～5節（共著）

井澤修平（いざわ　しゅうへい）
独立行政法人 労働者健康安全機構 労働安全衛生総合研究所 産業ストレス研究グループ主任研究員
担当：第5章

内田由紀子（うちだ　ゆきこ）
京都大学こころの未来研究センター特定准教授
担当：第13章（共著）

遠藤公久（えんどう　きみひさ）
日本赤十字看護大学教授
担当：第12章

大竹恵子（おおたけ　けいこ）*
関西学院大学文学部教授
担当：第1章

煙山千尋（けむりやま　ちひろ）
岐阜聖徳学園大学教育学部専任講師
担当：第10章第3～5節（共著）

佐々木恵（ささき　めぐみ）
北陸先端科学技術大学院大学保健管理センター准教授
担当：第4章

佐藤寛（さとう　ひろし）
関西学院大学文学部准教授
担当：第6章

島井哲志（しまい　さとし）**
関西福祉科学大学心理科学部教授

白井こころ（しらい　こころ）
琉球大学法文学部准教授
担当：第16章

中尾元（なかお　げん）
京都大学大学院人間・環境学研究科博士課程
担当：第13章（共著）

西信雄（にし　のぶお）
医療基盤・健康・栄養研究所国際産学連携センターセンター長
担当：第9章第1,2節

畑中美穂（はたなか　みほ）
名城大学人間学部准教授
担当：第8章

樋口貴広（ひぐち　たかひろ）
首都大学東京大学院人間健康科学研究科教授
担当：第3章

樋口匡貴（ひぐち　まさたか）
上智大学総合人間科学部准教授
担当：第7章

一言英文（ひとこと　ひでふみ）
京都大学こころの未来研究センター特定助教
担当：第13章（共著）

廣川空美（ひろかわ　くうみ）
梅花女子大学看護保健学部教授
担当：第11章

福田一彦（ふくだ　かずひこ）
江戸川大学社会学部教授
担当：第10章第1,2節

堀毛一也（ほりけ　かずや）
東洋大学社会学部教授
担当：第14章

堀毛裕子（ほりけ　ひろこ）
東北学院大学教養学部教授
担当：第15章

松永昌宏（まつなが　まさひろ）
愛知医科大学医学部講師
担当：第2章

保健と健康の心理学 標準テキスト　第１巻

保健と健康の心理学
ポジティブヘルスの実現
2016 年 12 月 20 日　初版第 1 刷発行　（定価はカヴァーに表示してあります）

　　　企　画　一般社団法人日本健康心理学会
　　　監修者　島井哲志
　　　編著者　大竹恵子
　　　発行者　中西健夫
　　　発行所　株式会社ナカニシヤ出版
　　　〒606-8161　京都市左京区一乗寺木ノ本町 15 番地
　　　　　　　　Telephone　075-723-0111
　　　　　　　　Facsimile　075-723-0095
　　　　　　Website　http://www.nakanishiya.co.jp/
　　　　　　E-mail　iihon-ippai@nakanishiya.co.jp
　　　　　　　　郵便振替　01030-0-13128

装幀＝白沢　正／印刷・製本＝創栄図書印刷
Printed in Japan.
Copyright © 2016 by K. Otake
ISBN978-4-7795-1112-7

本書のコピー，スキャン，デジタル化等の無断複製は著作権法上での例外を除き禁じられています。本書を代行業者等の第三者に依頼してスキャンやデジタル化することはたとえ個人や家庭内の利用であっても著作権法上認められておりません。